Cuidado com a Nomofobia!

**MARAVILHAS E PREJUÍZOS NA
INTERATIVIDADE COM O MUNDO DIGITAL**

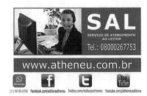

Cuidado com a Nomofobia!

MARAVILHAS E PREJUÍZOS NA INTERATIVIDADE COM O MUNDO DIGITAL

ORGANIZADORES
Anna Lucia Spear King
Antonio Egidio Nardi

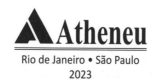

Rio de Janeiro • São Paulo
2023

EDITORA ATHENEU

São Paulo — Rua Maria Paula, 123 – 18º andar
Tel.: (11) 2858-8750
E-mail: atheneu@atheneu.com.br

Rio de Janeiro — Rua Bambina, 74
Tel.: (21) 3094-1295
E-mail: atheneu@atheneu.com.br

CAPA: Equipe Atheneu
PRODUÇÃO EDITORIAL: MWS Design

CIP-BRASIL. CATALOGAÇÃO NA PUBLICAÇÃO
SINDICATO NACIONAL DOS EDITORES DE LIVROS, RJ

C973

Cuidado com a nomofobia! : maravilhas e prejuízos na interatividade com o mundo digital / organização Anna Lucia Spear King, Antonio Egidio Nardi. - 1. ed. - Rio de Janeiro : Atheneu, 2023.

: il. ; 24 cm.

Inclui bibliografia e índice
ISBN 978-65-5586-647-6

1. Nomofobia. 2. Telefone celular - Aspectos psicológicos. 3. Inovações tecnológicas - Aspectos sociais I. King, Anna Spear. II. Nardi, Antonio Egidio.

22-81082 CDD: 303.4833
CDU: 621.3995:159.9

Gabriela Faray Ferreira Lopes - Bibliotecária - CRB-7/6643

10/11/2022   17/11/2022

King A.L.S.; Nardi A.E.
Cuidado com a Nomofobia! Maravilhas e Prejuízos na Interatividade com o Mundo Digital

© Direitos reservados à Editora Atheneu — Rio de Janeiro, São Paulo, 2023.

Organizadores

Anna Lucia Spear King

Psicóloga Clínica – Terapeuta Cognitivo-Comportamental. Doutora em Saúde Mental pelo Instituto de Psiquiatria da Universidade Federal do Rio de Janeiro – IPUB-UFRJ. Especialista em Assistência ao Uso Indevido de Álcool e Drogas – PROJAD-IPUB-UFRJ. Pós-Doutorado Júnior – Indivíduos com Uso Abusivo de Tecnologias Digitais no Conselho Nacional de Desenvolvimento Científico e Tecnológico – CNPq. Pós-Doutorado – Nota 10 – Transtornos Psiquiátricos e Dependência Digital na Fundação Carlos Chagas Filho de Amparo à Pesquisa do Estado do Rio de Janeiro – FAPERJ. Pós-Doutorado Sênior – Nomofobia e Dependência Digital na FAPERJ. Professora da Pós-Graduação na disciplina Dependência Digital – Benefícios e Prejuízos Relativos ao Uso de Tecnologias no Cotidiano no IPUB-UFRJ. Coordenadora do Instituto Delete – Detox Digital e Uso Consciente de Tecnologias do IPUB-UFRJ.

Antonio Egidio Nardi

Professor Titular de Psiquiatria da Universidade Federal do Rio de Janeiro – UFRJ. Membro Titular da Academia Nacional de Medicina – ANM. Membro Titular da Academia Brasileira de Ciências – ABC. Coordenador do Laboratório de Pânico & Respiração e do Ambulatório de Depressão Resistente do Instituto de Psiquiatria (IPUB) da UFRJ.

Colaboradores

Alessandra Ribeiro da Silva
Licenciatura Plena em Informática Educacional pela Universidade do Grande Rio – Unigranrio/RJ. Psicologia pela Universidade Estácio de Sá – UNESA/RJ. Pós-Graduada em Docência do Ensino Superior pela Universidade Veiga de Almeida – UVA/RJ. Pós-Graduada em Educação Especial e Inclusiva. Terapia de Casal e Família. Atualmente, Psicóloga Clínica. Estágio Probatório em Saúde Mental no Instituto de Psiquiatria da Universidade Federal do Rio de Janeiro – IPUB-UFRJ.

Aline Sardinha
Psicóloga. Coordenadora do Núcleo de Disfunções Sexuais no Instituto de Psiquiatria da Universidade Federal do Rio de Janeiro – IPUB-UFRJ, e do Curso de Formação a Distância em Terapia Cognitiva Sexual. Doutora em Saúde Mental pelo IPUB-UFRJ. Especialista em Terapia de Casal e Família pela Pontifícia Universidade Católica do Rio de Janeiro – PUC-Rio. Terapeuta Cognitivo-Comportamental Certificada na Federação Brasileira de Terapias Cognitivas – FBTC. Ex-Presidente da Associação de Terapias Cognitivas do Estado do Rio de Janeiro – ATC-Rio.

Ana Cecília Petta Roselli Marques
Médica Psiquiatra. Doutora em Neurociências pela Universidade Federal de São Paulo – Unifesp. Coordenadora da Comissão Psiquiatria das Adições da Associação Brasileira de Psiquiatria – ABP (2017-2022). Membro do Conselho Consultivo da Associação Brasileira de Estudos de Álcool e Outras Drogas – ABEAD. Supervisora do Programa Periscópio, a Política Municipal de Drogas de Tarumã (2007-2023). Especialista em Saúde Pública e Saúde Mental pela Universidade Estadual de São Paulo – Unesp.

André Barciela Veras
Psiquiatra. Professor Adjunto do Curso de Medicina da Universidade Estadual do Mato Grosso do Sul – UEMS. Doutor em Psiquiatria pelo Instituto de Psiquiatria da Universidade Federal do Rio de Janeiro – IPUB-UFRJ.

Andrea Camaz Deslandes

Mestre e Doutora em Saúde Mental pelo Instituto de Psiquiatria da Universidade Federal do Rio de Janeiro – IPUB-UFRJ. Pós-Doutorado em Epidemiologia e Métodos Quantitativos da Escola Nacional de Saúde Pública da Fundação Oswaldo Cruz – ENSP-FIOCRUZ. Professora Adjunta do Instituto de Psiquiatria do IPUB-UFRJ. Professora Adjunta do Programa de Pós-Graduação em Psiquiatria e Saúde Mental (PROPSAM) do IPUB-UFRJ. Professora Colaboradora do Programa de Pós-Graduação em Ciências do Exercício e do Esporte da Universidade do Estado do Rio de Janeiro – PPGCEE-UERJ. Vice-Coordenadora do PROPSAM-UFRJ. Coordenadora do Laboratório de Neurociências do Exercício – LaNEx. Coordenadora do Projeto PROPTIVA e dos Cursos Centro de Estudos e ILPI em Movimento da UFRJ.

Cristiano Nabuco de Abreu

Psicólogo com Pós-Doutoramento pelo Departamento de Psiquiatria da Faculdade de Medicina da Universidade de São Paulo – FMUSP. Coordena o Grupo de Dependências Tecnológicas do Programa Ambulatorial Integrado dos Transtornos do Impulso do Instituto da Psiquiatria do Hospital das Clínicas da Faculdade de Medicina da Universidade de São Paulo – PRO-AMITI-IPq-HCFMUSP. Consultor Técnico do Governo Federal pelo Programa Reconecte. Autor de 15 livros voltados para a Saúde Mental (Psicologia e Psiquiatria) e as Dependências Tecnológicas.

Denise Veiga

CEO da Agência Orquestra Digital, que oferece serviços, treinamento e capacitação na área de Marketing e Comunicação Digital. Diretora da Instituição Planeta em Cena, que atua com Projetos na área de Mídias e Empreendedorismo Digital para Jovens e Empreendedores de Comunidades do Rio de Janeiro. Graduanda em Tecnologias Educacionais, Técnica em Audiovisual e *Full Stack Designer*.

Edla Zim

Formação Superior em Relações Públicas, Comunicação Social – Habilitação em Publicidade e Propaganda e Administração. Especialista em Gestão Empresarial e Recursos Humanos.

Eduardo Guedes da Conceição

Bacharel em Marketing pela Pontifícia Universidade Católica do Rio de Janeiro – PUC-Rio. Mestre pelo Instituto de Psiquiatria da Universidade Federal do Rio de Janeiro – IPUB-UFRJ, com a Pesquisa sobre Impacto de Mídias Sociais no Comportamento Humano. Diretor de Marketing e Mídia do

Grupo Yduqs. Conselheiro do Conselho Nacional de Autorregulamentação Publicitária – CONAR. Diretor da Associação Brasileira de Anunciantes – ABA. Professor da Estácio em Marketing Digital e Mídias Sociais.

Elie Cheniaux

Professor Titular de Psiquiatria da Faculdade de Ciências Médicas da Universidade do Estado do Rio de Janeiro – FCM-UERJ. Professor do Programa de Pós-Graduação em Psiquiatria e Saúde Mental do Instituto de Psiquiatria da Universidade Federal do Rio de Janeiro – PROPSAM-IPUB-UFRJ.

Fatima Melca

Mestrado em Ambientes Virtuais de Aprendizagem – Universidades Corporativas e Doutorado em Psicologia Social pelo Instituto de Psicologia da Universidade Federal do Rio de Janeiro – IPUB-UFRJ. Pós-Doutorado em Saúde Mental pelo IPUB-UFRJ. Coordenadora do Núcleo Científico de Telessaúde do IPUB-UFRJ. Pesquisadora do Núcleo NEXT (Grupo de Pesquisa "Tecnologias, Culturas, Práticas Interativas e Inovação em Saúde") da Fundação Oswaldo Cruz – FIOCRUZ. Membro da Rede Latino-Americana de Pesquisa para o Envelhecimento – LARNA. Filiada ao Oxford Institute of Ageing – OIA da Oxford University. Filiada ao Comitê Assessor da Rede Universitária de Telemedicina – RUTE-RNP.

Flávia Melo Campos Leite Guimarães

Psicóloga. Pós-Graduação em Formação Psicanalítica de Grupo pela Sociedade de Psicoterapia Analítica de Grupo – SPGA. Mestra em Saúde Mental pela Universidade Federal do Rio de Janeiro – UFRJ. Pesquisadora do Instituto Delete – Detox Digital e Uso Consciente de Tecnologias do Instituto de Psiquiatria (IPUB) da UFRJ.

Hercules Hideki Makio

Graduada em Medicina pela Universidade Federal do Mato Grosso do Sul – UFMS. Residência Médica em Psiquiatria pela Secretaria Municipal de Saúde de Campo Grande/MS – SESAU-PMCG. Pós-Graduação em Terapia Cognitivo-Comportamental do Instituto de Terapia Cognitivo-Comportamental de Mato Grosso do Sul – TCC-MS.

Ingrid Philigret

Psicóloga Clínica. Graduada em Psicologia pelo Centro Universitário Celso Lisboa. Colaboradora do Núcleo de Disfunções Sexuais – NUDS no Instituto de Psiquiatria da Universidade Federal do Rio de Janeiro – IPUB-UFRJ. Coautora do livro *Relacionamentos Amorosos na Era Digital* (2019).

Isabela Melca

Mestre em Psiquiatria pelo Instituto de Psiquiatria. Professora Convidada da Pós-Graduação em Psiquiatria pela Pontifícia Universidade Católica do Rio de Janeiro – PUC-Rio. Título de Psiquiatria pela Associação Médica Brasileira – AMB. Pós-Graduação em Psiquiatria pela PUC-Rio.

Juliana Dias de Lima

Doutoranda em Saúde Mental pelo Programa de Pós-Graduação em Psiquiatria e Saúde Mental do Instituto de Psiquiatria da Universidade Federal do Rio de Janeiro – PROPSAM-IPUB-UFRJ. Mestre em Educação Física pelo Programa de Pós-Graduação em Educação Física da Universidade Federal do Rio de Janeiro – PPGEF-UFRJ. Especialista em Neurociências, Esporte e Atividades Físicas pela Escola de Educação Física e Desportos da Universidade Federal do Rio de Janeiro – EEFD-UFRJ. Membro do Laboratório de Neurociências do Exercício – LaNEx.

Laiana Azevedo Quagliato

Psiquiatra. Pesquisadora do Laboratório de Pânico e Respiração no Instituto de Psiquiatria da Universidade Federal do Rio de Janeiro – IPUB-UFRJ. Mestre em Psiquiatra pela UFRJ. Doutoranda em Psiquiatria pela UFRJ.

Leila de Oliveira Grivet

Professora Adjunta do Departamento de Enfermagem Médico Cirúrgico da Escola de Enfermagem Anna Nery da Universidade Federal do Rio de Janeiro – UFRJ. Mestre em Enfermagem Psiquiátrica pelo Instituto de Psiquiatria (IPUB) da UFRJ. Livre-Docente em Enfermagem Psiquiátrica pela Universidade Federal do Estado do Rio de Janeiro – UNIRIO. Área Assistencial do IPUB-UFRJ.

Lucio Lage Gonçalves

Engenheiro, Professor, Escritor, Mestre em Administração. Doutorando em Saúde Mental do Instituto Delete – Detox Digital e Uso Consciente de Tecnologias do Programa de Pós-Graduação em Psiquiatria e Saúde Mental do Instituto de Psiquiatria da Universidade Federal do Rio de Janeiro – PROPSAM-IPUB-UFRJ, na Linha de Pesquisa Dependência Digital.

Luisa Sabino Cunha

Psicóloga Clínica. Membro do Instituto Delete – Detox Digital e Uso Consciente de Tecnologias do Instituto de Psiquiatria da Universidade Federal do Rio de Janeiro – IPUB-UFRJ.

Luiz Garrido

Fotógrafo. Dedicou-se a fotografia de moda e publicidade, colaborador assíduo de revistas, como: *Vogue* (Brasil e França), *Interview, Cláudia Moda, Moda Brasil, Elle* (Brasil, França e Itália), *Playboy, Big* (EUA) e *G.Q.* (Inglaterra). Há vários anos vem fotografando personalidades brasileiras das mais diversas áreas da sociedade. Suas fotos fazem parte de coleções importantes, como: *Coleção Pirelli/MASP de Fotografias; Coleção Joaquim Paiva; Coleção Itaú Cultural; Coleção Fundação Cultural de Curitiba*. E também, são destaques em vários livros e exposições, como na Mostra Oscar Niemeyer *"Territórios da Criação"*, da Pinakotheke (2017); Mostra Frans Krajcberg na Pinakotheke Cultural (2022), entre outros.

Rogério Panizzutti

Médico Psiquiatra e Doutor em Ciências pela Universidade Federal do Rio de Janeiro – UFRJ. *Fellowships* no Novartis Biomedical Research Institute, Suíça, na University of California, São Francisco, EUA e no Global Brain Health Institute, Irlanda. Professor Associado e Diretor do Laboratório de Neurociência e Aprimoramento Cerebral da UFRJ. Pesquisador do Conselho Nacional de Desenvolvimento Científico e Tecnológico – CNPq. Cientista do Nosso Estado da Fundação Carlos Chagas Filho de Amparo à Pesquisa do Estado do Rio de Janeiro – FAPERJ. Coordenador da Clínica da Memória da UFRJ.

Roseane Dorte Halkjaer Lassen

Enfermeira. Especialista em Saúde Pública. Mestranda em Saúde Mental. Enfermeira do Ambulatório de Depressão Resistente ao Tratamento do Instituto de Psiquiatria da Universidade Federal do Rio de Janeiro – DeReTrat-IPUB-UFRJ.

Simone Parente Cummerow Emmanuel

Psicóloga. Pós-Graduada em Psicologia do Trânsito. Mestranda em Saúde Mental na Universidade Federal do Rio de Janeiro – UFRJ. Autora do livro *Geração Z*.

Suêrda Maria Paiva de Sousa

Psicóloga. Especializada em Psicologia Clínica. Membro do Instituto Delete – Detox Digital e Uso Consciente de Tecnologias do Instituto de Psiquiatria da Universidade Federal do Rio de Janeiro – IPUB-UFRJ. Colaboradora de capítulo do livro *Novos Humanos 2030. Como Será a Humanidade em 2030 Convivendo com as Tecnologias Digitais?*

Thiago Dias

Graduado em Psicologia pela Universidade Federal do Rio de Janeiro – UFRJ. Formação em Terapia Cognitivo-Comportamental e Especialização em Terapia Cognitivo-Comportamental. Atualmente é Colaborador do Núcleo de Disfunções Sexuais – NUDS. Coautor do livro *Psicoeducação em Terapia Cognitivo-Comportamental* (2019).

Valfrido Leão de Melo Neto

Professor Adjunto de Psiquiatria da Faculdade de Medicina da Universidade Federal de Alagoas – FAMED-UFAL. Doutor em Psiquiatria pelo Instituto de Psiquiatria da Universidade Federal do Rio de Janeiro – IPUB-UFRJ.

Agradecimento

Universidade Federal do
Rio de Janeiro – UFRJ.

Instituto de Psiquiatria
(IPUB) da UFRJ.

Instituto Delete – Detox Digital e Uso
Consciente de Tecnologias – IPUB/UFRJ.

Conselho Nacional de
Desenvolvimento Científico
e Tecnológico – CNPq.

Fundação Carlos Chagas Filho
de Amparo à Pesquisa do Estado
do Rio de Janeiro – FAPERJ.

Dedicatória

Este livro é dedicado a todos os meus amigos, meu marido, Miguel de Mariz Sarmento Frederico, e familiares, em particular, a minha mãe, Anna Maria de Souza Campos Spear King. Com carinho,
Anna Lucia Spear King

Dedico à Andrea Ginelli Nardi.
Antonio Egidio Nardi

Prefácio

"Pensei comigo mesmo: eu me tornei famoso e ultrapassei em sabedoria todos os que governaram Jerusalém antes de mim; de fato, adquiri muita sabedoria e conhecimento. **Assim eu me esforcei para compreender a sabedoria, bem como a loucura e a insensatez**, *mas aprendi que isso também é correr atrás do vento. Pois* **quanto maior a sabedoria maior o sofrimento; e quanto maior o conhecimento, maior o desgosto** *(Eclesiastes 1:16-18).*

Segundo a tradição rabínica, o livro de **Eclesiastes** foi escrito pelo rei Salomão, já idoso, rei de Israel entre os anos 970 e 930 a.C. O texto, acima, bastante pessimista, já revelava a intenção, desde aquela época, de procurar entender – embora sem sucesso – a grande complexidade tanto da **sabedoria** como da **loucura humana**.

Para falar a verdade, as dificuldades expressas pelo escritor persistem, em certo grau, até hoje, apesar dos avanços da ciência; de fato, penso que nunca chegaremos a conhecer todas as imbricadas conexões do cérebro humano com o de outras pessoas e com o mundo que nos rodeia, para explicar os comportamentos patológicos.

Cerca de mil anos depois, nos inícios da era cristã, há registros, nos evangelhos, de vários casos de pessoas "endemoninhadas", algumas delas jovens, trazidas a Jesus para serem curadas. Naquela época, atribuía-se a demônios a causa dos distúrbios mentais.

Aqui no Brasil, inaugurou-se, em 1852, por iniciativa de D. Pedro II, em uma chácara afastada do centro da cidade do Rio de Janeiro, na Praia Vermelha, o primeiro hospício, logo apelidado de Palácio dos Loucos, para acolher – e segregar – os doentes mentais, iniciativa da qual, o atual Instituto de Psiquiatria (IPUB) da Universidade Federal do Rio de Janeiro (UFRJ) é, de certa maneira, o seu sucessor.

E é nesse mesmo Instituto que se estruturou o Programa de Pós-Graduação em Psiquiatria e Saúde Mental, o PROPSAM, e um dos núcleos de pesquisa desse programa, o Laboratório Delete – Detox Digital e Uso Consciente de Tecnologias, cujos professores e pesquisadores tiveram a feliz iniciativa de se reunir para produzir este alentado trabalho, para o qual tive a honra de ser convidado para participar, modestamente, com este Prefácio.

Mas não sou profissional dessa área. Pelo contrário, tenho origens nas chamadas "exatas", tendo sido encaminhado, posteriormente, pelas conjunções da vida, para a área de gestão e de planejamento estratégico.

Para falar a verdade, eu nunca tinha lido ou ouvido antes a palavra **Nomofobia**, e muito menos o seu significado, até receber o gentil convite da Professora Anna Lucia!

Tive o primeiro contato com os organizadores e coautores deste livro, em março de 2020, com um grupo de cerca de 40 profissionais, pesquisadores, professores e alunos, da equipe PROPSAM, durante um *workshop* presencial de planejamento estratégico que tive a honra de dirigir. Logo após, porém, chegou a quarentena da COVID-19, e tivemos que trabalhar apenas virtualmente, para os detalhamentos e desdobramentos decorrentes do Plano, até sua aprovação em uma Reunião Interna e, posteriormente, na sua submissão à CAPES – Coordenação de Aperfeiçoamento de Pessoal de Nível Superior.

A princípio, confesso, tive grandes dificuldades em mentalizar um texto para este Prefácio. Porém, ao ler o *briefing* do livro, o seu primeiro capítulo, e o título dos capítulos seguintes, fiquei impressionado com a importância do tema escolhido, com a sua relevância para o presente momento em que vivemos no Brasil – e na maior parte do restante do mundo – bem como com a oportunidade do assunto e a pertinência dos conselhos e cuidados ali sugeridos!

A grande relevância do tema escolhido pelos autores vem sendo progressivamente realçada, a cada dia que passa, em novos trabalhos de pesquisa, nas citações da mídia, nas publicações editoriais e em congressos internacionais, principalmente em decorrência dos impactos negativos inesperados decorrentes da quarentena.

De fato, com o confinamento por quase dois anos, durante a pandemia da COVID-19, tudo mudou de repente: trabalhos em casa, e não nos escritórios, aulas virtuais e não presenciais, reuniões e apresentações virtuais, presença impactante dos smartphones e similares em todos os cantos e lugares! Isso acabou por impor um novo *modus vivendi*, que ultrapassou a nossa capacidade normal de nos adaptarmos a esse novo jeito de se relacionar com as pessoas ao nosso redor. De fato, atividades que se previam serem introduzidas paulatinamente, em 5 a 10 anos, tiverem que ser implantadas a toque de caixa, em meses!

Durante essa quarentena, não podemos nos cumprimentar, nem abraçar as pessoas que amamos, temos que usar as máscaras, obrigatoriamente, escondendo sem querer nossa "identidade" e nossas emoções, precisamos manter o distanciamento obrigatório em filas, nas mesas em restaurante, observamos o medo e, às vezes, até o pavor de contaminação, e, além disso, a demora nos programas de vacinação, as notícias alarmantes sobre internações, intubações e mesmo de mortes, até de conhecidos e parentes, durante tanto tempo... Tudo isso acabou nos empurrando para os únicos meios de nos comunicarmos rapidamente com o mundo, os inevitáveis smartphones, tablets, desktops...

Com isso, a maioria de nós, profissionais, nos tornamos dependentes funcionais desses novos recursos tecnológicos. Imaginemos, entretanto, se a bateria do celular zerar, ou se a internet cair, ou se o site procurado estiver inacessível temporariamente e se ficarmos momentaneamente "desligados do nosso mundo virtual", que passou a ser, para nós, o "único mundo real". Bem, nesse caso teremos chegado, por alguns minutos ou horas, ao caos, pois teremos a sensação de que "nosso mundo acabou"!

Na verdade, estamos nos tornamos os "novos humanos em uma nova era digital", inicialmente maravilhados com os novos recursos das tecnologias digitais, para os quais não estávamos preparados, nem tecnicamente, nem emocionalmente, nem socialmente, nem psicologicamente.

E os distúrbios, provocados por esse novo *status quo*, começaram a se multiplicar exponencialmente, provocando novas doenças, com aumento de consumo de bebidas, de antidepressivos e enchendo as clínicas psiquiátricas e hospitais.

E, com isso, têm surgido novos transtornos mentais e queixas tão diversificadas, como as crises de solidão provocadas pela sensação de isolamento social, a ansiedade por carência de aprovação social com *"likes"* nas redes sociais, a dependência patológica dos meios digitais, o uso excessivo de videogames e de outros jogos e aplicativos na internet, a disseminação de vídeos, de *fake news* e de teorias conspiratórias não comprováveis, os transtornos de sono e alimentares, os distúrbios posturais provocados por uma ergonomia perniciosa por muitas horas sentados frente a computadores, e, em casos extremos, os suicídios em crises de ansiedade ou de pânico.

Finalmente, em boa hora, o Instituto Delete – Detox Digital e Uso Consciente de Tecnologias do IPUB-UFRJ se coloca à dianteira nessa luta para tratamento dos transtornos mentais provocados por esse "novo normal". Da minha parte, agradeço a oportunidade que me foi dada para trazer minha modesta contribuição.

Assim, recomendo fortemente a leitura deste livro, analisando-se e comparando-se seus conteúdos, pois, cada um de seus capítulos já contém, em si, o potencial para novos debates, novas teses, novos estudos, novas pesquisas e, quiçá, novos elementos para descortinar novos horizontes para tratamento, curativo e preventivo, da saúde mental, ao aprendermos a usar, com sabedoria e parcimônia, os novos recursos tecnológicos que estão sendo desenvolvidos para o nosso bem.

Finalmente, espero que isso venha a se materializar, principalmente gerando benefícios sobretudo para nossas crianças, nossos adolescentes e nossos jovens e para os menos favorecidos, levando-lhes os benefícios das novas tecnologias, sem os efeitos colaterais deletérios e melhorando significativamente a sua qualidade de vida.

Muito obrigado.

Eliezer Arantes da Costa

Engenheiro pelo ITA e Mestre e Doutor pela Universidade Estadual de Campinas – Unicamp. Trabalhei na Vale e na Promon. Atualmente sou Consultor de Empresas em assuntos de Planejamento e Gestão Estratégica pela FutureTrends TDGP Ltda. Atuo também como Voluntário no GMS (Grupo de Mentoria Solidária), em apoio ao desenvolvimento de *Startups* e de Empreendimentos de Impacto Social. Sou Autor do livro *Gestão Estratégica*. Sou Membro da Sociedade Brasileira de Pesquisa Operacional (SOBRAPO), da Academia Brasileira da Qualidade (ABQ) e Ouvidor do Éden-Lar, Entidade Filantrópica de Caráter Educacional e Assistencial.

Apresentação

Apresentação da obra, abordando expectativas da obra, panorama, público-alvo e aplicações

O livro *Cuidado com a Nomofobia! Maravilhas e Prejuízos na Interatividade com o Mundo Digital* tem como objetivo evidenciar os dois lados da relação do sujeito com os aparelhos digitais (computador, telefone celular, tablet, entre outros), tanto as maravilhas que podem proporcionar quanto os prejuízos e as consequências causados pelo uso excessivo e inapropriado. Algumas pessoas costumam pensar que são dependentes e "viciadas" em tecnologias apenas por usá-las todos os dias e por muitas horas. O uso excessivo e diário do computador, telefone celular e outros dispositivos não significa o vício, o transtorno, a Nomofobia, e sim, que são pessoas mal informadas usando sem limites e desconhecendo os conceitos de educação digital que as permitiria fazer uso consciente das mesmas. A Nomofobia, sim, é a dependência patológica de tecnologias. Essa requer, além do uso abusivo, que o sujeito comece a apresentar algum prejuízo na sua vida pessoal, social, familiar, acadêmica e/ou profissional devido ao uso indiscriminado. A Nomofobia para ser diagnosticada no indivíduo precisaria de uma avaliação especializada por profissional da área da saúde com a finalidade de receber orientações e tratamento. Geralmente, a Nomofobia está relacionada a um transtorno mental primário que poderia ser uma ansiedade, depressão, compulsão, fobias, entre outros, que acabaria potencializando o uso de tecnologias com o propósito do sujeito obter alívio dos sentimentos negativos e emoções.

A finalidade deste livro é orientar a população para um uso consciente das tecnologias em geral, procurando enaltecer os benefícios e prevenir ou reduzir os possíveis danos resultantes da interatividade dos indivíduos com seus dispositivos digitais no cotidiano.

Seu público-alvo é constituído por todos os interessados no tema, que usam tecnologias no dia a dia, seja por meio de computador, telefone móvel, acessando internet, redes sociais e outras plataformas. E, ainda, estudantes, professores e pesquisadores da área.

Somos do Instituto Delete – Detox Digital e Uso Consciente de Tecnologias do Instituto de Psiquiatria da Universidade Federal do Rio de Janeiro, um centro pioneiro no Brasil, composto por uma equipe multidisciplinar, que recebe usuários excessivos e/ou dependentes de tecnologias digitais para orientação e tratamento.

Anna Lucia Spear King
Antonio Egidio Nardi

Sumário

1. Cuidado com a Nomofobia! Maravilhas e prejuízos na interatividade com o mundo digital, 1

   Antonio Egidio Nardi, Anna Lucia Spear King

2. O que é Nomofobia – histórico e conceitos, 9

   Anna Lucia Spear King, Antonio Egidio Nardi

3. Novos humanos em uma nova era digital, 35

   Lucio Lage Gonçalves

4. Maravilhas resultantes das tecnologias digitais, 41

   Eduardo Guedes da Conceição

5. Ergonomia digital – regras para se organizar o trabalho, equipamentos e ambiente quando do uso de tecnologias digitais (computador, telefone celular, tablet, entre outras) no cotidiano, 47

   Anna Lucia Spear King

6. Como descrever as dependências? E como tratá-las?, 57

   Ana Cecília Petta Roselli Marques

7. Dependência digital × dependência patológica digital, 69

   Anna Lucia Spear King, Lucio Lage Gonçalves

8. Transtornos mentais mais observados associados com a dependência patológica digital (Nomofobia), 77

   Anna Lucia Spear King, Antonio Egidio Nardi

9. Uso de tecnologias digitais para a promoção da saúde dos idosos, 97

   Rogério Panizzutti

10. A internet "Terra de Ninguém". As imagens sem dono nas redes sociais. O que fazer?, 103

    Luiz Garrido, Anna Lucia Spear King

11. O futuro das relações por intermédio da comunicação digital, 109

    Denise Veiga

12. A necessidade de aprovação e as redes sociais, 115

    Elie Cheniaux

13. Períodos de crise e isolamento podem estimular a dependência digital?, 119

    Anna Lucia Spear King, Lucio Lage Gonçalves, Antonio Egidio Nardi

14. As maravilhas e os prejuízos relativos ao uso de tecnologias na prática de exercícios físicos, 125

    Juliana Dias de Lima, Andrea Camaz Deslandes

15. Dependência de pornografia na internet e as mudanças do comportamento sexual nos jovens, 135

    Aline Sardinha, Ingrid Philigret, Thiago Dias

16. A imposição do uso de tecnologias digitais nos dias de hoje com a massificação do uso de aplicativos – será que a sociedade está preparada?, 141

    Lucio Lage Gonçalves, Anna Lucia Spear King

17. O jogo patológico é considerado um transtorno mental na era digital. Como pais e responsáveis podem mediar e lidar com o uso excessivo de videogames dos jovens nos dias atuais?, 149

    Anna Lucia Spear King, Antonio Egidio Nardi

18. Aplicativos para ajuda a pacientes com transtornos de ansiedade e depressão, 163

    Roseane Dorte Halkjaer Lassen, Laiana Azevedo Quagliato, Leila de Oliveira Grivet, Antonio Egidio Nardi

19. O sentimento de solidão na contemporaneidade e sua relação com as mídias digitais, 169

    Simone Parente Cummerow Emmanuel, Anna Lucia Spear King

20. O uso das tecnologias digitais na educação no contexto pandêmico, 175

    Alessandra Ribeiro da Silva, Anna Lucia Spear King

21. Do estetoscópio à medicina digital: como a relação profissional-paciente se modifica com as mídias digitais, 187

    Isabela Melca, Fatima Melca

22. A relação dos indivíduos com o WhatsApp (inúmeras mensagens diárias, memes, *emojis*, correntes religiosas, telefone, chamada de vídeo etc.). Como lidar com esse aplicativo?, 193

    Suêrda Maria Paiva de Sousa, Flávia Melo Campos Leite Guimarães

23. Infância, adolescência, educação e a relação com as tecnologias digitais, 203

    Edla Zim

24. Tratamento da dependência patológica digital com a terapia cognitivo-comportamental, 211

    Anna Lucia Spear King, Luisa Sabino Cunha, Suêrda Maria Paiva de Sousa

25. Tratamento da dependência tecnológica, 217

    Hercules Hideki Makio, Valfrido Leão de Melo Neto, André Barciela Veras

26. Como as famílias podem lidar no dia a dia com um de seus membros dependente patológico de alguma tecnologia, 227

    Anna Lucia Spear King, Luisa Sabino Cunha

27. Detox digital – um desafio para amigos, família e sociedade, visando promover o uso inteligente das tecnologias digitais, 233

    Cristiano Nabuco de Abreu

28. Educação digital e uso consciente de tecnologias. Orientações e recomendações para o uso adequado de tecnologias no cotidiano, 239

    Anna Lucia Spear King, Eduardo Guedes da Conceição

Índice remissivo, 257

Cuidado com a Nomofobia! Maravilhas e prejuízos na interatividade com o mundo digital

Antonio Egidio Nardi
Anna Lucia Spear King

O mundo digital é uma realidade cada vez mais presente em nosso cotidiano e, mais do que simplesmente uma ferramenta para vivermos melhor, passou a ser um modo de viver. Para alguns a forma de viver. As novas tecnologias favoreceram o advento da globalização, que resulta em um grande impacto na sociedade com alterações nos costumes, no comportamento e nos hábitos cotidianos dos indivíduos.[1] Avaliar e considerar esse impacto e todos os efeitos causados por essa interatividade é objeto de estudo de diversas ciências, inclusive da psiquiatria.

As novas tecnologias englobam uma série de aparelhos e programas que nos permitem uma comunicação mais rápida, troca de dados com uma velocidade difícil de imaginar no século XX e um armazenamento de dados fantástico, com a possibilidade de a máquina aprender e tirar conclusões sozinha – a verdadeira inteligência artificial. A análise dos impactos sociais, cognitivos e comportamentais na sociedade atual e às próximas gerações é essencial para que se possa compreender e interpretar todas as respostas e reações observadas.

A democratização da informação e com o fácil acesso a dados por todas as pessoas resulta em uma rápida evolução das áreas da educação, saúde, ambiental, engenharia, nas artes, entre outras. Para algumas doenças, novos tratamentos estão sendo encontrados; nas pesquisas escolares, pode-se buscar e encontrar respostas em qualquer biblioteca virtual do mundo; na matemática, pode-se efetuar cálculos imediatos e impensáveis em poucos segundos. Por todos esses e outros motivos, reconhecem-se como fundamentais os investimentos maciços no campo das novas tecnologias.

O telefone celular se modificou e hoje o smartphone é um computador de mão e de fácil acesso a todos. Não saímos de casa sem eles e, mesmo em casa, temos eles sempre ao nosso lado. Essas tecnologias portáteis são sedutoras, proporcionam autonomia, mobilidade, liberdade e praticidade. As pessoas podem encontrar outras pessoas e serem encontradas em qualquer lugar do planeta, conectar amigos e colegas de profissão, resolver inúmeros problemas e prestar serviços.[1]

Precisamos estar atentos às alterações e reações percebidas em nós na relação às tecnologias que interferem no cotidiano, para que se possa ser capaz de detectar as reações devidas e indevidas, os usos e abusos observados, e interferir, de modo eficiente, em todos os aspectos. Assim, com a intenção de acompanhar as reações e os comportamentos observados nos indivíduos em sua relação com computadores e telefones celulares, os profissionais da área da saúde mental, do grupo de pesquisa do Laboratório Delete – Detox Digital e Uso Consciente de Tecnologias[2] do Instituto de Psiquiatria (IPUB) da Universidade Federal do Rio de Janeiro (UFRJ), que atendem pacientes com transtornos de ansiedade[3] e de humor,[3] começaram a estudar as mudanças cognitivas e comportamentais observadas nesses pacientes atendidos no ambulatório de pesquisa. Começamos a presenciar o surgimento de novos comportamentos, sentimentos e sintomas relacionados à convivência às vezes inadequada, outras vezes excessiva, mas sempre diária, dos pacientes com o mundo digital. Quando a convivência é abusiva, revela respostas prejudiciais à saúde e à qualidade de vida e precisam ser estudadas para que possam ser compreendidas e os indivíduos ajudados.

É preciso diferenciar os termos uso normal ou dependência patológica. O uso normal diário, mesmo que por muitas horas, não significa dependência patológica. Existem pessoas que se dizem dependentes do computador e/ou internet para trabalhar, entrar em redes sociais ou enviar e-mails diários. Isso não configura dependência patológica. Para que um indivíduo seja considerado um dependente patológico do mundo digital, é preciso que o uso prejudique a saúde ou a qualidade de vida do indivíduo.[1] Muitas vezes, a dependência patológica está associada a transtornos de ansiedade ou de humor, e essa relação pode ser ambígua, com fatores favoráveis e outros prejudiciais.

Existem pessoas que naturalmente se dizem dependentes do telefone celular para falar com familiares, com o trabalho e pela conveniência de poder ser localizado a qualquer hora. Com relação à internet, existem pessoas que se dizem dependentes para trabalhar, participar de redes sociais, trocar correspondência ou para pesquisar sobre diversos assuntos. Nesses casos, o termo dependência não assume o significado de algo nocivo ou prejudicial.[1] É simplesmente a vida e as ferramentas que temos à nossa disposição que mudaram e temos que criar nossos limites e adequá-los às novas exigências da vida. O uso "normal"[1] é aquele que permite que se tire proveito de toda a tecnologia para crescimento pessoal, trabalho e relacionamentos sociais, entre outras coisas. Mesmo que o uso seja diário e por muitas horas, não configura uma dependência patológica. A dependência patológica acompanha um prejuízo à saúde, seja no lado físico, mental ou social. A patologia também pode se revelar quando pessoas que, quando ficam sem seu "objeto" de dependência, no caso, sem o telefone celular e/ou sem conexão com a internet, acabam apresentando sintomas e alterações comportamentais e/ou emocionais.[1] Os sintomas mais frequentes observados nessas circunstâncias, relacionados à impossibilidade de contato imediato, são sintomas de ansiedade.

Quando se começa a observar alguns comportamentos em jovens ou adultos, como o isolamento "em seu próprio mundo", o abandono de atividades externas ou do círculo de amizade para estar conectado em uma realidade virtual, causando prejuízo na vida pessoal, social e familiar, deve-se atentar que são esses os indícios necessários para se pensar em dependência das novas tecnologias.

O termo Nomofobia[1] surgiu na Inglaterra, a partir da expressão "*no mobile phobia*", que significa a fobia de ficar sem o telefone celular. Mas, como na evolução tecnológica, o termo também evoluiu para significar algo mais amplo: a fobia de ficar sem conexão à internet. Como em qualquer caso de uso indevido de substâncias, mesmo no caso do computador e/ou internet e/ou telefone celular, pode-se observar a síndrome de abstinência quando o indivíduo se vê impossibilitado do uso dessas tecnologias. Em geral, as pessoas que desenvolvem mais facilmente a Nomofobia são as que já apresentam um perfil ansioso, dependente, inseguro e com uma predisposição característica dos transtornos de ansiedade.

Os indivíduos passaram a se alimentar mal e ganharam peso devido à falta de exercícios físicos. As refeições são, geralmente, fast-food, para que não se perca tempo de permanência on-line. Além disso, a má postura frente ao computador, por exemplo, pode levar a dores nas costas, nos braços, no pescoço e na cabeça, devido ao longo tempo que se permanece sentado sem pausa e, frequentemente, mal posicionado.

O que se tem visto no presente é uma sociedade "modernizada", com vários equipamentos e deslumbrada com tantas possibilidades, que se esqueceu de estabelecer e criar uma educação de igual forma avançada, condizente com a saúde e o bem-estar dos indivíduos. Por isso, chama-se a atenção para a necessidade de estudos diversos sobre a interferência das novas tecnologias no cotidiano do sujeito e na sociedade, a fim de se estabelecer parâmetros de entendimento para esse novo contexto. Entre o uso e o abuso das novas tecnologias, deveria existir sempre a palavra equilíbrio, para que inúmeros problemas pudessem ser evitados.

É preciso estabelecer os limites para uso do computador e/ou internet e/ou telefone celular para que danos permanentes à saúde física, mental e social sejam evitados. Esse limite não é uma norma geral a ser seguida, nem um padrão estabelecido por uma instituição governamental, e sim, o limite dado pelo bom senso, aquele que os próprios indivíduos estabelecem para a sua saúde e que proporcionarão equilíbrio e qualidade de vida. Pode-se e deve-se usar os benefícios das novas tecnologias, sem que esses tragam prejuízos ou interfiram na vida pessoal e social das pessoas e do meio ambiente.

A utilização indiscriminada das novas tecnologias, sem se medir as consequências do lixo eletrônico (E-Lixo) gerado, também pode ser considerada um abuso, e pode causar danos irreversíveis ao homem e ao meio ambiente. O entendimento correto dos comportamentos, das atitudes e das consequências do uso e do abuso das novas tecnologias é que vai proporcionar os parâmetros para que bons hábitos sejam desenvolvidos no cotidiano.[1]

Hoje, somos a geração MMM,[4] isto é, somos multimídia, multiconectados e multitarefas. Multimídia porque acessamos diferentes tipos de dispositivos (computadores, tablets, smartphones, entre outros). Multiconectados porque precisamos de acesso à internet em todos os lugares e a qualquer hora. Multitarefas porque realizamos inúmeras atividades ao mesmo tempo, como, por exemplo, trocamos mensagens no celular enquanto assistimos televisão. Contudo, estamos usando as tecnologias de maneira desregrada, abusiva, sem educação e sem pensar nos possíveis danos à saúde, ao próximo e ao planeta.[4]

O uso excessivo das tecnologias ganha novos adeptos todos os dias, de maneira silenciosa e preocupante, pessoas que não desgrudam do celular durante as refeições, usam indevidamente no ônibus, metrô, elevadores, salas de espera, em salas de aula, em reuniões, dirigindo automóveis, entre outras. Esse uso exagerado das tecnologias, diariamente, sem controle e sem limites pode vir a causar prejuízos físicos e emocionais nos indivíduos, nas áreas pessoal, social, familiar, acadêmica, profissional e ambiental da sua vida.[1]

A massificação do acesso da população a internet, smartphones e redes sociais em um curto espaço de tempo, estão mudando o modo de vida das pessoas e criando uma nova dinâmica social. A interatividade das pessoas com as tecnologias diariamente e por muitas horas fez com que se evidenciassem os ganhos e perdas resultantes dessa relação. Apesar de diversos benefícios das tecnologias, o uso excessivo do computador, telefone celular, entre outras, pode vir a provocar sérios prejuízos físicos e emocionais, que podem afetar os sujeitos na saúde, desenvolvimento físico e mental e nas práticas ocupacionais.

Maravilhas

As tecnologias, em geral, são muito úteis e as portáteis são sedutoras, nos dão autonomia, mobilidade, liberdade e praticidade. Podemos encontrar e ser encontrados em qualquer lugar do planeta, conectar amigos, colegas de profissão, resolver inúmeros problemas e prestar serviços.[1] As tecnologias são veículos de informação e desenvolvimento, meio de autoexpressão, relacionamento com amigos, ponte para o conhecimento de pessoas, encontros românticos e a possibilidade de se estabelecer relações à distância. São ainda, fonte de diversão com atividades diversas, como: jogos recreativos, músicas, filmes ou chats, entre outros. Mas, o ideal é que a quantidade de tempo seja controlada pelo usuário.

Das maravilhas das tecnologias todos nós conhecemos e estão em diversas áreas: saúde, educação, comunicação, cultura, ciências etc. E o mais incrível é que as tecnologias podem proporcionar a globalização que propaga, em tempo real, o conhecimento para o mundo. Contudo, muitas vezes, perdemos a noção do que é adequado para nós e esquecemos de delimitar o tempo quando extrapolamos no uso diário e ficamos por muitas horas conectados. Quando trabalhamos no computador, trabalhamos demais, perdemos a hora nas redes sociais, em jogos, no telefone, gastamos mais do que podemos para aquisição das novidades tecnológicas, permanecemos conectados 24 horas, não desligamos o telefone, nem em respeito à companhia dos outros ou para dormir, deixamos de praticar exercícios, esportes e privilegiamos a vida virtual em detrimento de uma vida ao ar livre e milhões de outras coisas mais. Com isso, estamos colecionando, sem nos darmos conta, uma série de consequências inadequadas que resultam desse uso desregrado.[4]

Prejuízos

O importante é conhecer o que as tecnologias podem nos proporcionar além dos benefícios. O uso constante e frequente de tecnologias no dia a dia, também pode causar prejuízos em diversas áreas: pessoal, social, familiar, acadêmica, profissional, ambiental e relativa aos aspectos clínicos.[1] Sendo, uma série de prejuízos na saúde física e emocional.

Prejuízos físicos podem advir da não preocupação, por exemplo, com uma ergonomia digital[5] adequada. Prejuízos esses, relacionados às posturas indevidas e ao mobiliário de formas, tamanhos e alturas incorretos utilizados no dia a dia ao usarmos aparelhos do mundo digital. Os problemas físicos mais observados são: cervicalgia e lombalgia por desalinhamento da coluna vertebral devido a posições impróprias, tendinites por esforços repetitivos, problemas de visão, articulação, entre outros. Prejuízos emocionais também estão sendo observados com relação ao "vício" tecnológico, como ansiedade, depressão, estresse, entre outros. É possível que esses sintomas também possam acabar levando às alterações posturais involuntárias, como modo de defesa do organismo. Quando potencializados pelo uso abusivo dos aparatos tecnológicos, o corpo tende a responder de maneira mais intensa a esses estímulos emocionais, desencadeando danos físicos inerentes às pressões desenvolvidas em cada região de acúmulo de tensão muscular.[5]

O isolamento é uma outra questão de prejuízo ao sujeito, que se manifesta quando esse, por diversos motivos, se afasta do convívio real dos amigos e família e passa a viver uma realidade virtual. Os danos mais imediatos são: os relacionamentos vão perdendo o vigor conforme o usuário deixa de participar de encontros sociais, de reuniões com amigos e evita familiares para ter mais tempo para usar o computador. A ansiedade, muitas vezes, surge em função do estresse por tantas atividades on-line/off-line ao se usar tecnologias e a pessoa acaba se condicionando ao uso abusivo do computador como fonte de alívio desses sintomas. O estresse surge devido ao tempo de espera em frente a uma tecnologia para as respostas solicitadas que poderiam ser imediatas, pelo excesso de informações, pelo recebimento excessivo de e-mails e a necessidade de se responder de imediato, cobranças além do horário de trabalho, problemas causados por configuração dos programas do computador, perdas de dados importantes e impaciência pela demora de processos ou da lentidão ou "queda" da conexão à internet.

No comportamento compulsivo a pessoa busca interagir nas redes sociais tentando preencher "vazios" internos e "faltas" emocionais. Lembramos que a *compulsão pela internet*, assim como por exercícios físicos, trabalho, sexo, compras, são considerados transtornos.[3] A dependência de tecnologias, geralmente, pode ser atribuída a um perfil de usuário que apresenta baixa autoestima, baixa autossuficiência, problemas com a autoimagem e habilidades sociais ruins. O surgimento desse quadro aparece quando se percebe uma preocupação excessiva desse indivíduo com o permanecer on-line, com a necessidade de aumentar o tempo de uso, tentar diminuir o tempo e não conseguir, ficar irritado ou agressivo com alguém que chama atenção sobre o uso abusivo, permanecer conectado mais do que o programado, mentir para os outros sobre a quantidade de tempo que passa usando tecnologias. Alguns transtornos que podem ser relacionados com o uso abusivo de tecnologias: transtorno do pânico, transtorno de fobia social, transtorno obsessivo-compulsivo, transtorno dismórfico corporal, transtorno de ansiedade generalizada, transtorno de controle do impulso, Nomofobia, entre outros.

Conflitos também são percebidos entre os prejuízos ao se usar tecnologias – toda vez que temos um compromisso social (festa, cinema, praia, futebol etc.) ou um compromisso educacional (aulas, cursos diversos, palestras etc.) e deixamos de cumprir para ficar jogando ou navegando na internet, estamos criando um conflito.

Vemos ainda, a depressão[3] aparecer por conta de interações sociais "rasas", quando nos relacionamos com inúmeras pessoas que não conhecemos ou com a falta de amigos verdadeiros nas redes sociais. Uma possível razão para o surgimento da depressão é que as pessoas tendem a postar apenas as boas notícias sobre elas: férias, promoções, fotos de festas etc. Com isso, é fácil cair na falsa crença de que todos estão vivendo vidas muito mais felizes e bem-sucedidas (quando isso pode não ser o caso). O indivíduo com depressão pode melhorar na internet[4] sentindo-se inserido em um contexto e menos solitário, ou pode piorar quando acredita em tudo o que é postado e por achar que a vida dos outros é sempre melhor do que a dele.

A dependência de tecnologias é considerada uma dependência sem substância e comparada à comportamentos compulsivos. Quando você é dependente de algo, seu cérebro basicamente está informando que precisa de certas substâncias neurotransmissoras, particularmente, a dopamina e a serotonina, para se "sentir bem". O cérebro aprende rapidamente que certas atividades como jogos, vão liberar essas substâncias químicas, por isso, voltamos a jogar para sentir novamente as sensações que proporcionam.

Um outro prejuízo observado é a cibercondria[4] ou hipocondria digital – é a mania de pesquisar doenças na internet e a tendência de acreditar que se tem doenças sobre as quais leu on-line. Os vastos arquivos de literatura médica disponíveis na internet podem ser acessados por pessoas que tendem a ter pensamentos catastróficos. Um *cibercondríaco* junta fatores médicos para chegar às piores conclusões possíveis. Os autodiagnósticos feitos a partir de ferramentas de busca on-line geralmente levam os "buscadores aflitos" a concluir o pior. A internet pode exacerbar os sentimentos existentes de hipocondria e, em alguns casos, causar novas ansiedades. Porque há muita informação médica, algumas são reais e válidas e outras contraditórias. Na internet, a maioria das pessoas não pratica a leitura literal da informação. Pode-se encontrar uma maneira de transformar qualquer sintoma em milhares de doenças terríveis. Com isso, a pessoa tende a alimentar a sensação de que está ficando doente.

Vemos, ainda, problemas relativos à sexualidade – a visualização excessiva de pornografia na internet pode distorcer as ideias de uma pessoa sobre a sexualidade, principalmente naquelas que apresentam dificuldades sexuais na vida real e na comunicação interpessoal.

O impacto no desenvolvimento também se soma aos prejuízos – quando perdemos o sono usando tecnologias e não permitimos que o nosso corpo descanse, se reorganize (mentalmente) e se regenere (fisicamente). Assim, o nosso sistema imunológico enfraquece e podemos adoecer com maior frequência e gravidade. Sessões noturnas e prolongadas ao computador reduzem as horas de sono, provocam sonolência ao longo do dia, o que dificulta os processos cognitivos necessários para a aprendizagem, como a concentração, memória e atenção.

O que nós, usuários excessivos de tecnologias, necessitamos são noções de educação digital,[4] precisamos aprender a usar as tecnologias no dia a dia, de modo consciente com limites e regras. Esse comportamento consciente pode prevenir comprometimentos físicos e emocionais que poderiam ocorrer em médio e longo prazo decorrentes do uso excessivo dos dispositivos tecnológicos. Conhecer os conceitos da educação digital nos permite refletir sobre como estamos sendo inconvenientes, mal-educados e inoportunos, sempre que "impingimos" a todos que convivem conosco, um uso particular e egoísta da tecnologia de acordo com nossos interesses pessoais.

Todos nós, usuários diários e por muitas horas de tecnologias no cotidiano, devemos procurar conhecer os limites e traçar estratégias de uso adequado, para que possamos aproveitar ao máximo, os benefícios e evitar os prejuízos. O limite é determinado pelo bom senso, aquele que nós mesmos estabelecemos para a nossa saúde, bem-estar e qualidade de vida.

Referências

1. King ALS, Nardi AE, Cardoso A (Organizadores). Nomofobia - Dependência do computador, internet, redes sociais? Dependência do telefone celular? O impacto das novas tecnologias interferindo no comportamento humano. Editora Atheneu, Rio de Janeiro, 2015.
2. PROPSAM – Programa de Pós-graduação em Psiquiatria e Saúde Mental do Instituto de Psiquiatria da Universidade Federal do Rio de Janeiro. Disponível em https://propsam.ipub.ufrj.br/. Acesso em 08/7/2021.
3. Associação Americana de Psiquiatria DSM-V-TR. Manual Diagnóstico e Estatístico de Transtornos mentais. 5ª edição, Artes Médicas, Porto Alegre, 2014.
4. King ALS, Guedes E, Nardi AE. Etiqueta Digital. Editora EducaBooks, Porto Alegre, 2017.
5. King ALS, Pádua MSKL, Guedes E, Nardi AE. Ergonomia Digital. Editora EducaBooks, Porto Alegre, 2018.

O que é Nomofobia – histórico e conceitos

2

Anna Lucia Spear King
Antonio Egidio Nardi

Histórico e conceitos

Desde a entrada dos primeiros computadores e telefones celulares na vida dos indivíduos, começamos a perceber, também, o surgimento de mudanças significativas nos hábitos, costumes, comportamentos, emoções e nas relações pessoais e sociais resultantes dessa interatividade.[1] Com isso, nasceu a necessidade de se buscar compreender a dimensão, os impactos e consequências dessas alterações, em relação aos benefícios, prejuízos, ganhos ou perdas relacionadas com o uso ou abuso dessas tecnologias.

Com a intenção de acompanhar as reações e comportamentos observados nos indivíduos, fruto da estreita convivência com computadores e telefones celulares no seu dia a dia, os profissionais da área da saúde mental, médicos e psicólogos, da equipe multidisciplinar do Laboratório de Pânico e Respiração (LABPR)[2] do Instituto de Psiquiatria (IPUB) da Universidade Federal do Rio de Janeiro (UFRJ), começaram em 2008, a estudar as mudanças cognitivas, comportamentais, sociais e familiares observadas nos pacientes atendidos nesse ambulatório.

A equipe multidisciplinar do LABPR,[2] que atende pacientes com transtornos de ansiedade,[3] começou a perceber em alguns indivíduos que chegavam para o atendimento, uma dependência natural do telefone celular e do computador, relacionada à conveniência, conforto, segurança e bem-estar ao disporem desses dispositivos tecnológicos, se contrastando com outros, que apresentavam uma dependência patológica[3] com sintomas relacionados de medo, angústia, desconforto, entre outros, causados quando da impossibilidade de uso dos mesmos. A equipe observou, nesse segundo caso, que o uso excessivo das tecnologias referidas, estava alterando os hábitos pessoais e produzindo mudanças comportamentais, sociais e familiares com prejuízos na qualidade de vida dos pacientes.

Durante os atendimentos, os profissionais puderam presenciar o surgimento de sentimentos, sintomas e novos padrões de comportamento, relacionados a uma convivência inadequada, excessiva e diária dos pacientes com esses dispositivos modernos de comunicação. As alterações observadas serviram de alerta para a investigação das causas que poderiam estar levando alguns sujeitos a manter esse comportamento indevido. Uma convivência abusiva, diferente de uma convivência natural, que produzia um comportamento de "apego patológico" ao computador, internet ou telefone celular, não podia ser considerada adequada, e sim, deveria estar servindo para mostrar a relação com algum diagnóstico primário que precisava ser investigado para que pudesse ser tratado. Com isso, a equipe percebeu que a dependência patológica das tecnologias podia ter relação com algum transtorno mental que poderia estar contribuindo para produzir uma relação de dependência inadequada e potencializando o uso da tecnologia.

Por exemplo, o caso de um indivíduo com diagnóstico primário de transtorno do pânico,[4] que começou a apresentar uma dependência patológica do telefone celular com o intuito de se sentir mais seguro e confiante ao sair de casa para ir a locais mais distantes. Segundo o próprio relato do paciente, com o telefone celular em mãos, tinha a mesma sensação de segurança como se estivesse acompanhado por outra pessoa, então, passou a depender do aparelho.

Em outro exemplo, puderam observar um indivíduo com transtorno de fobia social[5] que apresentou uma dependência patológica do computador para se relacionar socialmente, já que se sentia extremamente ansioso só de pensar nos contatos pessoais. Nesse caso, o paciente estaria usando o computador como "escudo" para se sentir protegido, e para se esquivar dos contatos ao vivo, que poderiam ser extremamente causadores de estresse. No transtorno de fobia social, o paciente costuma apresentar medo frente a situações em que se sinta exposto ou a mercê da observação ou crítica alheia. Teme ser vítima de comentários ou de ser humilhado em público. Sendo assim, o paciente "se esconde" com medo de se expor e tende a manter uma relação indevida de dependência com o computador ou com a internet (usando redes sociais) para se sentir protegido e aliviado.[5]

E ainda, foram observados pacientes com transtorno obsessivo-compulsivo[3] que estariam usando o computador de maneira indevida e abusiva, para permanecer longos períodos de tempo em ambientes de jogos virtuais e frequentando sites de compras ou sites pornográficos, entre outros, com a finalidade de dar vazão a comportamentos compulsivos característicos do quadro. A partir da percepção de tamanhas mudanças (2008) pessoais, comportamentais e sociais nos indivíduos com transtornos de ansiedade, entre outros, relacionados ao uso indevido do computador e do telefone celular interferindo na qualidade de vida, os profissionais do LABPR,[1] não perderam tempo em desenvolver estudos científicos[4,5] que pudessem embasar essas novas descobertas. Viram à necessidade da construção de uma teoria (Nomofobia)[1] a fim de não correrem

Capítulo 2

11

o risco de ficar desatualizados desse novo contexto e da realidade que se apresentava. Passaram a entender a necessidade de estudos ininterruptos que pudessem acompanhar a galopante evolução tecnológica e as interferências e mudanças produzidas nos indivíduos que ocorriam incessantemente.

Outra questão surge com relação à Nomofobia quando as pessoas costumam perguntar o porquê de se criar uma expressão para sentimentos e sensações relacionados à falta, ausência ou simplesmente pela impossibilidade de se usar um computador ou um telefone celular. Primeiramente, porque a interatividade diária do indivíduo com as tecnologias tornou-se uma realidade que não poderia mais passar despercebida. A necessidade surgiu espontaneamente, quando os profissionais da área da saúde mental do LABPR,[1] durante o atendimento ambulatorial dos pacientes, começaram a perceber a presença de sintomas e sensações relacionados ao uso indevido do computador ou do telefone celular. Esses comportamentos evidentes precisavam ser nomeados para que pudessem ser compreendidos, classificados e tratados. Só a partir da instituição do termo Nomofobia e o entendimento do seu significado é que foi possível a criação de um protocolo de atendimento específico para pacientes com esse tipo de demanda. Lembramos que o tratamento da Nomofobia é sempre direcionado a causa, ou seja, ao diagnóstico primário, responsável por levar o paciente a se relacionar indevidamente com as tecnologias em questão.

Em segundo lugar, se fez necessário à criação do termo Nomofobia, da mesma maneira como foram criados termos para nomear outras fobias específicas, como acrofobia (medo de altura), claustrofobia (medo de locais fechados) ou astrofobia (medo de raios e trovões), entre outras. Para todas as fobias, inclusive a Nomofobia, não é preciso que o indivíduo viva a experiência fóbica propriamente dita, muitas vezes, basta pensar de forma equivocada sobre ela para desencadear os sintomas e sensações. Por exemplo, não é preciso que a pessoa caia de um penhasco para sentir medo de altura ou que fique presa em um elevador para ter medo de um local fechado, ou ainda, que seja eletrocutado por um raio para ter medo de trovão. Não é obrigatória a vivência da experiência em si para desencadear sintomas e sensações, basta apenas uma cognição distorcida referente à situação temida para que o indivíduo fóbico interprete o fato como perigoso e dê início aos sintomas.

A partir da constatação da utilização dos ambientes virtuais e das tecnologias de uma maneira peculiar pelos pacientes, os psicólogos e médicos do LABPR, começam a construir a teoria da Nomofobia[1] e a desenhar associações entre os transtornos de ansiedade, entre outros, relativos às mudanças cognitivas-comportamentais[16] e emocionais observadas em consequência dessas relações. As novas tecnologias podem trazer inúmeros benefícios como conforto, segurança, prazer e promover a globalização para todos os usuários. Como também, podem revelar transtornos, dependência patológica e sintomas diversos a partir de hábitos adquiridos com o uso indevido e excessivo dos aparelhos.

Quando os profissionais do LABPR passaram a observar alguns comportamentos em jovens e adultos como o isolamento "em seu próprio mundo", o abandono de atividades externas ou do círculo de amizade para ficarem conectados em uma realidade virtual que causava prejuízo pessoal, social e familiar, foram os indícios necessários que os levaram a pensar em dependência patológica das tecnologias. Esses foram alguns sinais de alerta que conduziram os especialistas para a possibilidade da existência de um diagnóstico primário que poderia ser responsável por produzir comportamentos abusivos e indevidos nos pacientes relativos às tecnologias.

Os profissionais da equipe do LABPR[2] foram os pioneiros em realizar estudos científicos sobre o tema "novas tecnologias interferindo no comportamento humano" e a começarem a compreender e relatar as alterações cognitivas e comportamentais (em artigos científicos)[4,5] percebidas e descritas pelos pacientes com transtornos de ansiedade, entre outros, fruto da interatividade dos indivíduos com as tecnologias. Tinham como objetivo apresentar o conceito da Nomofobia, sua origem e prática clínica e aperfeiçoar novas metodologias, de acordo com aspectos éticos e legais, capazes de interferir positivamente na melhora dos atendimentos e da qualidade de vida dos pacientes, de suas famílias e da comunidade em geral. A finalidade do primeiro livro[1] intitulado Nomofobia – Dependência do computador, internet, redes sociais? Dependência do telefone celular? O impacto das novas tecnologias interferindo no comportamento humano (Editora Atheneu), foi construir uma teoria sobre a Nomofobia na visão de especialistas renomados (coautores do livro) acrescentando novos saberes para fundamentar estudos futuros, trazer conhecimento à formação profissional e aprimorar o atendimento dos pacientes na área da saúde mental.

A proposta de novos estudos, a capacitação profissional e a construção de teoria específica, são imprescindíveis para que possamos estar aptos para acolher, nos serviços de saúde mental, pacientes com características específicas (dependentes de tecnologias) necessitando de tratamento e para difundir o atendimento adequado aos "dependentes de tecnologias" que começaram a surgir nos consultórios.

Com a observação do aumento de casos e da demanda de pessoas que procuravam tratamento relatando uso excessivo de tecnologias relativo à interatividade com os dispositivos tecnológicos no cotidiano e relacionando à prejuízos físicos e emocionais, a direção do no Instituto de Psiquiatria da UFRJ viu a necessidade de implantar um núcleo específico para receber, orientar e tratar indivíduos com essas queixas. Então, em 2013, foi fundado pela psicóloga Anna Lucia Spear King e pelo Dr. Antonio Egidio Nardi, no Instituto de Psiquiatria (IPUB) da Universidade Federal do Rio de Janeiro (UFRJ), o Laboratório Delete – Detox Digital e Uso Consciente de Tecnologias (LABDEL).[2] Esse núcleo, também foi composto por equipe multidisciplinar de profissionais da área da saúde, médicos, psicólogos, especialistas em mídias digitais, engenheiros, fisioterapeutas, entre outros. O Laboratório Delete tem como público-alvo, em seu ambulatório, os usuários excessivos e/ou dependentes do computador, internet, redes sociais, telefone celular, jogos, ou qualquer outra tecnologia no cotidiano. Quando procurar o LABDEL? Quando o uso excessivo de tecnologias começar a comprometer ou interferir na vida pessoal, social, familiar, acadêmica ou profissional trazendo prejuízos para a qualidade de vida do sujeito. O LABDEL também é uma Linha de Pesquisa do Programa de Pós-Graduação em Psiquiatria e Saúde Mental (PROPSAM/IPUB/UFRJ)[2] que atua na área da Dependência Digital e temas relacionados, onde alunos da Pós-Graduação podem propor e desenvolver seus projetos de Mestrado e Doutorado apresentando trabalhos que se refiram a qualquer tecnologia interagindo com seres humanos.

O LABDEL tem como objetivos:

- Avaliar o uso de tecnologias (computador, telefone celular, tablet, entre outras) nos indivíduos e verificar se o uso excessivo está sendo por lazer ou trabalho ou se está relacionado com algum transtorno mental e oferecer orientações e tratamento.
- Informar a população em geral, sobre o uso consciente das tecnologias no dia a dia (sugestão de 12 passos), etiqueta digital[6], ergonomia digital[7], cartilha digital[8].
- Descrever na literatura científica o impacto das tecnologias no cotidiano dos indivíduos e consequências relacionadas. Produção de conhecimento científico (artigos e livros).
- Informar a população sobre o descarte e reciclagem corretos do lixo eletrônico (E-Lixo) para preservação do meio ambiente.
- O que é Nomofobia?

A Nomofobia[1] é a dependência patológica das tecnologias. O termo se originou na Inglaterra a partir da expressão "*no mobile*" que significa sem celular. Essa expressão uniu-se à palavra "fobos" do grego que significa fobia, medo. A associação das palavras resultou no nome Nomofobia. O mundo moderno viu a necessidade de criar uma nomenclatura específica que pudesse representar os sentimentos e sensações que estavam sendo observados nos indivíduos relacionados às tecnologias. Portanto, a palavra Nomofobia pode encontrar o seu lugar para designar o desconforto ou angústia causados pelo medo de ficar incomunicável ou pela impossibilidade de comunicação por intermédio do telefone celular, computador ou quando desconectado da internet (off-line).

Algumas pessoas tendem a questionar a raiz ou origem da palavra Nomofobia, ou seja, sob o ponto de vista histórico, se apresenta algum significado relacionado às palavras da mesma família etimológica. Por exemplo, a nossa palavra "vivo" tem sua origem no latim *vivus*. E qual seria a origem da palavra Nomofobia? A palavra Nomofobia não apresenta nenhuma relação com o antepassado, surgiu simplesmente, a partir da expressão "*no mobile*" que se uniu à "fobia" e passou a representar a fobia de ficar sem o telefone celular. Logo em seguida, o significado se estendeu também a fobia de ficar sem o computador e a internet.[1]

A palavra Nomofobia não veio do grego ou do latim, como geralmente acontece com as palavras da língua portuguesa, e nem poderia vir, a palavra Nomofobia é dos tempos modernos e foi preciso a existência dos computadores, dos telefones celulares e dos transtornos relacionados a esses dispositivos para que fosse criada.

Na era das tecnologias tanto a palavra Nomofobia quanto outras tiveram que ser inventadas ou transformadas para representar novos conceitos que foram surgindo, como: *for all* (para todos) que hoje dá nome a dança conhecida como forró, *website* (sítio eletrônico), *blog* (diário da internet) e *delete* (apagar elementos) que veio simplesmente da tecla *dell* do computador, entre outras. A própria palavra virtual que se originou do latim *virtualis*, no princípio tinha o sentido de excelência, eficácia, em 1959 foi transformada e ganhou um novo significado. A informática se apropriou do termo virtual para designar aquilo inexistente fisicamente, mas que se faz aparecer por meio de um programa do computador.

Nem mesmo os grandes pensadores da Grécia antiga como Sócrates (470 a.C.)[9] ou Platão (427/428 a.C.)[10] ou, o físico, filósofo, matemático e astrônomo Galileu Galilei (1564-1642)[11] em tempos remotos na Itália, poderiam supor a existência de umas "maquininhas" que, por volta dos anos de 2013, fossem capazes de permitir a comunicação e correspondência "virtual" entre pessoas por todo o planeta e até mesmo fora dele.

Até 2008, não havia um nome para explicar os sentimentos e sensações causados pela impossibilidade de comunicação pelo telefone celular ou do computador e nem para se compreender a relação de dependência patológica com esses aparelhos. Agora existe, se chama Nomofobia.[1] Alguns sintomas observados em pacientes que apresentaram Nomofobia foram: angústia, desconforto, insegurança e ansiedade quando se viam impossibilitados de estarem conectados à internet ou longe o computador ou sem o telefone celular. Esses sintomas e sensações, quando relacionados aos dispositivos referidos, são chamados de nomofóbicos e os comportamentos nomofóbicos são os sinais que os olhos experientes dos profissionais da área da saúde mental precisam, para identificar algum transtorno mental primário no paciente e encaminhá-lo para o tratamento. A Nomofobia (dependência patológica de uma tecnologias) serve de alerta para a presença de um transtorno original, que precisa inicialmente ser investigado para ser diagnosticado e tratado.

No caso das fobias,[3] quando o sujeito considera uma situação perigosa, mesmo não sendo, só de pensar na situação, já é o suficiente para que reações físicas e emocionais se aflorem. isso ocorre devido à ansiedade antecipatória produzida vir repleta de pensamentos negativos e presságios catastróficos. O sujeito com ansiedade antecipatória costuma sofrer hoje por imaginar que amanhã poderão acontecer coisas terríveis, que provavelmente nunca acontecerão, até porque, nenhum ser humano é capaz de adivinhar o futuro. Então, ele sofre pelo que imagina, teme pelo que não existe e se desgasta inutilmente no presente por esperar sempre os piores resultados.

A Nomofobia pode ser incluída entre as fobias situacionais específicas, estando diretamente relacionada à agorafobia.[3] A agorafobia que é o medo de estar em lugares públicos concorridos, onde o indivíduo não possa se retirar de uma maneira fácil ou despercebida, pode surgir como consequência de uma perturbação de pânico. A agorafobia, ou medo de sair de casa, de estar em lugares amplos, ou no centro de uma multidão, pode se resumir no medo de ter medo, uma vez que os portadores de agorafobia receiam não poder sair imediatamente de locais ou situações (como túneis, ônibus lotados, engarrafamentos, pontes, grandes avenidas etc.) caso se sintam mal. E também, de cinemas, teatros e shoppings, que são considerados potencialmente ameaçadores para quem tem agorafobia.[3]

As situações agorafóbicas temidas podem fazer com que o sujeito se sinta vulnerável e, com isso, estabeleça uma relação de dependência patológica com alguma das tecnologias como computador ou telefone celular no sentido de conseguir reduzir os sintomas e aumentar a sensação de conforto e segurança.

A Nomofobia surgiu para inaugurar uma nova lista de classificações relacionadas aos possíveis transtornos que poderão vir a ser identificados futuramente no que diz respeito a esses "objetos de desejo" que são os computadores e telefones celulares.

Sobre a ansiedade

Em primeiro lugar, para explicar o surgimento das fobias, precisamos diferenciar o medo da ansiedade. A ansiedade[3] é uma reação fisiológica do organismo que nos prepara para fugir ou lutar em uma situação de perigo. Alguns sintomas observados em pessoas ansiosas são: angústia, nervosismo, taquicardia, suor excessivo, tremores, alterações da respiração, entre outros.

Sobre o medo

O medo[12] é uma reação útil e até mesmo necessária. A capacidade de ter medo é que nos garante a sobrevivência em situações de perigo iminente. Se não tivéssemos medo, por exemplo, não conseguiríamos escapar de um animal feroz que vem em nossa direção ou atravessaríamos a rua sem olhar e poderíamos ser atropelados. O medo é a interpretação de uma situação como sendo perigosa para o indivíduo, podendo ser acompanhado de ansiedade ou não. O problema surge a partir do momento em que se teme, em exagero, situações cotidianas que não apresentam ameaças reais à integridade do indivíduo. A esses medos desproporcionais e persistentes chamamos de fobias.[12]

Sobre as fobias

A fobia[12] é um tipo de transtorno de ansiedade que acontece em situações bem específicas como ter tido ou vivenciado alguma experiência desagradável com o objeto de seu medo em algum local ou situação. É um medo tão desproporcional à situação (ou ao objeto) que muitas vezes é considerado irracional. A fobia pode atrapalhar as atividades cotidianas dos fóbicos e prejudicar a qualidade de vida. Um aspecto importante do medo fóbico é que o indivíduo pode ter consciência da irracionalidade do seu medo, ou seja, ele sabe muitas vezes que seu medo é exagerado e injustificado. Uma pessoa com fobia de metrô, por exemplo, sabe que milhões de pessoas usam o metrô diariamente sem que ninguém se machuque. Mesmo tendo esse conhecimento o indivíduo, ainda assim, mantém o medo de andar de metrô.

As fobias atingem cerca de 10% da população.[12] Em geral, surgem na infância ou adolescência, persistindo na idade adulta, se não são tratadas adequadamente. Acometem, mais frequentemente, pessoas do sexo feminino (com exceção da fobia social, que atinge igualmente homens e mulheres). A depressão,[3] o uso de drogas e/ou álcool[3] pode estar associado aos transtornos fóbico-ansiosos.[3] Na Nomofobia, como em qualquer caso de dependência, mesmo sendo relativa a "objetos" como computador ou telefone celular, podemos observar os sintomas da síndrome de abstinência em alguns indivíduos quando se veem impossibilitados de usar essas tecnologias. Nesses casos de "abstinência" da tecnologia", alguns sintomas observados foram: angústia, ansiedade e nervosismo, entre outros, quando não podem usar a tecnologia, similares a aqueles observados em pacientes que fazem uso abusivo do álcool ou drogas.

As fobias estão entre as psicopatologias[13] mais comuns na população geral, com uma prevalência girando em torno de 4,5% a 11,8%. Contudo, a porcentagem das pessoas que procuram tratamento está bem abaixo dos índices de pessoas que têm o problema. Isso acontece pelo fato de que o indivíduo nem sempre está em constante contato com o objeto fóbico ao ponto prejudicar a sua vida. Um agricultor, por exemplo, que tenha claustrofobia (fobia de lugar fechado) não teria a sua rotina alterada por não ter que andar de elevador no seu cotidiano. Ao contrário de um empresário que precisasse usar o elevador todos os dias. No caso da Nomofobia, logicamente, o sujeito teria que ter também, a necessidade frequente de contato com o computador ou com o telefone celular no seu dia a dia. Sob o ponto de vista clínico, no âmbito da psicopatologia,[13] as fobias fazem parte do espectro dos transtornos de ansiedade com a característica especial de só se manifestarem em situações particulares.

As fobias costumam se estabelecer nos indivíduos, a partir do momento em que eles fazem uma associação equivocada na qual relacionam as sensações corporais (taquicardia, falta de ar, angústia, alteração da respiração etc.) com algo grave como: vou ter um ataque cardíaco, vou sufocar ou vou morrer. A partir daí, essa cognição distorcida se estabelece e passa a ser a referência de comportamento vigente no indivíduo. Podem se instalar quando a pessoa passou ou não por uma experiência traumática. Ela pode ter experimentado uma situação ou pode também, ter distorcido informações sobre o objeto do medo. Podemos também, encontrar pessoas que não conseguem identificar, quando questionadas, uma razão para o surgimento de seus medos exagerados.

A Nomofobia segue o mesmo princípio de qualquer outra fobia, o indivíduo com um transtorno ansioso como diagnóstico primário, costuma desenvolver uma dependência patológica de uma tecnologia (computador ou telefone celular) como forma de minimizar as suas dificuldades. Esses dispositivos costumam trazer a sensação de segurança, bem-estar e confiança, sendo assim, reduzem o estresse. No caso da Nomofobia, o indivíduo quando se vê impossibilitado de se comunicar por algum desses veículos de comunicação, ao invés da segurança e confiança que poderia adquirir, sente-se ameaçado como se estivesse em perigo, mesmo não estando. Essa interpretação equivocada do sujeito faz com que a impossibilidade de se comunicar seja considerada ameaçadora e isso é o bastante para disparar os sintomas indesejados.

Geralmente, as pessoas que tendem a desenvolver a Nomofobia são aquelas que apresentam um perfil ansioso, dependente, inseguro e com uma predisposição característica aos transtornos de ansiedade. Indivíduos com esse perfil costumam, em função das próprias condições do seu quadro original, nunca desligar o telefone celular seja em que local for. E, quando não é possível permanecer com o aparelho ligado, o transferem para o módulo vibrador deixando-o sempre por perto, visível e disponível. Chegam a dormir com o telefone ligado ao lado da cama. A insegurança e a baixa autoestima contribuem para que se sintam rejeitados quando não recebem ligações ou "curtidas" nas redes sociais ou quando verificam que seus amigos receberam mais ligações ou curtidas do que eles.

Na Nomofobia,[1] com relação ao telefone celular, podemos observar indivíduos que apresentam sentimentos de ausência ou vazio relacionado à falta do aparelho. Até porque, quando esses sujeitos estão com o dispositivo em mãos, se sentem literalmente "acompanhados", como se estivessem com outra pessoa. A Nomofobia pode surgir em pessoas com transtornos ansiosos ou outros, que fazem uso diário desses aparelhos, nas que mantêm o telefone celular ligado 24 horas por dia, nas que não saem de casa sem ele, nas que sentem ansiedade quando esquecem e voltam para buscar e nas que antes de dormir programam o telefone celular com o número do médico, do psicólogo e de hospitais para o caso de precisão ou emergência. Assim, bastaria apenas apertar a tecla referente ao atendimento necessário para imediatamente encontrar a providência desejada. E também, nas pessoas que quando ficam sem bateria ou fora da área de cobertura se sentem ansiosas, angustiadas, agitadas, com medo, desorientadas e totalmente inseguras. Reforçamos que o comportamento nomofóbico que leva o indivíduo a depender do telefone celular nos dá apenas a pista da existência de um transtorno primário que deve ser investigado e tratado.

No presente, o nome que precisávamos surgiu "Nomofobia" para que pudéssemos classificar as sensações e sintomas que estavam se tornando evidentes em alguns indivíduos relacionados às novas tecnologias e produzindo mudanças comportamentais e emocionais. Até então não sabíamos do que se tratava e nem como lidar. Enquanto a "queixa" não recebe um nome, a teoria com relação a ela não se desenvolve, impedindo assim, a elaboração de protocolos eficientes de tratamento e o planejamento das condutas práticas. Por exemplo, antes de o transtorno do pânico ter a sua teoria descrita no manual diagnóstico e estatístico dos transtornos mentais,[3] tanto os médicos não podiam desenvolver um protocolo eficaz para o tratamento, quanto os pacientes não sabiam como entender as suas sensações de terror, angústia e desconforto. Antes do diagnóstico, era comum se observar pessoas durante as crises de pânico com medo de enlouquecer, achando que estavam "possuídas", que iam ter um enfarto devido a taquicardia ou ainda com medo de sufocar por perceber alterações na respiração. Essas impressões caminhavam junto com o desconhecimento e a ignorância, e uma vez descrito o transtorno do pânico, classificado e nomeado na literatura científica,[13] permitiu aos médicos e psicólogos um planejamento eficaz do tratamento e aos pacientes a desmistificação das aflições e dos medos.

A Nomofobia por ser um tema relativamente novo e atual passou a despertar grande interesse da mídia e devido ao público leigo se identificar como usuário frequente ou excessivo das tecnologias, na mesma proporção, vimos à necessidade de descrever o impacto das tecnologias no cotidiano dos indivíduos e as consequências relacionadas. As tecnologias em geral não param de evoluir e de interagir constantemente em nossas vidas. Por isso, não podemos perder de vista todos os benefícios, assim como, os efeitos nocivos provenientes dessa inter-relação.

O Instituto de Psiquiatria (IPUB)[2] da Universidade Federal do Rio de Janeiro foi fundado em 1938 e é reconhecido como uma instituição de indubitável importância na história da formação de profissionais na área da saúde mental e reabilitação psicossocial. Reconhecido como referência do Centro de Ciências da Saúde (CCS)/Organização Mundial da Saúde (OMS), o IPUB desenvolve trabalhos de assistência que engendram pesquisas e publicações. Assim como, integram a formação de profissionais por meio dos diversos cursos de especialização, mestrado e doutorado, nos quais a pesquisa e a produção de conhecimento científico de um modo mais amplo não se dissociam de uma prática que cria condições para a produção de valores e saberes de uma clínica psiquiátrica renovada.

O primeiro artigo científico[4] publicado em revista internacional descrito pelo LABPR[2] relata o caso de um paciente com transtorno do pânico que passou a desenvolver um apego excessivo pelo telefone celular ao sair de casa, por medo de passar mal na rua e não ter como pedir socorro imediato (agorafobia). De posse do aparelho, esse, se sentia mais seguro com a possibilidade de poder fazer contato rapidamente com alguém de sua confiança. Provido do telefone celular, o indivíduo se sentia mais confiante e conseguia reduzir seus sintomas significativamente, pelo simples fato de saber que podia ligar rapidamente para qualquer pessoa ou para médicos, psicólogos e hospitais. Começou a desenvolver uma dependência patológica do telefone celular que representava um "apoio psicológico" e reduzia seus sintomas. Com o telefone celular em mãos, o paciente tinha a sensação de estar acompanhado e se sentia mais independente ampliando seus limites. De acordo com o paciente, quando não existia o telefone celular, ele não tinha a mesma liberdade de locomoção e autonomia que têm atualmente de posse do aparelho.

Em outro estudo[5] descrito pelo LABPR e também publicado em revista internacional, a equipe relatou o caso de um paciente diagnosticado com transtorno de fobia social e a sua relação de uso abusivo da internet. O paciente costumava passar "dias e noites" conectado às redes sociais o que resultava em sintomas físicos (má postura, lesões de esforço repetitivo, dores no corpo, entre outros) e prejuízos nas relações familiares. Pode-se constatar a dependência da internet para se relacionar socialmente na tentativa de evitar o contato pessoal com outras pessoas que poderia lhe trazer ansiedade e estresse.

Antes dos computadores e telefones celulares se tornarem imprescindíveis no nosso dia a dia, logicamente também não havia as reações e os impactos que temos observado nos tempos atuais. São reações físicas e emocionais provenientes da assiduidade com que usamos essas tecnologias no cotidiano.

O telefone celular e outras tecnologias, sem dúvida, facilitam o dia a dia, e podem ser fundamentais em momentos de emergência, quando precisamos encontrar alguém de imediato ou quando estamos em algum lugar isolado e queremos que nos achem. Contudo, é preciso ter cuidado para que não nos tornemos usuários excessivos. Tudo o que é demais se costuma dizer que não faz bem. Uma fatia de torta de chocolate é ótimo, mas, vai comer a torta inteira para ver as consequências. Então, não gostar de esquecer o telefone celular é comum e não chega a ser preocupante. Porém, quando a ausência desse equipamento ou de um computador, chegar ao ponto de atrapalhar a vida diária, ou trazer sintomas de ansiedade, desconforto, medo, entre outros, deve receber atenção especial e avaliação profissional. Somente quando os sintomas do indivíduo se tornarem exacerbados e começarem a trazer prejuízos interferindo no seu comportamento e na vida pessoal, social, familiar, acadêmica e profissional é que se deve buscar tratamento.

Temos observado, atualmente, nas mídias e no dia a dia dos indivíduos, que existe uma confusão frequente com relação à Nomofobia. A principal questão é: como diferenciar a "dependência "normal" das tecnologias da "dependência patológica"? (no presente livro existe um capítulo específico com essa diferenciação). Conhecer a diferença é fundamental para que possamos compreender se o uso de tecnologias está sendo adequado sem comprometimento e sem necessidade de tratamento, ou abusivo e indevido devendo ser tratado.

Tratamentos para Nomofobia, medos e fobias

O tratamento das fobias considerado eficaz na literatura científica[12] se faz com a associação de medicação e terapia cognitivo-comportamental (TCC).[14] Os medicamentos mais utilizados, quando necessário, pertencem ao grupo dos antidepressivos e dos ansiolíticos que são frequentemente indicados. A TCC utiliza técnicas cognitivas e comportamentais para auxiliar o paciente a lidar com os sintomas fóbicos.

A parte comportamental da terapia cuida da exposição controlada e progressiva do paciente ao objeto fóbico. Nesse caso, por meio de técnicas de relaxamento, respiração e controle da ansiedade procura-se dessensibilizar o indivíduo. A parte cognitiva da terapia, ajuda na reestruturação dos pensamentos distorcidos, ou seja, propõe ao paciente uma nova interpretação para as cognições negativas. Esse objetivo é conseguido por intermédio de exercícios mentais, e também, por meio da aquisição de informações sobre o objeto ou situação fóbica (psicoeducação). Temer algumas situações ou objetos é absolutamente normal. Todo mundo tem alguns medos "necessários" como já citamos anteriormente. Porém, a partir do momento em que esse medo se transforma em algo insuportável, aterrorizante, paralisante, exacerbado, sem controle ou razão de ser, não se trata de uma simples sensação, mas de uma fobia e merece tratamento para que se evite o sofrimento.

O primeiro passo para solucionar esse tipo de transtorno de ansiedade é reconhecer que a fobia existe e prejudica a qualidade de vida. Nesses casos, é preciso se livrar do preconceito e admitir a necessidade de se buscar tratamento. Uma avaliação psiquiátrica é inicialmente o mais recomendado para que o diagnóstico possa ser realizado. No caso da Nomofobia, o telefone celular e as demais tecnologias, sem dúvida, vieram para facilitar o dia a dia, e podem ser fundamentais em momentos de emergência, quando precisamos encontrar alguém imediatamente ou quando estamos em algum lugar isolado e queremos que nos encontrem. Contudo, é preciso bom senso para que o uso não se torne abuso e traga consequências físicas e mentais. Precisamos estar atentos para que sejamos capazes de dosar essa prática no cotidiano, para que não deixemos de praticar hábitos saudáveis como exercícios físicos, atividades ao ar livre e de ter uma vida social satisfatória, para ficarmos conectado às tecnologias grande parte do dia.

Não gostar de esquecer o telefone celular em casa ou não gostar de estar desconectado da internet (off-line) é comum e não chega a ser um transtorno. Porém, quando a ausência do telefone celular ou o estar off-line ou longe do computador chegar ao ponto de atrapalhar a vida diária trazendo prejuízos e sintomas nomofóbicos, como ansiedade, desconforto, pânico, entre outros, deve receber atenção especial e avaliação profissional. Consideramos que a Nomofobia surge em indivíduos que apresentem um transtorno primário, geralmente, ansiedade, pânico, fobia social, compulsão, entre outros. Nesses casos, o transtorno original costuma potencializar o uso da tecnologia.

O importante é que possamos entender que o tratamento da Nomofobia é sempre direcionado ao diagnóstico primário. Geralmente, os transtornos de ansiedade ou outros, são precursores do comportamento nomofóbico. Podemos lidar com a Nomofobia da mesma maneira como fazemos com outros transtornos que apresentam sintomas semelhantes e que respondem bem à TCC[14] e/ou uso de medicação, essas condutas são bem indicadas.

A TCC[14] por ser uma terapia que utiliza técnicas específicas, pode ajudar o indivíduo a lidar com a dependência das tecnologias em questão ou com os comportamentos inadequados de uso excessivo. Observamos que, ao mesmo tempo em que o telefone celular e/ou o computador podem ajudar a reduzir a ansiedade, aumentar a segurança e diminuir a sensação de estresse, pode também, desestimular o indivíduo a investir em comportamentos autonômicos e independentes.

Quando se tem um medo injustificado de algo é esperado que esse medo desapareça com o tempo. Mas, quando se trata de uma fobia, ao invés desse medo desaparecer ele pode aumentar. Isso tem a ver com a forma com que a pessoa lida com a situação. Se uma pessoa tem medo de elevador e sempre evita o elevador por se sentir ansiosa, essa esquiva diminui a ansiedade naquele momento, mas faz com que o medo de elevador persista. O comportamento de se evitar a situação temida é o principal responsável pelo medo não desaparecer, deve-se enfrentar aos poucos até que a ansiedade reduza, de preferência com auxílio de um terapeuta.

A maneira de superar o medo é enfrentando. Para vencer o medo existem apenas duas possibilidades: ou você luta (enfrenta) ou você foge. Quando você enfrenta, se sente forte, confiante e aumenta a autoestima. Quando foge, se sente fraco, incapaz e pessimista. É claro que se deve ter cautela ao enfrentar determinado tipo de situação. Estamos tratando aqui do medo fóbico, ou seja, o medo exagerado de uma situação que não ofereça perigo. Se a situação oferecer um risco real não se aconselha o enfrentamento. O enfrentamento deve seguir uma hierarquia construída pelo terapeuta de TCC a partir do relato do paciente, ou seja, do menor medo até o mais causador de estresse. Após ter acostumado a se imaginar no lugar, situação ou com o objeto fóbico, vai-se entrando em contato gradativamente com a situação temida, seguindo a hierarquia traçada junto ao terapeuta até que o medo desapareça. O paciente enfrenta passo a passo o seu medo de modo satisfatório com o apoio e orientação do psicólogo.

Para enfrentar o medo fóbico é importante que se conheça mais a fundo o objeto do medo, pois a familiaridade tende a reduzir esse sentimento. Devemos ir aos poucos. Se tivermos medo de gato, por exemplo, devemos ler sobre eles, procurar compreender o que nos levou a ter esse medo (situações ou objetos relacionados), ver fotos e figuras dos felinos e, quando isso não nos incomodar mais, é que devemos buscar um contato mais diretos com gatos. Outro exemplo, se você tem medo de andar de metrô, leia sobre eles, converse com alguém que trabalhe nas estações e pergunte sobre as possibilidades de ocorrer um acidente. Pesquise na internet algo sobre o funcionamento dos vagões do metrô e as medidas que se tomam para evitar acidentes. Pensando racionalmente poderemos perceber que as chances de ocorrer um desastre no metrô são relativamente baixas. Assim você aprende que o metrô faz parte dos roteiros de várias cidades e que há mais chance de se sofrer um acidente andando na rua do que em um metrô. Não devemos evitar situações (onde não haja perigo real) que causam medo, pois isso só faz com que o medo perdure. Agindo assim, acabamos trancados em casa temendo situações catastróficas criadas pela própria imaginação.

Quando não procuramos tratamento para aprendermos a enfrentar os medos e as fobias, permanecemos sempre repetindo os mesmos os comportamentos de fuga das situações ou dos objetos temidos, pois é muito mais confortável. Mas, se quisermos nos livrar dos medos e fobias, e sair da zona de conforto, a mudança na maneira de pensar, ou seja, a reestruturação cognitiva (reformular o modo de pensar ou perceber uma situação) seria o primeiro passo e o mais importante para iniciar os enfrentamentos. Deve-se ter uma constante atitude mental positiva, ter em mente que o problema não está na situação em si, mas no que você pensa sobre ela, de como você a percebe. Lembre-se sempre: o que você escolher pensar é o que você vai escolher sentir e nenhum sentimento surge sem que um pensamento tenha sido construído anteriormente. O sentimento é simples consequência do que você pensou, sendo assim, você é o único responsável por sua "felicidade ou infelicidade". Ninguém pode pensar por você, você é o dono das suas escolhas e dos seus pensamentos sejam eles positivos ou negativos. Logo, você e ninguém mais pode arcar com as consequências das suas escolhas, daquilo que você determinou para a sua vida.

A postura confiante em se enfrentar a situação temida é um dos pontos mais importantes em qualquer tratamento. Pessoas que acham que não vão suportar ou que pensam negativamente sobre o enfrentamento tendem a fracassar. Afinal, você está aonde você se coloca e se você escolher pensar que não vai suportar determinada situação, o seu cérebro simplesmente reagirá ao comando e responderá com sentimento de desânimo e incapacidade compatíveis com o pensamento original. Do mesmo modo, pensando a mesma situação de maneira positiva, a resposta em termos de sentimentos será de confiança, esperança, força e capacidade de enfrentamento. Você é quem manda na sua vida e não o seu medo que te domina, e livrar-se dele, só depende de você e do seu modo de pensar. Por todos esses motivos, a reestruturação cognitiva (dos pensamentos) é uma das técnicas principais da TCC para o paciente treinar sozinho, e/ou com o auxílio do psicólogo. Outras técnicas[14] bastante recomendadas são as técnicas de relaxamento e respiração com exercícios específicos.

Os profissionais do LABDEL[2] puderam observar um "desapego" gradativo das tecnologias e redução dos sintomas provenientes da dependência patológica das mesmas na medida em que os transtornos de ansiedade, entre outros, estavam sendo tratados.

Conclusões

O homem se vê o tempo todo diante de novas possibilidades que não param de sofrer mutações. Tanto o homem quanto as tecnologias de um dia para o outro se transformam e amanhã nunca serão iguais ao que foram um dia e nem os dispositivos tecnológicos que os acompanham. Sendo assim, a literatura e os estudos científicos precisam seguir no mesmo ritmo e estar atento a constantes transformações.

Vislumbrando o futuro poderemos afirmar que o ser humano vai ser composto de carne, ossos e tecnologias, com próteses avançadas, lentes para os cegos poderem enxergar, mãos biônicas para amputados, pernas computadorizadas para os paraplégicos poderem andar etc. E cada uma dessas inovações tecnológicas vão precisar ser batizadas com um nome apropriado para se tornar conhecida e passar a fazer parte do saber coletivo.

O telefone celular, os computadores, a internet, os tablets e todos os dispositivos modernos de comunicação, são utilíssimos e estão no gosto popular. De modo algum somos contra o uso das tecnologias, pelo contrário, reconhecemos os inúmeros benefícios em todas as áreas (saúde, educação, cultura etc.) conquistadas por essa interação intermitente com os indivíduos. Consideramos importante a manutenção de uma relação saudável e comedida com todos esses aparatos tecnológicos no cotidiano, procurando evitar consequências danosas e usufruindo com sabedoria de tudo de bom que podem nos proporcionar.

Perguntas frequentes relacionadas à Nomofobia

Por que a Nomofobia é considerada um transtorno atual?

A Nomofobia é considerada um transtorno do mundo moderno. Antes não existiam telefones celulares, computadores, tablets e demais tecnologias interferindo no cotidiano dos indivíduos e produzindo impactos pessoais, sociais, familiares e comportamentais. Hoje existem, e devido aos transtornos relacionados à estreita convivência com esses aparelhos tecnológicos, fez-se necessário a criação de um nome que pudesse identificar determinados comportamentos, sentimentos e sensações provenientes dessa interatividade. Esses novos comportamentos que foram se desenvolvendo paralelamente a convivência com tecnologias precisavam ser estudados e acompanhados para que pudessem ser entendidos e classificados.

Que tipos de pessoas desenvolvem a Nomofobia?

Indivíduos que geralmente apresentam um transtorno mental primário (ansiedade, entre outros). Alguns transtornos observados com mais frequência foram: transtorno do pânico, transtorno de fobia social, transtorno obsessivo-compulsivo, transtorno dismórfico corporal, alguma fobia específica.

Em geral, os indivíduos nomofóbicos apresentam um perfil ansioso, dependente e com baixa autoestima. Costumam ser perfeccionistas, inflexíveis e muito exigentes consigo mesmo.

Como diferenciar uma pessoa nomofóbica de outra que simplesmente usa a tecnologia disponível no cotidiano?

Para que seja constatada uma dependência patológica das tecnologias, em primeiro lugar o indivíduo deve ser um usuário abusivo do computador, da internet, das redes sociais ou do telefone celular e essa condição precisa estar prejudicando a sua vida pessoal, social, familiar, acadêmica ou profissional.

Precisamos lembrar como diferenciar a dependência normal da dependência patológica. A dependência "normal" é aquela que nos permite tirar proveito das tecnologias para crescimento pessoal, trabalho, relacionamentos sociais, entre outros. Mesmo o uso sendo diário e por muitas horas, não configura uma dependência patológica.

A dependência patológica acompanha uma inadequação comportamental, e precisa apresentar sintomas no seu histórico para que seja determinada. O comportamento nomofóbico (sensação de angústia, desconforto, ansiedade e nervosismo quando da impossibilidade de se comunicar por intermédio desses dispositivos), serve de sinal para a existência de um possível transtorno primário que precisa ser investigado e tratado.

Existem pessoas que naturalmente se dizem dependentes do telefone celular para falar com o companheiro, chefe, família e por conveniência de poder ser localizado a qualquer hora. Com relação à internet tem pessoas que se dizem dependentes para trabalhar, participar de redes sociais, trocarem correspondência ou para pesquisar sobre diversos assuntos. Nesses casos, o termo dependência não assume o significado de algo nocivo ou prejudicial. Em contra partida, quando escutamos o termo referindo pessoas dependentes do álcool, drogas, ou outros, nesses casos, a dependência é considerada patológica, aquela que pode compreender um uso indevido com consequências indesejáveis para a vida do indivíduo.

A Nomofobia é como um sinal de fumaça que nos leva a origem do fogo. A Nomofobia pode ser incluída entre as fobias situacionais específicas, estando diretamente relacionada à agorafobia. A agorafobia faz com que o indivíduo, na maioria das vezes, abandone o trabalho, deixe de viajar, andar de metrô, elevador, ônibus, entre outros. O indivíduo se vê limitado e passa a depender de outras pessoas até para sair de casa. Um dos principais critérios para caracterizar a agorafobia é o medo de o indivíduo passar mal na rua e não ter como receber socorro imediato. Na agorafobia podem surgir comportamentos de fuga que limitam de forma drástica a mobilidade e a autonomia dos sujeitos. Esses comportamentos acabam por levar o indivíduo a depender patologicamente de uma dessas tecnologias (computador e telefone celular) para se sentir mais seguro e confiante.

Quais são os sinais da presença da Nomofobia?

A dependência excessiva do telefone celular ou do computador e as consequências indesejáveis observadas servem como um alerta para que o indivíduo perceba que algo está "errado" no seu comportamento. O indivíduo que depende do celular para se sentir seguro ao sair de casa ou o que costuma voltar para buscar quando esquece temendo ficar desprotegido e desamparado. E ainda, aquele que só se relaciona por intermédio da internet para evitar o estresse dos contatos sociais, dá indícios de um padrão de funcionamento inadequado que deve receber atenção especial. Os sintomas nomofóbicos observados nos indivíduos nessas ocasiões como: ansiedade, nervosismo, angústia, entre outros, podem ser provenientes de um transtorno primário que precisa ser investigado, diagnosticado e tratado por um psiquiatra.

Observamos alguns sinais também em pessoas que fazem um uso diário excessivo, as que mantêm o telefone celular ligado 24 horas por dia, as que não saem de casa sem ele, as que sentem ansiedade quando esquecem, as que voltam para buscar e não ficam de jeito nenhum sem ele, as que se sentem rejeitadas e com baixa autoestima quando ninguém lhe telefona ou quando percebem que os amigos recebem mais ligações do que ela, as que antes de dormir programam o telefone celular com o número do médico, do psicólogo e de hospitais registrados em ordem por uma numeração específica, para o caso de necessidade imediata. Assim, bastaria apenas apertar a tecla referente ao atendimento que precisasse e imediatamente encontrariam a providência desejada. E também, as que quando ficam sem bateria ou fora da área de cobertura se sentem ansiosas, angustiadas, agitadas, com medo, desorientadas e totalmente inseguras.

Quais são os sintomas da Nomofobia?

Os sintomas mais frequentes observados na Nomofobia foram: ansiedade, angústia, nervosismo, taquicardia, tremores, suor excessivo, alterações na respiração, entre outros.

O usuário assíduo de tecnologias por trabalho e/ou lazer pode ser considerado um dependente patológico?

Não, o uso diário e por muitas horas não caracteriza o dependente patológico. Para isso, seria necessária a existência de sensações e sintomas quando do impedimento do uso de alguma tecnologia. E também, o dependente patológico apresenta prejuízos que comprometem sua vida pessoal, social, familiar, acadêmica ou profissional. Nesses casos, seria recomendada uma avaliação psiquiátrica.

Por que a curiosidade sobre o tema Nomofobia?

Por ser um tema relativamente novo, atual e que desperta grande interesse na mídia e no público leigo que se identifica como usuário excessivo ou frequente das tecnologias que vêm surgindo ininterruptamente no mercado. E também, para os profissionais da área da saúde mental e seus pacientes com transtornos de ansiedade, entre outros, que buscaram compreender as alterações cognitivas, sociais e comportamentais que vêm sendo observadas durante os atendimentos em decorrência do contato estreito e diário dos indivíduos com esses dispositivos modernos de comunicação.

Qual o objetivo de se criar uma teoria específica para a Nomofobia?

O objetivo principal do Laboratório Delete – Detox Digital e Uso Consciente de Tecnologias (LABDEL) para a construção de uma teoria específica para a Nomofobia é a produção de conhecimento a fim de aprimorar o atendimento dessa nova demanda de "dependentes de tecnologias" que começaram a surgir nos ambulatórios e consultórios médicos e psicológicos. Esses pacientes costumam apresentar alterações, físicas, emocionais e comportamentais em relação às tecnologias (computador e telefone celular) com prejuízos na vida pessoal, social, familiar, acadêmica e profissional. Essa é uma realidade do mundo moderno que não podemos deixar passar despercebida e precisamos estar preparados para oferecer tratamento especializado e acolhimento para pessoas com essas características.

Os profissionais da área da saúde tem que estar aptos e capacitados profissionalmente para planejar, aprender a lidar e desenvolver estratégias de tratamento e protocolos de atendimento visando estabelecer procedimentos mais eficazes. Com a construção da teoria da Nomofobia, estaremos dando a partida para uma ampla discussão e para que ao longo do tempo possa ir sendo aperfeiçoada.

O estudo da Nomofobia em usuários excessivos das tecnologias citadas anteriormente é importante para chamar a atenção dos profissionais da área da saúde para o diagnóstico principal que pode ser um transtorno de ansiedade ou outro, e orientar o paciente para o tratamento mais adequado.

Um dos pontos mais importantes da teoria da Nomofobia é que seja estabelecida a diferença entre a "dependência "normal" das tecnologias e a "dependência patológica". Essa diferenciação é fundamental para que possamos entender se o uso das tecnologias está sendo adequado ao sujeito, sem comprometimento e sem necessidade de tratamento, ou abusivo e indevido devendo ser tratado.

As tecnologias em geral não param de evoluir e de interagir constantemente com os indivíduos. Por isso, não perdermos de vista todos os benefícios, assim como, os efeitos nocivos provenientes dessa relação.

A equipe do LABDEL, percebendo a associação dos transtornos de ansiedade, entre outros com a dependência patológica das tecnologias no cotidiano dos seus pacientes, prontamente deu início a estudos científicos para fundamentar os seus achados.

Como a questão da Nomofobia está sendo tratada hoje em dia?

O Laboratório Delete – Detox Digital e Uso Consciente de Tecnologias (LABDEL)[2] do Instituto de Psiquiatria (IPUB) da Universidade Federal do Rio de Janeiro (UFRJ) atende indivíduos usuários excessivos e/ou dependentes de tecnologias para avaliação, orientações e tratamento. Somos precursores no tratamento, pesquisas e construção de uma teoria sobre a Nomofobia.

A equipe do LABDEL pioneira na publicação de trabalhos sobre a Nomofobia. Tendo inclusive escrito os primeiros artigos científicos sobre o assunto e publicados em revistas internacionais.[4,5]

O LABDEL desenvolveu um protocolo específico para o atendimento de pacientes que chegavam apresentando alterações, físicas, emocionais e comportamentais atípicas em relação às tecnologias (computador e telefone celular) com prejuízos na vida pessoal, social, familiar, acadêmica ou profissional. O atendimento ambulatorial do LABDEL para esses casos consiste em avaliações médicas e psicológicas com aplicação de instrumentos de avaliação (escalas, questionários, inventários etc.), exames clínicos, uso de medicação (quando necessário) e sessões de terapia cognitivo-comportamental (TCC).

O tratamento da Nomofobia é sempre direcionado ao diagnóstico primário estabelecido pelo psiquiatra da equipe que conjuntamente com o psicólogo realizam o planejamento de todos os procedimentos a serem executados.

Como uma pessoa pode reconhecer a sua fobia? Quais são os sintomas mais frequentes?

As fobias se tornam evidentes em pessoas que apresentam sintomas e sensações frente a determinadas situações ou objetos que costuma evitar por algum medo específico ou generalizado. Os sintomas mais frequentes são: ansiedade, angústia, taquicardia, alterações da respiração, tremores, suor, entre outros. Quando o sujeito começar a perceber sintomas ou sensações relativos a alguma fobia, deve procurar o tratamento médico e psicológico. A literatura científica[12,14] apresenta a terapia cognitivo-comportamental (TCC) como um modelo de terapia eficaz no tratamento das fobias. Em primeiro lugar, o diagnóstico deve ser estabelecido por um psiquiatra que avaliará a necessidade ou não do uso de medicação. Em um segundo momento, o psicólogo, a partir da entrevista inicial, desenvolverá um modelo de tratamento com sessões planejadas minuciosamente com técnicas e estratégias específicas de enfrentamento, relaxamento, exercícios de respiração, entre outros, que visam capacitar o sujeito a enfrentar e aprender para lidar com as fobias e com suas dificuldades.

Em que consiste o tratamento da Nomofobia?

Em primeiro lugar, o tratamento da Nomofobia é sempre direcionado à causa responsável pela produção dos sintomas, ou seja, ao diagnóstico primário que esteja levando o paciente a desenvolver uma dependência patológica de alguma das tecnologias (computador, telefone celular, tablets, entre outras). O diagnóstico deve ser sempre determinado por um psiquiatra que poderá recomendar o uso ou não de medicação. Sendo assim, no caso de um paciente apresentar Nomofobia após a avaliação psiquiátrica, o médico poderá relacionar os sintomas nomofóbicos emergentes (ansiedades, angústia, desconforto, entre outros) a um transtorno primário. Entre eles: transtorno de ansiedade, transtorno do pânico, transtorno de fobia social, transtorno obsessivo compulsivo, transtorno dismórfico corporal, entre outros.

Estudos científicos[4,5] têm apresentado bons resultados nos tratamentos que reúnem o uso de medicação, quando necessário, aliado a sessões de terapia cognitivo-comportamental (TCC) que utiliza técnicas específicas que podem ajudar o indivíduo a aprender a lidar com o transtorno de origem e com a dependência em questão. Com a TCC e/ou medicação, pode-se aprender a manejar os sintomas nomofóbicos como se faz com outros transtornos de ansiedade que apresentam sintomas semelhantes. A TCC estimula o indivíduo a desenvolver as próprias capacidades e a investir em comportamentos autonômicos e independentes.

O telefone celular, os computadores, a internet, os tablets e todos os dispositivos modernos de comunicação, são utilíssimos e estão no gosto popular. O importante é procurarmos manter uma relação saudável e comedida com todos esses aparatos tecnológicos no cotidiano, procurando evitar consequências danosas e usufruindo com sabedoria de tudo de bom que podem nos proporcionar.

Escala para avaliar os principais sintomas da Nomofobia (EASN)[15]

Anna Lucia Spear King, Mariana Spear King Lins de Pádua, Lucio Lage Gonçalves, Eduardo Guedes, Flávia Leite Guimarães, Hugo Kegler dos Santos, Douglas Rodrigues, Antonio Egidio Nardi

Data:__/__/____   Idade:_____

Nome voluntário: _____

Sexo: F ( )   M ( )

Trabalha: Sim ( )   Não ( )

Desempregado: Sim ( )   Não ( )

Grau de instrução: ( ) Médio   ( ) Superior   ( ) Especialização
   ( ) Mestrado   ( ) Doutorado

Assinatura do voluntário: _____

E-mail: _____

Tels.: _____

Entrevistador: _____

O teste é uma escala com 16 perguntas que medem os níveis leve, moderado e grave dos principais sintomas da Nomofobia observados nos dependentes patológicos de tecnologias quando esses se veem impossibilitados de usar o computador, telefone celular, tablet, entre outras **(CTCTO)** no cotidiano.

Insira ao lado da questão o valor correspondente à resposta. Sendo:
 (0) Nunca/raramente
 (1) Frequentemente
 (2) Sempre

Questões

1. Com que frequência você usa o CTCTO no seu dia a dia?
2. Com que frequência você mantém o CTCTO ligado 24 horas por dia?
3. Com que frequência você sente angústia quando não consegue usar o CTCTO?
4. Com que frequência sente ansiedade quando não consegue usar o CTCTO?
5. Com que frequência você sente nervosismo quando não consegue usar o CTCTO?

6. Com que frequência você sente desconforto físico ou emocional quando não consegue usar o CTCTO?

7. Com que frequência você se sente medo de ficar sem poder usar por algum motivo o CTCTO?

8. Com que frequência você sente pânico de ficar sem poder usar por algum motivo o CTCTO?

9. Com que frequência você se sente triste quando se vê impossibilitado de usar o CTCTO?

10. Com que frequência você se sente depressivo quando se vê impossibilitado de usar o CTCTO?

11. Com que frequência você sente solidão quando não está usando o CTCTO?

12. Com que frequência se sente isolado do mundo por passar muitas horas usando o CTCTO?

13. Com que frequência você sente sono durante o dia por ter ficado usando o CTCTO até tarde da noite ou durante a madrugada?

14. Com que frequência sente raiva quando alguém reclama que você passa muitas horas usando o CTCTO?

15. Com que frequência fica impaciente com as pessoas que pedem para você usar menos o CTCTO?

16. Com que frequência você se sente dependente patológico do CTCTO?

Resultados

Depois de ter respondido a todas as questões, some os valores escolhidos para cada resposta para obter uma pontuação final. Quanto mais alta for a pontuação, maior é a presença de sintomas nomofóbicos que surgem no indivíduo quando esse se vê impossibilitado de usar o CTCTO.

A seguir, os valores referentes à soma dos pontos obtidos:

Até 2 pontos: você costuma utilizar o CTCTO de uma maneira natural, não apresenta sinais de sintomas nomofóbicos ou de uso excessivo das tecnologias e tem total controle sobre a sua utilização no dia a dia.

3 a 12 pontos: leve. Você apresenta sinais de possíveis sintomas que podem surgir relativos à Nomofobia em nível leve.

Começa a ter problemas ocasionais devido ao início do uso abusivo do CTCTO em certas situações. Pode vir a apresentar impactos futuros na sua vida pessoal, social, familiar, acadêmica ou profissional por ficar utilizando o CTCTO com maior frequência do que o necessário no cotidiano. Fique atento para que o uso demasiado do CTCTO não venha a trazer prejuízos para a sua qualidade de vida.

13 a 22 pontos: moderado. Você apresenta alguns sintomas nomofóbicos em nível moderado. Começa a ter problemas frequentes devido ao uso excessivo do CTCTO em certas situações. Deve considerar os impactos presentes relativos à sua vida pessoal, social, familiar, acadêmica ou profissional por ficar utilizando o CTCTO no dia a dia com maior intensidade do que o recomendado. Deve aprender a lidar com o CTCTO de modo mais consciente para prevenir problemas futuros (físicos e emocionais) relacionados ao uso diário e por muitas horas desses dispositivos tecnológicos.

23 a 32 pontos: grave. A utilização do CTCTO está causando problemas significativos na sua vida pessoal, social, familiar, acadêmica ou profissional em nível grave. Você deve avaliar as consequências dos impactos e prejuízos físicos e emocionais que estão ocorrendo no presente. O uso excessivo e persistente do CTCTO no seu cotidiano vem comprometendo de modo significativo a sua qualidade de vida com a presença de sintomas nomofóbicos quando você se vê impossibilitado de usar o CTCTO. Recomendamos procurar uma orientação por meio de ajuda profissional em centros especializados.

Questões de múltipla escolha sobre Nomofobia para praticar

1. **Quem pode mais facilmente ser considerado dependente das novas tecnologias?**
    A) Quem faz uso diário e por muitas horas.
    B) Quem apresenta um transtorno mental primário.
    C) Quem trabalha no computador.
    D) Quem deixa o telefone celular ligado 24 horas.

    Comentário: resposta B. A conduta deve ser justificada pela existência de um transtorno mental primário.

2. **A dependência patológica das tecnologias pode se caracterizar por:**
   A) Uso diário e por muitas horas.
   B) Necessidade de manter o telefone celular ou computador sempre presente.
   C) Apresentar sintomas devido à impossibilidade de estar conectado.
   D) Voltar para buscar o aparelho quando esquecer em casa.

Comentário: resposta C. Na dependência patológica de tecnologias, é necessária a presença de sintomas físicos e/ou psíquicos quando da impossibilidade de se usar a tecnologia.

3. **O que é a Nomofobia?**
   A) Transtorno bipolar.
   B) Transtorno de personalidade.
   C) Transtorno do humor.
   D) Transtorno relacionado às tecnologias.

Comentário: resposta D. A Nomofobia é um transtorno do mundo moderno ligado às tecnologias.

4. **Que tipo de perfil geralmente apresenta pessoas propensas à Nomofobia?**
   A) Perfil ansioso, dependente e inseguro.
   B) Perfil competitivo e assertivo.
   C) Perfil independente e ativo.
   D) Perfil desinibido e descontraído.

Comentário: resposta A. Um perfil ansioso, inseguro e dependente indica uma predisposição característica aos transtornos ansiosos e tem relação com a Nomofobia.

5. **O diagnóstico do transtorno do pânico, entre outros, pode ser realizado por que tipo de profissional da área da saúde?**
   A) Psicólogo.
   B) Médico.
   C) Enfermeiro.
   D) Assistente social.

Comentário: resposta B. O diagnóstico é realizado exclusivamente pelo médico.

6. **O que é preciso para evitarmos o abuso das tecnologias no cotidiano?**
   A) Reduzir o tempo de uso para 8 horas por dia.
   B) Usar apenas três vezes por semana.
   C) Ter bom senso e crítica.
   D) Desligar os aparelhos na hora de dormir.

   Comentário: resposta C. Apenas tendo crítica e bom senso os indivíduos serão capazes de fazer uso das tecnologias no cotidiano de uma maneira saudável e consciente.

7. **Qual o tipo de terapia é considerada eficaz nos transtornos de ansiedade?**
   A) Comportamental.
   B) Cognitiva.
   C) Psicodinâmica.
   D) Cognitivo-comportamental.

   Comentário: resposta D. Estudos científicos tem demonstrado a eficácia da terapia cognitivo-comportamental no tratamento dos transtornos de ansiedade.

8. **Quais os principais sintomas da Nomofobia?**
   A) Pensamentos persistentes e repetitivos.
   B) Ansiedade, angústia e desconforto.
   C) Alterações do humor e taquicardia.
   D) Oscilações da respiração e sensação de aperto no peito.

   Comentário: resposta B. Os principais sintomas nomofóbicos se apresentam quando o indivíduo se vê impossibilitado de estar conectado à internet ou sem conseguir se comunicar por intermédio do telefone celular ou computador.

9. **Qual o tratamento mais bem indicado para os transtornos de ansiedade?**
   A) Medicação e alimentação saudável.
   B) Medicação e psicoterapia.
   C) Medicação e exercícios físicos.
   D) Terapia e ioga.

   Comentário: resposta B. Os estudos científicos demonstram a eficácia dos tratamentos em conjunto, medicação e psicoterapia.

10- O que fazer com o lixo eletrônico (E-Lixo) fabricado?
A) Levar em locais apropriados de coleta.
B) Descartar e reciclar.
C) Consultar sites especializados no assunto.
D) Todas as respostas acima estão corretas.

Comentário: resposta D. Todas as respostas estão corretas, o que não podemos é jogar os equipamentos tecnológicos obsoletos (E-Lixo) no lixo comum e prejudicar o meio ambiente.

Referências

1. King ALS, Nardi AE, Cardoso A (Organizadores). Nomofobia - Dependência do Computador, Internet, Redes Sociais? Dependência do Telefone Celular? O Impacto das Novas Tecnologias Interferindo no Comportamento Humano. Editora Atheneu, Rio de Janeiro, 2015.
2. PROPSAM – Programa de Pós-graduação em Psiquiatria e Saúde Mental do Instituto de Psiquiatria da Universidade Federal do Rio de Janeiro. Disponível em URL: https://propsam.ipub.ufrj.br/. Acesso em 07/7/2021.
3. Associação Americana de Psiquiatria. Manual Diagnóstico e Estatístico de Transtornos mentais (DSM-IV-TR). 5a edição, Artes Médicas, Porto Alegre, 2014.
4. King ALS, Valença AM, Nardi AE. Nomophobia: The Mobile Phone in Panic Disorder With Agoraphobia. Reducing Phobias or Worsening of Dependence? Cog Behav Neurol _ Volume 23, Number 1, March 2010.
5. King ALS, Valença AM, Silva ACO, Baczynski T, Carvalho MR, Nardi AE. Nomophobia: Dependency on Virtual Environments or Social Phobia? Computers in Human Behavior, 2012, Volume 29, issue 1, 2013 p.140-144.
6. King ALS, Guedes E, Nardi AE. Etiqueta Digital. Editora EducaBooks, Porto Alegre, 2017.
7. King ALS, Pádua MSKL, Guedes E, Nardi AE. Ergonomia Digital. Editora EducaBooks, Porto Alegre, 2018.
8. King ALS, Guedes E, Nardi AE. Cartilha Digital. Editora EducaBooks, Porto Alegre, 2017.
9. Spinelli M. Questões Fundamentais da Filosofia Grega. São Paulo: Loyola, 2006.
10. Nails D. The People of Plato: A Prosopography of Plato and Other Socratics. [S.l.]: Hackett Publishing, 2002.
11. Vieira AAP. As Descobertas Astronômicas de Galileu Galilei. 1 ed. Rio de Janeiro: Vieira & Lent, 2009.
12. Nardi AE, Silva ACO, Valença AM, King ALS, Sardinha A, Martiny C et. al. Transtorno de Pânico Teoria e Clínica. 1a. ed. Porto Alegre: Artmed, 2012.
13. Manual de Psiquiatria Clínica. Organização da J.C. Dias Cordeiro Lisboa. Fundação Calouste Gulbenkian, 2ª Edição, p. 247, 2002.
14. Rangé B. Mussoi HS. Transtorno de Pânico com Agorafobia. In: Angelotti G. Terapia cognitivo-comportamental dos transtornos de ansiedade. São Paulo: Casa do Psicólogo, 2007.
15. King ALS, Nardi AE, Guedes E, Pádua MSKL (Organizadores). Livro de Escalas Delete – Detox Digital e Uso Consciente de Tecnologi@s. Editora Barra Livros, Rio de Janeiro, 2020.

3 Novos humanos em uma nova era digital

Lucio Lage Gonçalves

A transformação digital traz modernidade e uma nova dinâmica ao mundo de hoje, com inúmeras alternativas para facilitar e otimizar as tarefas cotidianas. Com esse tipo de transformação chegam, também, mudanças comportamentais com consequências para a vida das pessoas, individual e coletivamente, nem sempre totalmente positivas e que vêm sendo estudadas para adequação dessas referidas práticas ao bem-estar dos seres humanos. Novas maneiras de fazer determinam novos comportamentos das pessoas. Dentre essas mudanças de comportamento, o uso excessivo dos dispositivos digitais pode gerar dependência, que se confirma quando o indivíduo se vê privado de acesso a elas, gerando uma sensação de medo, para grande parte deles, denominada Nomofobia.

Nomofobia é a sensação de desconforto ou ansiedade causada pela não disponibilidade de qualquer meio de comunicação virtual, incluindo não só o telefone celular, mas também o computador pessoal, tablet etc.[1]

A era digital é produtora natural de novos comportamentos em função das mudanças em produtos e serviços existentes, além da criação de novas alternativas tecnológicas mais eficazes e úteis, em menor tempo e com maior qualidade. O exemplo mais emblemático, dentre os mais recentes, é a fusão do telefone celular com a internet que estabeleceu um padrão inusitado de mobilidade e de comunicação entre humanos, com vetores altamente transformadores. Abriu a porta para mudanças comportamentais irreversíveis na vivência humana, na maneira de falar e de se relacionar com as demais pessoas, de contratar serviços e comprar produtos, de obter acesso a entretenimento e muitas outras funcionalidades, oportunizando a assunção de um novo perfil de pessoas, os "novos humanos".

Nomofobia

Esse termo surgiu na Grã-Bretanha, na realização de uma pesquisa para o departamento de telefonia dos correios britânicos e se origina da expressão em inglês *"no mobile phobia"* que significa o medo de ficar sem o telefone celular.[2]

Com o passar do tempo e a inserção de novos dispositivos digitais no cotidiano dos humanos, sua definição foi expandida, significando o desconforto ou angústia causados pelo medo de ficar incomunicável ou pela impossibilidade de comunicação por intermédio do telefone celular, computador ou internet (ficar off-line).[3]

É considerada uma fobia da era moderna, introduzida em nossas vidas, como um produto da interação entre pessoas e tecnologias da informação e comunicação móveis, especialmente smartphones.[4]

O prognóstico em geral é que as pessoas utilizem com mais intensidade e por maior número de horas os recursos digitais on-line, como também, os recursos computacionais, mesmo desconectados virtualmente, ou seja, off-line. Essa prática deriva da maior utilização de tecnologias digitais e da ampliação da oferta desses recursos, principalmente com o advento da inteligência artificial (IA) com suas inúmeras formas de inovações tecnológicas para facilitar a vida humana como, por exemplo, os assistentes virtuais e robôs atendentes, as tecnologias vestíveis, as casas, ambientes e cidades inteligentes, carros autônomos e muitas outras.

À medida que a vida se torna mais digital, maior uso e acesso vão naturalmente acontecer e no caso de alguma dificuldade como problemas operacionais de rede internet, ou defeito no dispositivo de acesso, ou ainda falta de carga na bateria do computador ou celular, pode aparecer o sintoma da Nomofobia, pelo significado da perda, ainda que temporária, do acesso ao mundo virtual do indivíduo.

Era digital

A Quarta Revolução Industrial não diz respeito apenas a sistemas e máquinas inteligentes e conectadas. O que torna essa revolução fundamentalmente diferente das anteriores é a fusão dessas tecnologias e a interação entre domínios físicos, digitais e biológicos. Essa nova revolução vai transformar totalmente a vivência humana em todos os seus aspectos, desde sua vida profissional e social e, principalmente, as relações humanas em sua unidade individual.[5]

As práticas digitais, cada vez mais intensas no cotidiano, estabelecem uma dependência desses recursos que deve ser regulada para que seu uso excessivo não se torne nocivo e venha causar danos físicos, sociais e psicológicos.

As mudanças provocadas por essa revolução são tão profundas que, na perspectiva da história humana, nunca houve um momento tão potencialmente promissor e perigoso. É uma Quarta Revolução Industrial por três motivos: (a) velocidade; (b) amplitude; (c) impacto sistêmico.[5]

A fusão desses três elementos potencializa o cenário tecnológico gerando novos avanços e descobertas transformadoras que envolvem genética, nanotecnologia, energia e computação quântica, gerando novas alternativas biotecnológicas. O ser humano não será mais o mesmo.

Nessa "nova era", as tecnologias não estarão mais sozinhas impulsionando o desenvolvimento, mas, associadas a outras disciplinas, com ênfase para a biologia. E as mudanças agora não se referem apenas ao que fazemos, mas também ao que somos, pois o impacto sobre o comportamento humano é singular e maior do que todas as eras passadas, não só pela velocidade, mas também pela multiplicidade e por sua invisibilidade para a maior parte das pessoas.[6]

A invisibilidade dificulta o entendimento da nova dinâmica digital e torna urgente a necessidade de preparação das pessoas adentrando a um novo mundo, mais digital do que elas conhecem até aqui. Nossos conceitos de privacidade, propriedade, hábitos de consumo, gestão do tempo de lazer, trabalho e família se alteram sem que se perceba porque os humanos estão se tornando outros seres, mais digitais, ou seja, os Novos Humanos.

Comportamento humano em transformação

O comportamento humano é influenciado por vários fatores ao longo da vida, transformando e moldando os seres humanos a partir de diversas experiências, das mais primitivas às mais tecnológicas como nos dias de hoje. Com o tempo, novas práticas vão sendo assimiladas e, atualmente, é marcante essa influência ditada pelos recursos digitais, com prognóstico de intensificação. O comportamento humano, sempre adaptável, apresenta novas nuances e aspectos importantes para estudos psicológicos.[7]

As novas tecnologias de computadores, softwares, hardwares, telecomunicação, entre outros, vem causando um impacto significativo em todos os aspectos da vida e da sociedade, produzindo mudanças comportamentais e de hábitos e costumes cujos efeitos não podemos deixar de acompanhar.[3]

Mudanças no comportamento humano face à virtualidade já são fatos indiscutíveis, pois independentemente de pesquisas acadêmicas, e além delas, é o que se percebe no cotidiano nas ruas, shoppings e em outros ambientes onde as pessoas vagam alienadas do mundo real, mergulhadas em suas mídias, reforçando um novo comportamento.

Sites de redes sociais vêm aumentando conexões que necessitam de afiliação ou associação de pessoas que desenvolvem relações simbióticas com esses sites. As redes sociais on-line parecem estar profundamente enraizadas nas práticas sociais humanas.[8]

E quanto mais tempo disponível, mais mergulho na teia digital. Com a melhor qualidade dos recursos e sistemas tecnológicos digitais, o que os humanos faziam em oito horas até cinco anos atrás, agora as realizam em seis horas e as duas horas aparentemente ganhas, que poderiam ser usadas para os relacionamentos interpessoais, leitura e estudos ou relaxamento e reflexão, são adicionadas à carga já elevada de uso digital. Suprimi-las está fora de questão para a maior parte dos usuários digitais.

A Inteligência Artificial ajudará a fazer mais com uma das mercadorias mais preciosas que temos: o tempo. Os chamados assistentes digitais pessoais antecipará nossas necessidades e nos ajudarão a gerenciar nossa programação, a planejar nossas vidas sociais, a responder e encaminhar comunicações e a dirigir carros.[9]

São novos recursos, novos hábitos, novas perspectivas de ver o mundo e de fazê-lo fluir, são novos comportamentos de humanos diferentes de poucos anos atrás, na verdade, são os Novos Humanos.

Quem são os novos humanos?

A humanidade se modifica a cada dia, mas nunca houve tanta velocidade nessas transformações quanto a que se verifica após a mobilidade proporcionada pelo casamento dos telefones celulares com a internet.

Um novo ser humano vem sendo formatado pelas características das tecnologias digitais derivado da mudança de comportamento com sinais típicos como instantaneidade imposta pela velocidade digital, pela estimulação excessiva para uso de dispositivos digitais, pela superficialidade humana envolvida pela tecnologia, pela ilusão de ser multitarefas e pelo isolamento social.[10]

Sobre isolamento social, muito antes da pandemia do novo coronavírus (COVID-19) que arrebatou a humanidade de forma impiedosa e inesquecível, desde o início de 2020, já se discutia o isolamento que o mergulho nas práticas digitais provocava na natureza humana. Com a impossibilidade de ir às ruas para evitar a contaminação e a propagação do vírus, as pessoas se viram em quarentena, mas não em férias, o que trouxe também maior número de horas de uso de dispositivos digitais, seja por necessidade de informação seja por atividades de trabalho em home office ou ainda por falta de outras coisas para fazer no exílio doméstico. A pandemia turbinou a transformação digital em vários flancos e como ela não ficará por aí *ad eternum*, ainda bem, as pessoas terão que se ajustar novamente à vida coletiva das ruas, trabalho, dos shoppings e tudo o mais. Com outras atividades para fazer e o tempo novamente ocupado, é possível que muitas pessoas sintam falta da carga horária excessiva de uso digital a que se submeteram durante o isolamento social, gerando ansiedade, com sinais de Nomofobia, em função da dificuldade de se manter usando sua estrutura digital pelas horas que fizeram durante a referida pandemia.

A tecnologia digital é positiva e será sempre meio para o atingimento de objetivos de melhoria de processos e de pessoas. No entanto, há que se observar a preservação da natureza humana e o controle de suas vidas mesmo na condição de Novo Humano digital e diferenciado, a cada dia. Deve ser mantido o espaço para as atividades alternadas entre o ser digital e o ser humano, mesmo com as características irreversíveis de um Novo Humano se formando, como entes mais autônomos pelas facilidades digitais e ao mesmo tempo autômatos pela dependência que ela pode gerar. Serão também mais alienados e individualistas pelo foco excessivo nas práticas digitais ou ansiosos ou deprimidos pelo sucesso ou insucesso que os canais digitais podem proporcionar. Serão antissociais e econômicos nas relações interpessoais e familiares de caráter presencial. Poderá o Novo Humano ser tudo isso ou muito mais, dependendo das tecnologias digitais que serão implantadas ao longo do tempo.

Referências

1. King ALS, Valença AM, Silva ACO, Baczynski T, Carvalho MR, Nardi AE. Nomophobia: Dependency on virtual environments or social phobia? Computer in Human Behavior, 2013.
2. Cheniaux E. Nomofobia: Uma Nova Alteração Psicopatológica? In: King, A.L.S; Nardi, A.E; Cardoso, A. Nomofobia: Dependência do computador, internet, redes sociais? Dependência do telefone celular? 1ª ed. São Paulo: Atheneu Editora, 2014.
3. King ALS, Nardi AE. O que é Nomofobia? Histórico e Conceito. In King ALS, Nardi AE, Cardoso A (Orgs). Nomofobia: dependência do computador, internet, redes sociais? Dependência do telefone celular? O impacto das novas tecnologias interferindo no comportamento humano. São Paulo: Editora Atheneu, 2014.
4. Yldirim C, Correia AP. Exploring the Dimensions of Nomophobia: Development and Validation of a Self-reported Questionnaire. Computer in Human Behavior, 49, p. 130-137, 2015.
5. Schwab K. A Quarta Revolução Industrial. Tradução Daniel Moreira Miranda. São Paulo: Edipo, 2016.
6. Gonçalves LL, King ALS. In: Gonçalves LL, King ALS, Nardi AE (Orgs). Novos Humanos 2030: Como será a humanidade em 2030 convivendo com as tecnologias digitais? 1ª ed., Rio de Janeiro: Editora Barra Livros, 2019.
7. Bortolanza SC, Gonçalves LL. Alienação Virtual nos Seres Humanos. In: Gonçalves, L.L; King, A.L.S.; Nardi, A.E. (Orgs) Novos Humanos 2030: Como será a humanidade em 2030 convivendo com as tecnologias digitais? 1ª ed., Rio de Janeiro: Editora Barra Livros, 2019.
8. Lee Chun-Chia, Chiou Wen-Bin. Keep login in Experimental Evidence Showingthe Relation of Affiliation Needs to the Idea of On-line Social Networking, CyberPsychology, Behavior Networking, vol.16,(6), 618-622., (2013).
9. Smith B, Shum H. The Future Computed: Artificial Intelligence and its role in society. Washington, USA: Redmond, 2018.
10. Gonçalves LL. Convivendo (bem) com a Dependência Digital. 1ª ed., Rio de Janeiro: Editora Barra Livros, 2018.

Maravilhas resultantes das tecnologias digitais 4

Eduardo Guedes da Conceição

A era digital revolucionou o modo como o ser humano se relaciona com o mundo.[1] A facilidade do acesso à internet, a massificação dos dispositivos móveis e as mídias sociais criaram uma nova dinâmica social. Estamos separados de qualquer parte do mundo por apenas um clique. É a geração MMM. Somos multitarefas, temos múltiplos dispositivos e estamos multiconectados em diferentes ambientes.

A internet está presente no cotidiano e hoje é considerada um serviço essencial para a sociedade moderna. A internet transmite uma sensação de controle da situação, e não precisamos mais sair de casa para atrair novas oportunidades de lazer ou trabalho.

As redes sociais,[2] por sua vez, permitem que as pessoas se organizem de forma coletiva a partir de interesses e afinidades em comum. Elas possibilitaram estabelecer a comunicação com pessoas distantes, criaram uma espécie de curadoria de conteúdo e facilitaram a organização de informações como lembretes de aniversários. E ainda, possibilitam compartilhar eventos e momentos do dia a dia por meio de fotos ou vídeos com nossa rede de contatos com uma única postagem em alguns segundos. No contexto analógico, as redes sociais já existem há milhares de anos: diferentes famílias ou amigos com interesses ou afinidades em comum se reúnem na frente de casa, no clube ou em bares da cidade para comentar amenidades do cotidiano ou ainda prosear sobre a própria vida ou sobre a vida alheia.

Sem dúvida, é necessário reconhecer as maravilhas das mídias digitais, como fonte de informação, comunicação ou entretenimento. O propósito original das tecnologias (desde as mais antigas como a pintura rupestre) sempre foi otimizar o tempo, encurtar distâncias ou nutrir as relações humanas. Pelo Waze, você consegue escolher as melhores rotas para fugir do trânsito (otimizar o seu tempo); com o WhatsApp você compartilha fotos para a sua esposa e filhos (nutrir relações humanas); e por meio das redes sociais, você se comunica com pessoas distantes, com quem não falaria normalmente no dia a dia (encurtar distâncias).

Os próprios *emoticons* e *emojis* também reorganizaram a comunicação e permitem aos mais tímidos expressar uma sensação sem precisar digitar a mensagem. Uma imagem de "coração" ou "carinha sorrindo" são suficientes para demonstrar afeto virtualmente.

Projeções do Cisco Annual Internet Report[1] indicam que, em 2023, mais de 70% da população mundial terá conectividade móvel (2G, 3G, 4G ou 5G), serão 3,6 dispositivos em rede por pessoa, e mais de 10 dispositivos por residência. As conexões máquina a máquina (M2M) com suporte para uma ampla gama de aplicações de internet das coisas (IoT) representarão cerca de 50%, do total mundial de conexões. Quase metade (47%) desses dispositivos suportará vídeo.

O mundo não é mais como há dez ou quinze anos e a velocidade de transformação é cada vez maior. Nossa comunicação, interação social, a maneira como consumimos, relações comerciais e até mesmo o lazer já estão disponíveis em um pequeno dispositivo móvel e futuramente estarão em múltiplos objetos conectados.

Estamos vivendo uma nova Revolução Industrial,[1] caracterizada por uma internet ubíqua e móvel (onipresente), por sensores e dispositivos que, cada vez, se tornam mais baratos e menores, além do desenvolvimento da inteligência artificial com algoritmos de *machine learning*.

Se olharmos para a história da humanidade, o mundo se reinventou a partir de diferentes ciclos de produção de energia.[1] Com a descoberta do fogo, o homem pode se aquecer, cozinhar e afastar animais selvagens, o que aumentou a expectativa de vida. O carvão revolucionou a economia mundial quando a primeira máquina a vapor passou a ser utilizada como matéria-prima na produção industrial. Hoje, a internet e os novos sistemas de comunicação criam continuamente um salto de inovação a partir da informação. Bilhões de dados processados em tempo real buscam entender sinais cognitivos de comportamentos e encontrar padrões por meio do *deep learning*.

Agora é a vez dos dispositivos inteligentes e conectados por meio de sensores – internet das coisas (IoT), gerando, processando e armazenando dados como nunca antes – Big Data, somados a evoluções na área de inteligência artificial (IA), por meio do aprendizado de máquinas, computação na nuvem, informática, impressão 3D, drones, biotecnologia, *blockchain*, dentre outros.

O resultado disso é um planeta mais inteligente e responsivo, com ações automáticas a partir de determinados comportamentos. Embora pareça algo futurista ou de ficção científica, cada vez mais essas tecnologias farão parte do cotidiano das famílias, revolucionando não somente a forma como trabalhamos e consumimos, mas também como vivemos e nos relacionamos uns aos outros.

Para tangibilizar esse conceito, vamos fazer um exercício mental: tente se lembrar de objetos que você usa para acessar a internet. Certamente, tablets, notebooks e telefones celulares serão os primeiros que vêm à sua cabeça.

Em pouco tempo, o celular deixou de ser apenas um simples aparelho de telefone e se tornou um smartphone (ou telefone inteligente), por meio do qual você pode assistir filmes, comprar ingressos para shows, pedir entrega de comida, solicitar táxi, fazer uma chamada em vídeo com alguém da família, enviar fotos, dirigir com função de GPS e fugir do trânsito, entre outras.

Também já se tornaram populares as Smart TVs (ou televisões inteligentes) que permitem você acessar filmes e séries por meio do Netflix, navegar no YouTube, ouvir sua música favorita no Spotify entre inúmeras possibilidades, sem a necessidade de conectá-las diretamente em seu computador ou notebook.

Também podemos citar os relógios inteligentes (ou *smartwatches*) que além da hora, permitem que você acesse seus e-mails, calendários, notícias, buscas no Google, batimentos cardíacos, alertas de mensagens, entre outras funções.

Os consoles de videogame, atualmente, também já estão conectados e permitem jogos on-line com multipessoas em diferentes partes do mundo. Atualmente, as câmeras de segurança conectadas já permitem monitorar uma loja ou a própria casa à distância.

No futuro, existirão outras inúmeras aplicações da internet das coisas. Cada vez mais surgirão *SmartThings* (ou objetos inteligentes), que, conectados à internet, extrapolarão a ideia original e passarão a oferecer novas funções.[1] O tripé básico será proporcionar economia, conforto e segurança.

Para exemplificar, vamos começar pela automação das casas. Pense em uma geladeira conectada à internet que é capaz de indicar quando um determinado alimento está quase acabando, envia uma mensagem de texto com uma lista de itens a serem repostos, automaticamente pesquisa os melhores preços entre os supermercados e dispara um pedido de compras on-line.

Imagine uma casa em que as portas se abrem quando o carro está chegando e as cortinas se ajustam automaticamente de acordo com a luz do sol. Os espelhos *touchscreen* mostrariam as principais manchetes dos jornais, *feeds* de notícias e vídeos enquanto o usuário se arruma.

A máquina de lavar seria capaz de diagnosticar a temperatura externa e economizar energia no processo de secagem da roupa e poderia ser controlada remotamente por meio do celular.

O ar-condicionado também ajustaria automaticamente a temperatura da casa antes do próprio morador chegar no local. Lâmpadas inteligentes que ajustariam a cor e intensidade de acordo com a luminosidade do ambiente, além da possibilidade de serem ligadas ou desligadas remotamente, por meio da internet ou automaticamente, em determinados horários pré-programados.

Prejuízos

As mídias digitais permitiram resolver algumas questões e reorganizar a sociedade em um novo formato de comunicação, mas por outro lado é necessário refletir sobre os efeitos colaterais das novas tecnologias, não com o propósito de evitá-las (já que é inevitável), mas sim com a intenção de estabelecer um relacionamento saudável a partir delas.

O curioso é que essas mesmas tecnologias que aproximam pessoas distantes, se mal utilizadas, também distanciam pessoas próximas, prejudicam o tempo e servem como gatilho de problemas relacionais. Na verdade, o problema não é a tecnologia em si ou o tempo que você dedica, mas sim o uso abusivo e a forma com que se relaciona com a tecnologia. A esposa que briga com o marido pela mensagem que foi lida, mas não foi respondida naquele mesmo instante; a família que mal conversa entre si durante os almoços de domingo, pois cada um prefere ficar mergulhado no mundo particular de seus dispositivos e aplicativos; e as horas de sono perdidas em navegações intermináveis madrugada adentro no mural do Facebook.

O mundo das tecnologias é mesmo muito convidativo, benéfico e transformador, mas pode se tornar um universo raso, de muitas interações e pouca profundidade e também palco de fuga ou idealizações.

Assim como aconteceu com a chegada do jornal, o rádio e a televisão, a internet está, atualmente, transformando o hábito da sociedade.[2] Em paralelo a vida real há uma sociedade virtual, movida por meio das novas tecnologias. Em função disso, as pessoas também estão vivendo vidas paralelas: uma real e uma virtual. Por meio da internet, elas adicionam novos amigos, namoram, compram, trabalham, ganham dinheiro, pesquisam, estudam, escrevem mensagens no lugar de bilhetes ou cartas. O problema é que muitos agem como se tivessem de fato duas personalidades, o que na verdade é uma ilusão. A vida virtual é uma extensão da vida real e não um substituto ou alternativa.

O mecanismo do prazer vivenciado por meio de redes sociais estimula uma determinada área do cérebro conhecida como córtex cerebral e ativa um sistema de recompensa equivalente a se alimentar, dormir, praticar sexo, ganhar dinheiro, entre outros. O uso abusivo dessas tecnologias ativa o mesmo sistema neurobiológico estimulado no consumo de álcool e drogas, liberando no corpo substâncias como dopamina, que geram uma sensação de prazer.[3] Entretanto, na prática, o usuário abusivo começa a lentamente substituir as relações na vida real pelo mundo virtual e passa a ter um comportamento repetitivo em busca das mesmas sensações de prazer vivenciadas anteriormente.

Em outras palavras: falar de si mesmo gera prazer. Nas conversas normais uma pessoa usa em torno de 30% do tempo para falar de si próprio. Nas redes sociais esse indicador sobe para 90%, com possibilidade de um feedback instantâneo, pois muitas pessoas curtem ou comentam a foto ou mensagem publicada. Entretanto, pesquisas indicam que mais da metade dos usuários ativos de redes sociais se consideram mais infelizes do que os seus amigos virtuais, pois substituem as relações na vida real pelo mundo virtual e vivem uma história editada que não conseguem sustentar no dia a dia. No Facebook e Instagram, não existe crise financeira, nem problemas conjugais, todos tem dinheiro, o emprego dos sonhos, o casamento perfeito e viagens maravilhosas.

Vivemos realmente tempos barulhentos. Nossa cultura ensina que é preciso produzir sempre mais como indicador de sucesso ou felicidade. Dentro desse contexto, precisamos postar, compartilhar em uma tentativa de gritar ao mundo o desejo de pertencimento e alimentar a satisfação do próprio ego. Nos casos mais graves, as redes sociais passam a ser um palco sombrio de fuga ou idealização em uma peça de teatro inventada, mas que sempre terá plateia cheia.

Em geral, no meio virtual, as pessoas reproduzem uma versão melhorada ou recriada de si mesmo, já que a persona digital pode superar limitações da sua persona real. Por isso, é comum vermos as pessoas mais decididas, questionadoras, atiradas e assertivas na internet, pois funciona como um escudo que permite se proteger socialmente.[4]

As pessoas escolhem as melhores fotos, os melhores ângulos e atividades que nem sempre correspondem à sua rotina ou preferências da vida real. A primeira impressão, isso não deveria ser um problema, pois preferimos compartilhar os melhores momentos. Entretanto, por não conseguirmos sustentar isso na vida real, podemos acabar sentindo angústia, tristeza, ansiedade e frustração.

Também é mais difícil capturar ou reproduzir elementos essenciais como o tom da voz, expressão facial, humor e traços da personalidade (timidez, extrovertido) que um encontro na vida real poderia proporcionar.

Os mecanismos que produzem dependência de internet ainda não são totalmente compreendidos, mas artigos de revisão da literatura indicam que existe uma relação de causa-efeito entre a dependência de internet e outros transtornos primários que poderiam funcionar como gatilho do uso abusivo, como ansiedade, depressão, pânico, TOC, entre outros.[3]

Referências

1. Oliveira S. Internet das Coisas, Arduino e Raspberry. Novatec, São Paulo, 2017.
2. King ALS, Nardi AE, Cardoso A (Organizadores). Nomofobia – Dependência do computador, internet, redes sociais? Dependência do telefone celular? O impacto das novas tecnologias interferindo no comportamento humano. Editora Atheneu, Rio de Janeiro, 2015.
3. Guedes E, Nardi AE, Guimarães FMC, Machado S, King ALS. Social networking, a new on-line addiction: a review of Facebook and other addiction disorders. Medical Express 2016, 3 (1): M 160101. DOI: 10.5935.
4. Nadkarni A, Hofmann SG. Why do people use Facebook? 2012.

5

Ergonomia digital – regras para se organizar o trabalho, equipamentos e ambiente quando do uso de tecnologias digitais (computador, telefone celular, tablet, entre outras) no cotidiano

Anna Lucia Spear King

Ergo significa trabalho e *nomos* significa regras. Então, ergonomia[1] se refere às regras para se organizar o trabalho, equipamentos e ambiente. Logo, ergonomia digital[2] diz respeito às regras para se organizar o trabalho, equipamentos e ambiente quando do uso de tecnologias digitais. Ter um mobiliário adaptado a sua compleição física (altura e peso) e conhecer as posições adequadas do corpo para usar cada uma das tecnologias (computador, telefone celular, tablet, entre outras) pode fazer toda a diferença na sua vida. Os conceitos de ergonomia digital podem ajudar a minimizar os prejuízos físicos e emocionais futuros relacionados às posturas indevidas e orientar sobre os mobiliários que muitas vezes são usados de formas, tamanhos e alturas incorretos no dia a dia ao se usar aparelhos do mundo digital.

Os conhecimentos sobre ergonomia digital,[2] além de prevenir danos, podem proporcionar um aumento da qualidade de vida do sujeito, trazendo mais eficiência, conforto e segurança para o seu dia a dia. Este capítulo visa orientar sobre as posturas adequadas ao se usar cada uma das tecnologias e o modo mais apropriado de se organizar um ambiente de trabalho ou estudo com os devidos mobiliários. Além disso, daremos dicas de uso consciente desses aparelhos no cotidiano.

Costumamos usar tecnologias todos os dias, por muito tempo, em qualquer lugar e a qualquer hora.[3] Permanecemos conectados 24 horas, não desligamos o telefone nem em respeito à companhia de outras pessoas. Quando estamos no computador, trabalhamos demais, perdemos a hora nas redes sociais, em jogos, em pesquisas on-line, consultando aplicativos e tudo mais. Muitas vezes, deixamos de praticar exercícios, esportes, ter uma vida ao ar livre e milhões de outras coisas mais. E ainda, estamos tão "deslumbrados" com tantas possibilidades a nosso dispor, que nos esquecemos de atentar para as posturas corporais ou para a verificação dos mobiliários utilizados para esse fim. Não costumamos reparar se os móveis que utilizamos conjuntamente com os dispositivos tecnológicos estão corretos e adaptados para o nosso tamanho, altura e peso. Como resultado, é bem provável que estejamos desenvolvendo prejuízos físicos sem perceber, que poderão apresentar sinais e sintomas de imediato ou em médio e longo prazo, como dores na coluna, dor de cabeça, problemas de visão etc.[3]

As regras de ergonomia digital apresentadas neste capítulo são de utilidade pública uma vez que pretendem contribuir para a preservação da integridade física e, muitas vezes, emocional do cidadão. A formação de usuários digitais conscientes quanto a Ergonomia pode colaborar para a prevenção de problemas físicos e emocionais que poderão surgir de imediato ou se desenvolverem ao longo do tempo. Aparentemente nosso instinto parece saber como se posicionar diante dos aparatos tecnológicos, mas o que temos visto são inúmeras pessoas, em todos os lugares e a qualquer hora, usando esses aparelhos de forma inadequada e com posturas corporais totalmente equivocadas.

Todos nós, que usamos tecnologias, todos os dias, devemos pensar em ergonomia digital. Por certo, você costuma acordar, ligar seu computador, pegar seu tablet ou seu telefone celular e começar a usar por muitas horas. Contudo, você já pensou alguma vez nas posturas do seu corpo com relação ao aparelho que está sendo utilizado, se estão corretas ou não, se a sua coluna está torta ou mal posicionada, se seus olhos estão sendo devidamente lubrificados ao olhar fixo para uma tela, se sua cabeça está levantando ou abaixando demais para ver o monitor ou ler um texto, se seu pescoço está pendendo em excesso para ver um celular ou se seu ambiente de trabalho (mobiliários) está compatível com sua complexão física? Por certo não! Todos usamos muito as tecnologias, mas não temos o hábito de pensar nesses aspectos importantíssimos. Por isso, até tomarmos consciência do quão necessário é esse tema, continuaremos a caminhar em direção aos prejuízos físicos e consequentemente emocionais por não levarmos a sério essas questões.

Entre os principais problemas físicos[2] observados em relação aos indivíduos e sua interatividade com as tecnologias no dia a dia, estão: cervicalgia e lombalgia por desalinhamento da coluna vertebral devido a posições impróprias, tendinites por esforços repetitivos, problemas de visão, articulação, entre outros. Além disso, devido à falta de descanso adequado, observamos também prejuízos no sono, estresse, ansiedade e depressão.[4] Esses sintomas também podem estar associados às alterações posturais, adquiridas involuntariamente ao tentarmos nos proteger, nos sustentar ou nos defender de algo. Por tudo isso, não podemos perder de vista tanto os efeitos benéficos do uso dos aparelhos do mundo digital quanto os efeitos nocivos provenientes dessa relação do indivíduo com as tecnologias.

Sugerimos estarem sempre atentos à ergonomia digital, essa, requer atenção plena e constante, não podemos nos descuidar em nenhum momento dessa

Capítulo 5

questão ao utilizarmos qualquer tecnologia. Temos que aprender sobre as boas práticas recomendadas para serem empregadas no dia a dia e saber usar qualquer aparelho de forma consciente, sejam smartphones, tablets, computadores, notebooks, GPS, entre outros. Qualquer atividade que formos realizar com um aparelho digital devemos, em primeiro lugar, pensar na ergonomia a ser empregada naquele momento, pensar em qual postura corporal será mais adequada para o equipamento em questão, verificar se o ambiente de trabalho está todo adaptado a sua constituição física, e permanecer alerta quanto às mudanças das posições do corpo durante a execução das tarefas durante todo o período que estiver se dedicando às suas atividades, seja por lazer ou trabalho.

Postura e mobiliários adequados de acordo com sua altura e peso

É comum permanecermos entretidos e absorvidos em atividades on-line ou off-line por longos períodos de tempo no computador de forma automática, e não nos damos conta, por exemplo, de como estamos sentados, de como estão nossas pernas, nossos braços, mãos, se o nosso pescoço está muito alto ou muito baixo em relação ao monitor ou se estamos adequados ou não ao ambiente e aos móveis utilizados. "Esquecemos do mundo", "viajamos" em nossos pensamentos e nos dispositivos tecnológicos quando interagimos nas redes sociais, quando tiramos e publicamos *selfies,* quando compartilhamos comentários, curtimos coisas, enviamos ou recebemos e-mails, entre outros. Como consequência desse uso automático e desmedido das tecnologias no dia a dia, no futuro poderemos estar pagando a conta desenvolvendo danos em nosso próprio corpo.

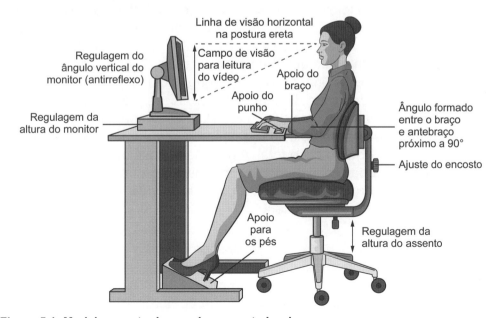

Figura 5.1: Modelo correto de uso do computador de mesa.

A inclinação da cabeça para ver o telefone celular pode causar prejuízos à coluna cervical. Quanto mais você pende a cabeça para frente, mais você sobrecarrega a coluna cervical e o pescoço (Figura 5.2).

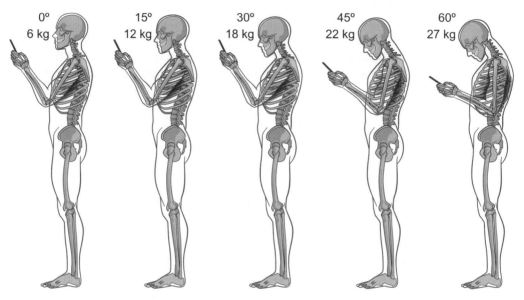

Figura 5.2: Relação entre inclinação do pescoço e peso sobre a coluna.

O indivíduo costuma abaixar a cabeça, em média, 100 vezes por dia, para olhar as atividades no telefone celular. Então, serão 700 vezes por semana, 1.400 vezes em duas semanas, 2.800 vezes por mês e 33.600 vezes por ano, que você vai abaixar a cabeça para ver o celular. Isso se você só abaixar 100 vezes por dia, tem gente que bate esse recorde. Continue somando ano após ano e você pode imaginar os prejuízos que podem resultar como consequência desse ritual praticado diariamente, por meses e anos. O peso médio de uma cabeça humana é cerca de 6 a 8 quilos. O cérebro pesa por volta de 1,5 quilos, então você deve adicionar o peso da estrutura óssea inteira e de outros tecidos para obter o peso total. A gravidade costuma atuar na cabeça pendendo a mesma para baixo, logo a força que você faz ao tentar trazê-la de volta à posição ereta sobre o pescoço, sem dúvida vai forçar a coluna cervical. A dor no pescoço resultante dessa má postura é conhecida como "pescoço de texto".

Recomendamos como prevenção dos prejuízos à coluna cervical relativas ao uso do telefone celular que você ao invés de abaixar a cabeça para olhar a tela, que eleve a mão com o telefone o colocando em frente aos olhos. Essa medida simples pode poupar comprometimentos na coluna cervical e pescoço.

Possíveis problemas de visão que podem ser desenvolvidos devido à exposição às telas dos dispositivos que produzem, luz, cor e brilho

A síndrome de visão de computador se refere à exposição prolongada ao monitor e, com o tempo, pode provocar: olhos irritados, fadiga ocular, perda de elasticidade do nervo óptico, sensação de peso nas pálpebras, visão embaçada, enxaqueca e secura nos olhos.

Recomendamos que a pessoa pisque com mais frequência para lubrificar os olhos ao permanecer em frente às telas, faça exercícios com os olhos para um lado, para o outro, realize movimentos circulares para relaxar a musculatura ocular e evite exposições prolongadas as telas.

Tablets, notebooks, iPads

Com relação à ergonomia digital, esses equipamentos (tablets, notebooks, iPads) são considerados os vilões por nos "forçarem" a uma postura inadequada quando interagimos com um deles. Quando estamos cansados principalmente, tendemos a deitar de costas ou de lado os colocando em locais inapropriados que nos levam a uma posição indevida e não nos permitem ficar confortáveis. Geralmente não encontramos uma posição adequada para o corpo devido ao design do aparelho. Todos os equipamentos que nos proporcionam mobilidade costumam ser pequenos, práticos e nos possibilitam o uso em qualquer lugar. Por isso, os colocamos sobre as pernas, em cima de sofás, sobre objetos e em vários outros locais. Com tanta facilidade, não atentamos as posturas corporais ao utilizá-los. Hoje existem no mercado, suportes específicos para esses equipamentos recomendados para apoiá-los devidamente nos dando conforto, os colocando nas posições corretas e preservando nossa integridade física.

Cuide das atividades dos menores de idade ao usarem tecnologias e acessarem a internet. Ensine aos jovens as posturas e adapte os seus mobiliários a sua altura e peso

Lembre-se sempre que os adultos são responsáveis pela vida digital dos menores de idade.[5] Quando o jovem não tem limites de uso e permanece muitas horas e todos os dias usando tecnologias pode vir a apresentar várias questões de ordem física e emocional. Se o jovem não tem limites essa responsabilidade caberia aos educadores. É comum os pais se queixarem que o filho está "viciado" em tecnologias. Mas, quem dá a tecnologia para ele? Quem deixa que fique no quarto horas a fio jogando? Quem proporciona internet e Wi-Fi? Quem leva a comida no quarto para o filho não perder o jogo ao invés de fazer questão da sua presença com a família durante as refeições? Os adultos devem sempre orientar e dar educação quanto ao uso de tecnologias. Permanecer todos os dias, por muitas horas em frente às telas pode fazer com que a criança acabe ficando obesa, desenvolvendo o diabetes e consequentemente pressão alta. Tudo isso pode ocorrer quando o jovem permanece sedentário e se alimentando com fast-food ou guloseimas para não perder a diversão. Os responsáveis precisam dar limites, e supervisionar todo o tempo o que esses estão acessando, com quem estão conversando e como estão desperdiçando seu tempo usando tecnologias em detrimento de estarem socializando, fazendo suas atividades escolares, conversando com amigos presencialmente, ajudando os familiares, praticando atividades físicas ao ar livre e interagindo com seus semelhantes. E ainda, os adultos devem ensinar os menores de idade as posturas corretas ao usar cada tecnologia nas horas permitidas e com o conteúdo escolhido pelos mesmos.[5]

Recomendações gerais/educação digital[6]

- A preocupação com a postura resulta da consciência de que todas as partes do corpo estão interligadas.
- Medidas preventivas: relaxamento, respiração e alongamentos.
- Evite o uso prolongado de tecnologias no dia a dia. Faça intervalos regulares dando uma pausa a cada hora.
- Faça exercícios para alongar a musculatura das mãos, pernas e tronco (antes de usar tecnologias e nos intervalos).
- Faça exercícios para a musculatura do pescoço, ombros e punhos.
- Limite o uso diário de tecnologias.
- Esteja sempre atento à ergonomia digital, as posturas e mobiliários corretos para que estejam de acordo com sua altura e peso.
- Pratique atividades físicas em geral.

Conclusão

Este capítulo teve como finalidade transmitir os conceitos de ergonomia digital para que pudessem ser úteis aos leitores relativos à prevenção, redução de danos e melhora da qualidade de vida. Lembre-se que saber usar aparelhos do mundo digital de modo consciente e saudável, pode trazer benefícios para si próprio, como também, nos capacita a passar adiante o conhecimento adquirido para todos aqueles que convivem ou dependem de nós.

Capítulo 5

Escala validada para avaliar os prejuízos físicos relacionados ao uso excessivo de tecnologias (computador, telefone celular, tablet, entre outras) no cotidiano (EPFUAT)[7]

Mariana Spear King Lins de Pádua, Anna Lucia Spear King, Eduardo Guedes, Flávia Leite Guimarães, Hugo Kegler dos Santos, Douglas Rodrigues, Lucio Lage Gonçalves, Antonio Egidio Nardi

Data: __/__/____   Idade:_____

Nome voluntário: _____

Sexo: F ( )   M ( )

Trabalha: Sim ( )   Não ( )

Desempregado: Sim ( )   Não ( )

Grau de instrução: ( ) Médio   ( ) Superior   ( ) Especialização
                     ( ) Mestrado   ( ) Doutorado

Assinatura do voluntário: _____

E-mail: _____

Tels.: _____

Entrevistador: _____

O teste é uma escala com 20 perguntas que medem os níveis leve, moderado e grave de prejuízos físicos relacionados ao uso excessivo de tecnologias no cotidiano.

A sigla CTCTO refere-se às tecnologias: computador, telefone celular, tablet, entre outras.

Insira ao lado da questão o valor correspondente à resposta. Sendo:
(0) Nunca/raramente
(1) Frequentemente
(2) Sempre

Questões

1. Com que frequência você usa o CTCTO no seu dia?
2. Com que frequência você passa mais de três horas consecutivas do seu dia usando CTCTO?
3. Com que frequência você costuma sentir ansiedade ou algum tipo de desconforto físico como palpitação, tontura ou falta de ar quando percebe que não está usando CTCTO?
4. Com que frequência você costuma sentir dores no pescoço ao usar o CTCTO?
5. Com que frequência você costuma sentir dores na coluna ao usar o CTCTO?
6. Com que frequência costuma sentir dores e/ou dormência nos membros superiores e/ou inferiores após uso prolongado de CTCTO?
7. Com que frequência você costuma sentir dor e/ou rigidez em punhos, articulações e/ou dedos das mãos ou pés durante o uso de CTCTO?
8. Com que frequência você costuma sentir dores de cabeça após uso prolongado de CTCTO?
9. Com que frequência você deixa de praticar exercícios físicos ou outras atividades no seu dia para ficar utilizando por mais tempo o CTCTO?
10. Com que frequência você costuma sentir cansaço, ardência e/ou secura nos olhos ao usar CTCTO?
11. Com que frequência você costuma sentir cansaço físico ou dores no corpo em geral após usar CTCTO por um tempo prolongado?

12. Com que frequência você costuma ter perda de memória ou falta de concentração em seus afazeres diários devido ao uso excessivo do CTCTO?
13. Com que frequência você costuma ter problemas para dormir por ficar no CTCTO até tarde?
14. Com que frequência você costuma acordar no meio da noite para usar CTCTO?
15. Com que frequência você esquece de se alimentar ao longo do dia devido ao uso prolongado do CTCTO?
16. Com que frequência você esquece de beber água ao longo do dia devido ao uso prolongado de CTCTO?
17. Com que frequência você esquece de praticar algum tipo de alongamento, relaxamento ou exercícios respiratórios durante o uso prolongado do CTCTO no dia?
18. Com que frequência você esquece de corrigir sua postura ao utilizar CTCTO?
19. Com que frequência você deixa de ajustar seu mobiliário corretamente para uso confortável e adequado ao uso do CTCTO?
20. Com que frequência o uso excessivo do CTCTO afeta sua vida pessoal, social, familiar ou acadêmica?

Resultados

Depois de ter respondido a todas as questões, some os números que selecionou para cada resposta para obter uma pontuação final. Quanto mais alta for a pontuação, maior é o nível de Problemas Físicos relacionados ao uso excessivo do CTCTO.

A seguir, os valores referentes aos pontos obtidos na sua pontuação:

0 a 10 pontos: você é um usuário sem sinais de problemas físicos relacionados ao uso de tecnologias: computador, telefone celular, tablet, entre outras (CTCTO) no seu cotidiano e com total controle sobre a sua utilização.

11 a 20 pontos: leve. Você apresenta nesse momento sinais em nível leve de problemas físicos relacionados ao uso do CTCTO no cotidiano. Fique atento a problemas físicos futuros relativos ao uso excessivo dessas tecnologias.

Começa a ter problemas ocasionais devido ao início do uso abusivo do CTCTO em determinadas situações. Pode vir a apresentar impactos futuros na sua qualidade de vida por manifestar no presente um uso demasiado das mesmas com maior frequência do que o necessário. Preste atenção para que o uso abusivo do CTCTO não traga maiores prejuízos para a sua saúde.

21 a 30 pontos: moderado. Você apresenta sinais de prejuízos físicos em nível moderado devido ao uso diário e com maior frequência do CTCTO. Começa a apresentar sinais e sintomas frequentes desses prejuízos físicos relativos ao uso excessivo do CTCTO em certas situações. Deve considerar os impactos físicos e emocionais que estão surgindo para que não venha a perder qualidade de vida e saúde por ficar utilizando o CTCTO com maior intensidade do que o recomendado. Deve aprender a lidar com todas as tecnologias de modo mais consciente.

31 a 40 pontos: grave. A utilização do CTCTO já está causando prejuízos físicos e/ou emocionais na sua vida em nível grave. Deve avaliar as consequências desses prejuízos e os impactos nas áreas pessoal, social, familiar, profissional e acadêmica. O uso abusivo do CTCTO vem comprometendo de modo significativo a sua qualidade de vida em todos os aspectos. Recomendamos procurar uma orientação por meio de ajuda profissional em centros especializados.

Referências

1. Ergonomia. Disponível no Link https://www.infoescola.com/saude/ergonomia/ Acesso em 01/12/21.
2. King ALS, Guedes E, Pádua MK, Nardi, AE. Ergonomia Digital. Porto Alegre: Educabooks, 2018.
3. King ALS, Nardi AE, Cardoso A (Organizadores). Nomofobia - Dependência do computador, internet, redes sociais? Dependência do telefone celular? O impacto das novas tecnologias interferindo no comportamento humano. Editora Atheneu, Rio de Janeiro, 2015.
4. American Psychiatry Association. Diagnostic and statistical manual for mental disorders 5ª ed, text. Rev. Washington: American Psychiatry Association, 2014.
5. King ALS, Guedes E, Nardi AE. Cartilha Digital. Editora EducaBooks, Porto Alegre, 2017.
6. King ALS, Guedes E, Nardi, AE. Etiqueta Digital. Porto Alegre: Educabooks, 2017.
7. King ALS, Nardi AE, Guedes E, Pádua MSKL (Organizadores). Livro de Escalas Delete – Detox Digital e Uso Consciente de Tecnologias. Editora Barra Livros, Rio de Janeiro, 2020.

Como descrever as dependências? E como tratá-las? 6

Ana Cecília Petta Roselli Marques

A dependência de substâncias de abuso (SA) como o álcool, a nicotina, ansiolíticos benzodiazepínicos, cocaína, delta 8 e 9 tetraidrocanabinóis, anfetamínicos, opioides analgésicos, inalantes, entre outras, assim como a dependência de jogos, são doenças do cérebro, multifatoriais, adquiridas, crônicas e graves, fatais se não receberem tratamento, em função de suas complicações.

A maioria das SA tem ação bifásica, isso é, em baixas doses causam um aumento da neurotransmissão dopaminérgica no sistema límbico, liberando dopamina, cujo efeito é uma desinibição de certas áreas cerebrais de controle, de crítica da realidade e da capacidade de resolver problemas, produzindo uma sensação de leve bem-estar.[1] Se o consumo aumenta, na mesma situação, cada SA determinará um efeito final no sistema nervoso Central como um todo, deprimindo, estimulando ou perturbando seu funcionamento.[1]

Para uma parte dos usuários, os efeitos iniciais da SA acionam a via da recompensa, o que provoca um desejo de repetir o comportamento de uso, que ao longo do tempo será reforçado e mantido por outros fatores, além do neurobiológico, até evoluir para uma ou mais dependências.[2]

Utiliza-se, até o momento, a Classificação Internacional de Doenças (CID-10) da Organização Mundial de Saúde (OMS, 1992) para classificar o usuário em problemático ou nocivo, os critérios estão descritos nos quadros a seguir.[3] A CID-11 que entrará em vigor em janeiro de 2022, definirá apenas dois critérios classificatórios para transtorno, o neurobiológico (tolerância e perda do controle) e um problema decorrente, biológico, psicológico ou social, para o diagnóstico de transtorno por uso de substância (TUS), o usuário dependente, e que de acordo com o maior número de problemas será classificado em leve, moderado e grave. O abuso ou uso pesado (intoxicação/*overdose*) será classificado como transtorno relacionado a substâncias (TRS).

Critérios da CID-10 para uso problemático/nocivo de substância

- Requer que um dano real foi causado à saúde física ou mental do usuário.
- Padrões nocivos de uso são criticados por outras pessoas, pois estão associados a consequências diversas (prisão ou brigas conjugais), não é por si mesmo evidência de uso nocivo.
- A intoxicação aguda e a "ressaca" não produzem suficientes danos à saúde requerido para codificar uso nocivo.
- O uso nocivo não deve ser diagnosticado se a síndrome de dependência, psicose ou outra forma específica de transtorno relacionado está presente.

Critérios da CID-10 para uso dependente

O diagnóstico requer três ou mais critérios que são:

- Desenvolvimento de tolerância (necessita manter ou aumentar a quantidade da substância para obter o efeito desejado); perda do controle sobre o uso (apesar dos problemas).
- Instalação de um conjunto de sintomas e sinais após a cessação ou interrupção do consumo, a síndrome de abstinência.
- Problemas em decorrência do uso em diferentes áreas da vida.

Avaliação inicial do usuário de substâncias de abuso

Um dos principais entraves ainda existentes na avaliação inicial de qualquer indivíduo no sistema de saúde brasileiro é a investigação sobre o uso de substâncias de abuso (SA) e suas consequências. Todas elas deveriam conter um módulo de perguntas sobre o comportamento de consumo, pois não existe uso seguro de nenhuma delas, isso é, qualquer dose pode causar problemas.[3] O que se observa nessas entrevistas é que o usuário se queixa das complicações, assim como a equipe de saúde coloca o foco nessa queixa, pois o conhecimento sobre o tema está defasado, dificultando o diagnóstico e agravando, consideravelmente, o prognóstico.[4,5]

Com o objetivo de detectar os diferentes tipos de usuários (experimentador, instrumental, eventual, social etc.), o padrão de uso (na vida, no ano anterior, no último mês; infrequente, pouco frequente, frequente, problemático, pesado, *binge*, dependente), e a relação do indivíduo com a SA e suas consequências, escalas e questionários e escalas de triagem podem ser utilizados, pois melhora a adesão do usuário e auxilia a equipe intervir no problema em qualquer ambiente de tratamento.[6]

Capítulo 6

Alguns sintomas e sinais são considerados sinalizadores de uso problemático de SA (Quadro 6.1 e 6.2), detectados ao longo da carreira de usuário, por meio da elaboração de uma linha do tempo de sua relação com a AS.[7]

Quadro 6.1: Sintomas/sinais sinalizadores (*red flags*)

- Distúrbio do sono
- Depressão
- Ansiedade
- Humor instável
- Irritabilidade exagerada
- Alterações da memória e da percepção da realidade
- Faltas frequentes no trabalho, na escola ou em compromissos sociais
- Alterações da pressão arterial
- Problemas gastrointestinais
- História de trauma e acidente frequentes
- Disfunção sexual

Fonte: Elaborado pela autora.

No exame físico, é possível registrar alguns sinalizadores também (Quadro 6.2).

Quadro 6.2: Sinalizadores físicos (*red flags*)

- Tremor leve (diferentes substâncias)
- Pressão arterial lábil (abstinência do álcool, tabaco e cocaína)
- Hipertensão arterial
- Taquicardia e/ou arritmia cardíaca (estimulantes ou abstinência)
- Hepatomegalia
- Irritação nasal (inalação de cocaína ou uso de droga fumada)
- Irritação das conjuntivas (uso de maconha, álcool, nicotina, crack)
- "Odor de álcool"
- Odor de maconha ou nicotina nas roupas
- "Síndrome da higiene bucal" (mascarando o odor de álcool ou tabaco ou maconha)
- Uso frequente de colírio ocular

Fonte: Elaborado pela autora.

Os exames físico e psíquico são realizados, e os complementares, se necessário. Escalas e questionários de triagem podem ser aplicados. CAGE é um dos mais indicados, pois é de fácil aplicação.[8] Ele detecta os bebedores problemáticos ou de risco, prováveis dependentes, para os quais se propõe uma intervenção especializada.[8]

CAGE (*Cut down / Annoyed / Guilty / Eye-opened Questionnaire*)	0 – Não 1 – Sim
1. Alguma vez você sentiu que deveria diminuir a quantidade ou parar de beber?	[ ]
2. As pessoas o aborrecem porque criticam o seu modo de beber?	[ ]
3. Você se sente culpado, chateado consigo mesmo, por beber	[ ]
4. Você costuma beber pela manhã para diminuir o nervosismo ou a ressaca?	[ ]

O teste de identificação sobre o TUS (AUDIT), desenvolvido pela OMS, detecta os prováveis casos de dependência na atenção básica à saúde.[9]

Não existem análises bioquímicas patognomônicas, mas a dosagem de enzimas hepáticas, e aquelas que aferem o risco cardiovascular podem contribuir para elucidar o diagnóstico e o prognóstico de certos transtornos.[10]

Observar o estágio de motivação em que se encontra o paciente durante a entrevista inicial orienta a intervenção no momento, auxilia no vínculo, facilita a adesão e a efetividade dos recursos aplicado.[11]

Para aplicar a entrevista motivacional é necessário conhecer o estágio de mudança que se encontra o paciente (Quadro 6.3). A maioria dos usuários encontra-se em um estágio chamado pré-contemplação, quando ainda não percebe seu problema e mesmo se dependentes, a minoria está pronta para ação.[12]

Quadro 6.3: Estágios motivacionais

Estágio do cliente	Tarefas motivacionais do terapeuta
Pré-contemplação	Levantar dúvidas – aumentar a percepção do paciente sobre os riscos e problemas do comportamento atual.
Contemplação	"Inclinar a balança" – evocar as razões para a mudança, os riscos de não mudar; fortalecer a autossuficiência do paciente para a mudança do comportamento atual.
Determinação	Ajudar o paciente a determinar a melhor linha de ação a ser seguida na busca da mudança.
Ação	Ajudar o paciente a dar passos rumo à mudança.
Manutenção	Ajudar o paciente a identificar e a utilizar estratégias de prevenção da recaída.
Recaída	Ajudar o paciente a renovar os processos de ponderação, determinação e ação, sem que esse fique imobilizado ou desmoralizado devido à recaída.

Fonte: Elaborado pela autora.

Detectar a prontidão para mudança é a etapa mais importante dessa estratégia, pois a EM pode ser aplicada em qualquer fase do tratamento desde a fase de triagem, como durante o diagnóstico e também, na terapia (Quadro 6.4).

Quadro 6.4: Sinais da prontidão para a mudança

1. Menor resistência: cessa a argumentação
2. Pergunta menos: parece que conhece o problema, sensação de conclusão.
3. Resolução: conclui algo e agora pode relaxar.
4. Afirmações automotivacionais: reconhece o problema e diz – "Isso é sério"
5. Pergunta sobre a mudança: o que fazer, como as pessoas fazem.
6. Prefiguração: fala de como será quando mudar.

Fonte: Elaborado pela autora.

Ao final dessa etapa de avaliação, o usuário será classificado como um usuário sem problemas; com problemas, mas decorrente de uma intoxicação aguda, ou potencialmente, dependente, mas a hipótese diagnóstica só deve ser apresentada após realizadas as oito etapas de avaliação:[13] critérios confirmados quanto ao tipo de uso; cognição clara sobre a situação atual e sua relação com o uso; usuário está vinculado ao profissional; que o evento em questão foi adquirido; que existe tratamento; que a etapa seguinte depende dele; que haverá uma recomendação sobre essa etapa; que é necessário a participação de familiar ou responsável, principalmente, no caso de ser um adolescente, e que o retorno para avaliar a eficácia da intervenção recomendada deve ser agendada.

Na década de 1970, a preocupação econômica, ligada aos gastos com a saúde no mundo, mostrou que a internação era custosa e pouco eficaz. O aconselhamento foi utilizado para intervir e orientar o usuário sobre seu problema.[14] A teoria cognitiva comportamental explicava os transtornos relacionados às substâncias como um comportamento aprendido, automático, e passível de ser modificado, fundamentando a intervenção breve.[15] Avaliar, orientar, motivar e encaminhar o paciente para um tratamento especializado diante de um usuário dependente são desfechos necessários, suficientes e esperados na atenção primária à saúde no Brasil.

Existem muitas variáveis que influenciam o sucesso no tratamento: intrínsecas, relacionadas diretamente com o indivíduo, como a personalidade, a expectativa, a disponibilidade para tratar-se, a motivação, e as extrínsecas, como o modelo adotado pela instituição, a equipe, o terapeuta e as técnicas empregadas.[16] Dentre todas elas, a postura do profissional e a motivação do paciente são considerados os aspectos mais importantes na etapa inicial do tratamento. Alguns autores atribuem à postura do profissional de saúde, dois terços do sucesso.[17]

Uso problemático do álcool

Uma pequena parte dos usuários comunicará sobre o uso e o tempo entre a entrada no atendimento e o último consumo e, portanto, sinalizadores mentais, comportamentais e físicos (as *red flags*) devem ser observados. Segundo a OMS um padrão de uso semanal de até 21 unidades para os homens e 14 unidades para as mulheres é considerado tolerável, mas depende da faixa etária, das doenças crônicas preexistentes, do ambiente, entre outros.[18-20]

Quadro 6.5: Equivalência entre concentrações do etanol em 1 dose nos diferentes tipos de bebidas e no sangue após 30 minutos da ingestão para 70 kg de peso

Tipo de bebida	Uma dose	Etanol puro	Concentração etanol sangue
Vinho tinto 12%	90 mL = 10 g = 1 U	18 mL	0,22 g
Cerveja 5%	350 mL = 17 g = 1,7 U		
Destilado 40%	50 mL = 20 g = 2 U		

Fonte: Elaborado pela autora.

Quadro 6.6: De acordo com a alcoolemia é possível planejar a abordar a intoxicação[21]

Doses/hora	mg de etanol/100 mL sangue	Efeito
1-3	31-99	Humor, julgamento, reflexos, movimentos alterados
3-6	100-199	Humor lábil, julgamento mais alterado, ataxia, Romberg e amnésia
6-8	200-299	Ataxia, dislalia, náuseas, vômitos, alucinose
8-10	300-399	Anestesia grau I, disartria, hipotermia, amnésia
> 10	> 400	Retenção ou incontinência urinária, depressão respiratória, reflexos diminuídos ou ausentes, coma
	600-800	Morte

Fonte: Elaborado pela autora.

Tratamento

Nos serviços especializados, a avaliação é aprofundada, com o objetivo de formular o diagnóstico, avaliar a gravidade, as complicações e intervir, prontamente, por meio de um projeto terapêutico individual. O médico especialista é o profissional mais indicado para essa tarefa, e a equipe multidisciplinar na qual está inserido, complementará a fase investigatória.[22]

A. Princípios básicos

- Não existe tratamento único ou ideal, mas qualquer um deles necessita de um sistema integrado de atenção à saúde e assistência social para abordar a diversidade dos problemas associados (físico, mental, social, econômico, conjugal, criminal etc.) a cada TUS, uma doença crônica não transmissível, do cérebro, adquirida, e que deve ser tratada com a melhor evidência científica disponível para cada caso.
- O tratamento envolve um *continuum* de cuidados, uma perspectiva de longo prazo no acompanhamento do usuário (modelo de cuidado de doenças crônicas não transmissíveis – DCNT).
- Acesso fácil e disponibilidade para todos.[23]
- O tratamento requer intervenções diversificadas, mas as intervenções psicossociais são as mais indicadas.
- O tratamento deve integrar serviços de saúde mental e geral, e demais recursos da comunidade.
- O tratamento deve seguir as diretrizes da Associação Médica Brasileira/Conselho Federal de Medicina.[24]
- A escolha do ambiente e do projeto terapêutico individual, e a avaliação da família ou responsável.

B. Estrutura

A **fase inicial ou de aquisição**: que compreende a identificação por meio de entrevista aprofundada, sobre padrão de uso e problemas associados, manejo da síndrome de abstinência e desintoxicação. A equipe especializada aplica uma entrevista motivacional e constrói o projeto terapêutico com o paciente. Na **fase intermediária ou manutenção**, aplicam-se recursos recomendados para a estabilização como a prevenção de recaída, a terapia motivacional, a terapia cognitivo-comportamental, entre outras.[24] No final dessa etapa, avalia-se comorbidades e ajusta-se a farmacoterapia, assim como a autonomia. A seguir, vem a **fase de seguimento**, que compreende a monitorização da autonomia, uma investigação sobre novos riscos e a promoção da reabilitação integral do dependente por meio de um projeto de reinserção social.

As características necessárias, para a aplicação de um tratamento em humanos, requerem ética, evidências científicas de efetividade; ausência de danos; ser uma intervenção centrada no paciente; estar disponível para todos e ter uma relação custo-benefício positiva. Os critérios de avaliação compreendem os benefícios, a possibilidade de replicação, generalização, treinamento fácil, adaptação aos pacientes, local e equipe que o aplicará adequadamente.

Etapa de desintoxicação

É um processo de curta duração, duas a quatro semanas, realizada tanto em ambiente ambulatorial, hospitalar como também, domiciliar para interromper um processo neurofisiológico que pode se agravar ou ser seguido de uma síndrome de abstinência.[25] Aumenta a adesão na etapa subsequente do tratamento.[26]

	Checklist	Ação
1º	Primeiros sintomas (red flags) e gravidade SA utilizadas e se possível, último uso	Se usuários de múltiplas priorizar a intoxicação/abstinência de depressores
2º	Exames laboratoriais e toxicológicos (triagem na urina e bafômetro)	Detectar presença de AS Inferir doenças clínicas relacionadas
3º	Se possível, pesquisar padrão de uso	Aguda: intoxicação/overdose[27] Crônico: abstinência/overdose[27]
4º	Se possível, investigar complicações decorrentes, clínicas, psiquiátricas, sociais/legais, pois agravam	Intervir nos transtornos mentais primários, DCNT, DST, problemas legais e sociais, desemprego
5º	Padrão de intoxicação/abstinência anteriores	Iniciar tratamento antes
6º	Farmacoterapia em uso	Possível tolerância à terapêutica

Fonte: Elaborado pela autora.

A síndrome de abstinência é peculiar a cada substância. São preditores de síndrome de abstinência grave: história prévia de gravidade. Idade avançada, uso de múltiplas substâncias e doenças crônicas associadas.[25]

Em 2% a 5% dos casos, o risco de morte é alto e será necessário encaminhar para UTI, para que depois se aprofunde a investigação. A presença de sintomas psicóticos (delírios paranoides, alucinações) pode desaparecer, espontaneamente, após algumas horas (ao final da ação da SA), mas agitações extremas podem necessitar de sedação com os benzodiazepínicos intramusculares (15 mg midazolam) ou neurolépticos (5 mg haloperidol).[28]

Os medicamentos capazes de aliviar o craving (fissura ou desejo urgente) que apresentam resultados positivos são: o dissulfiram e o topiramato no tratamento das dependências de cocaína e do álcool. O naltrexone e o baclofeno são indicados para dependência do álcool.[29-31]

As diferentes SA produzem diferentes TUS em indivíduos únicos, de acordo com suas especificidades como a vulnerabilidade genética, fatores etiológicos, mais ou menos preditivos, fisiopatologia própria, entre outros. Tanto o sistema classificatório de doenças mentais da Associação Psiquiátrica Americana

(DSM), como o da Organização Mundial de Saúde (CID) definem seus critérios diagnósticos para o transtorno por uso de substâncias, uma síndrome, cujo determinismo é múltiplo, biológico, psicossocial, e diante de cada etapa da vida do indivíduo e a relação que estabelece com uma SA. Após o diagnóstico, acontece o pareamento com o melhor projeto terapêutico a ser aplicado com a participação do paciente, se possível.[32]

A estrutura e a duração média do tratamento do TUS seguem detalhadas a seguir

- A fase de aquisição (2 a 4 meses) de frequência semanal, aplica o aconselhamento ou a Intervenção Breve, de efetividade comprovada, devem ser utilizados na atenção primária à saúde, para detecção precoce do problema, e em qualquer outro nível do sistema, com outro objetivo como manejar a fissura, a motivação, a adesão, a farmacoterapia etc. Ambos podem utilizar recursos, como a entrevista motivacional, escalas, questionários e farmacoterapia específica para cada etapa do tratamento (desintoxicação, estabilização e intervenção nas doenças crônicas mentais e físicas instaladas). Caso o profissional se sinta limitado em acompanhar o paciente, um encaminhamento para um serviço especializado deve ser realizado.
- Em diferentes tipos de serviços, diferentes intervenções de curto, médio e longo prazo são preconizadas para próximas fases a de manutenção (8 meses) de frequência quinzenal e a de seguimento (1 ano ou mais) de frequência mensal, bimensal, semestral e anual:
    - Tratamentos genéricos como relacionados à saúde física geral, pronto atendimento de quadros agudos e salas de emergência (doenças agudas ou crônicas relacionadas ao uso, intoxicação/*overdose*, síndrome de abstinência).
    - Tratamentos ambulatoriais especializados e diversificados como as terapias cognitiva para prevenção de recaída, motivacional, para manejo de contingências; para treinamento de habilidades pessoais e sociais; grupo terapia: grupos de autoajuda (Alcoólicos Anônimos (AA), Narcóticos Anônimos (NA) etc.); Grupo do Amor Exigente para Familiares, devem compor o projeto terapêutico.
    - Tratamentos intensivos e especializados como as internações em hospital geral, clínicas especializadas, moradias assistidas, ou hospital-dia devem estar disponíveis e são aplicadas por especialistas.
    - A qualquer tempo na fase de manutenção, uma intervenção para reinserção social deve ser realizada, isso é, um encaminhamento para o Sistema Único de Assistência (SUAS) e se necessário, um serviço para orientação educacional, profissional ou laboral.

Referências

1. Gardner EL. Brain reward mechanisms. In Lowinson JH, Ruiz P, Millman RB, Langrod JG (eds): Substance Abuse. A Comprehensive Textbook, ed 4. Philadelphia, Lippincott Williams & Wilkins, 2005, 48– 97.
2. Koob GF, Ahmed SH, Boutrel B, Chen SA, Kenny PJ, Markou A, O'Dell LE, Parsons LH, Sanna PP. Neurobiological mechanisms in the transition from drug use to drug dependence. Neurosci Biobehav Rev 2004; 27:739– 749.
3. World Health Organization. The ICD-10 Classification of Mental and Behavioral Disorders. Clinical descriptions and diagnostic guidelines - ICD 10. 1992.
4. National Institute on Drug Abuse (NIDA). National Institutes of Health. U.S. Department of Health and Human Services. Principles of drug addiction treatment: a research-based guide (Second Edition). NIH Publication No. 09-4180. 1999; Reprinted 2000, 2008; Revised 2009 http://www.drugabuse.gov/PODAT/PODATIndex.html.
5. Sobell LC, Sobell MB, Nirrenberg TD. Behavioral assessment and treatment planning with alcohol and drug abusers: a review with an emphasis on clinical application.Clinical Psychology Review. 1988; 8:19-54.
6. Lubin B, Brady K, Woodward L, Thomas EA.Graduate professional training in alcoholism and substance abuse: 1984. Professional Psychology: research and Practice. 1986; 17:151-154
7. Institute of Medicine (US). Broadening the base of treatment for alcohol problems. Washington, DC.National Academy Press. 1990.
8. Schultz JE, Parran JT. Principles of identification and intervention. American Society of Addiction Medicine. 1998: 4(1):249-261.
9. Cyr MG, Wartman SA. The effectiveness of routine screening questions in the detection of alcoholism. Journal of the American Medical Society. 1988; 259:51-54.
10. Saundres JB, Aasland OG, Babor, TF, de la Fuente JR, Grant M. Development of the Alcohol Use Disorders Identification Test (AUDIT): WHO collaboration project on early detection of persons with harmful alcohol consumption. II.Addiction. 1993;88(6):791-804.
11. Allen JP, Litten RZ. Screening instruments and biochemical screening tests. American Society of Addiction Medicine.1998; 4(2): 263-271.
12. Miller WR, Rollnick S.Motivational interviewing – preparing people to change addictive behavior.New York: Guilford Press. 1991.
13. Greenfield S F, Hennessy G. Assessment of the Patient In Galanter M & Kleber H D. The American Psychiatric Publishing Textbook of Substance Abuse Treatment. 4th ed. United States of America. Arlington VA. 2008: 55-71.
14. Edwards G, Orford J, Egert S, Guthrie S, Hawer A, Hesman C, Mitcheson M, Taylor C. Alcoholism: A controlled trial of "treatment" and 'advice'. J. Stud. Alcohol. 1977;38:1004-1031.
15. Sanchez-Craig M, Wilkinson DA. Brief Treatments for alcohol and drug problems: practical and methodological issues. In:Loberg T, Miller WR, Nathan PE, Marlatt A. eds. - Addictive Behavior Prevention and Early Intervention. Amsterdan, Suvets e Zellinger,1989,33-252.
16. Grahan, AW, Fleming MS. Brief Interventions in Principles of Addiction Medicine edited by Allan Graham and Terry Schultz from American Society of Addiction Medicine (ASAM). 1998;8: 3, 615-630
17. Clark WD. Alcoholism: blocks to diagnosis and treatment. American Journal of Medicine; 1981. 71: 285-86
18. Bradley KA. The primary care practitioner's role in the prevention and management of alcohol problems. Alcohol Health & Research World. 1994; 18: 97-104.
19. Allen JP, Columbus M, Fertig JB. Assessment in alcoholism treatment: An overview. In Allen JP, Columbus M (Eds). Assessing alcohol problems: A guide for clinicians and researchers, 1-9) Treatment handbook Series, Number 4. Bethesda, MD: National Institute on Alcohol Abuse and Alcoholism. 1995.

20. National Institute on Alcohol Abuse and Alcoholism (NIAAA). The Physicians' Guide to Helping Patients with Alcohol Problems (NIH Publication No. 95–3769). Rockville, MD: The Institute. 1995
21. Piccioni A, Tarli C, Cardone S, Brigida M, D'Addio S, Covino M, Zanza C, Merra G, Ojetti V, Gasbarrini A, Addolorato G, Franceschi FE Role of first aid in the management of acute alcohol intoxication: a narrative review Rev Med Pharmacol Sci. 2020;24(17):9121-9128.
22. Donovan DM.Assessment strategies and measures in addictive behaviors. In: Case identification, assessment and treatment planning. 1998.
23. Institute of Medicine. Crossing the Quality Chasm: A New Health System for the 21st Century. Washington, DC: National Academies Press.2001. http://www.nap.edu/openbook.php?record_id=10027&page=R1
24. Associação Médica Brasileira e Conselho Federal de Medicina. Projeto Diretrizes. Abuso e Dependências de Drogas. 2012. http://www.projetodiretrizes.org.br/projeto_diretrizes2013/abuso_e_dependencia_de _drogas.pdf
25. Book J, Harbin H, Marques C, Silverman C, Lizanich-Aro S, Lazarus A. The ASAM and Green Spring Alcohol and Drug Detoxification and Rehabilitation Criteria for Utilization Review. Am J Addictions 1995; 4(3):187-97.
26. National Treatment Agency for Substance Misuse. Models of care for the treatment of drug misusers.London: DH; 2002. http://www.nta.nhs.uk.
27. Weiss RD, Greenfield SF, Mirin SM. Intoxication and withdrawal syndromes. In: Hyman SE. Manual of psychiatric emergencies. Boston: Litle, Brow & Co.1994; 217-27.
28. Ford LK, Zarate P. Closing the gaps: the impact of inpatient detoxification and continuity of care on client outcomes. J Psychoactive Drugs. 2010;(6):303-14.
29. Gastfriend DR. Pharmacotherapy of psychiatric syndromes with comorbid chemical dependence. J Addict Dis 1993;12(3):155-70
30. Barth KS, Malcolm RJ.Disulfiram: an old therapeutic with new applications. CNS Neurol Disord Drug Targets. 2010;9(1):5-12.
31. Johnson BA.Recent advances in the development of treatments for alcohol and cocaine dependence: focus on topiramate and other modulators of GABA or glutamate function. CNS Drugs. 2005;19(10):873-96.
32. Lobmaier PP, Kunøe N, Gossop M, Waal H. Naltrexone Depot Formulations for Opioid and Alcohol Dependence: A Systematic Review. CNS Neurosci Ther. 2010.
33. Gastfriend DR, McLellan AT. Treatment Matching. Theoretic Bases and Practical Implications. Medical Clinics of North America. 1997,1;81(4):945-966.

7 Dependência digital × dependência patológica digital

Anna Lucia Spear King
Lucio Lage Gonçalves

A era digital é responsável por um cenário transformador de forma permanente e intensa, redundando em novos comportamentos. Durante a maior parte do dia, de forma automática, contínua e com intensidade crescente pela velocidade que as práticas digitais impõem, os seres humanos mergulham no mundo digital e tornam-se cada vez mais dependentes de suas funcionalidades. Essas mudanças comportamentais irreversíveis, para assegurar a utilidade das tecnologias e manter a qualidade de vida das pessoas, requerem atenção de forma a minimizar possibilidades de danos físicos e psicológicos.

A dependência digital das tecnologias surge em decorrência de nossas atividades de lazer ou trabalho no dia a dia. Assim, as tecnologias devem ser instrumentos para melhoria de vida dos seres humanos e por eles controlados e não uma amplificadora de transtornos mentais.[1]

Na era digital somos todos dependentes das tecnologias digitais porque o mundo está cada vez mais automatizado pela agilidade e facilidades que essas tecnologias proporcionam. A forma como nos relacionamos com o uso desses mecanismos define o grau e o tipo de dependência de cada indivíduo e quanto se configura ou não uma patologia.

No dicionário, a palavra dependência significa o estado de quem ou daquilo que é dependente. Existem vinte e nove significados para a palavra dependência, por isso devemos sempre observar o contexto em que aparece. Dependendo do local em que é usado, o termo dependência pode receber diversas interpretações diferentes. Na área da medicina, por exemplo, vemos as dependências quase sempre remetendo a algo nocivo ou prejudicial, podendo ser: química, álcool, fumo ou drogas. Na psicologia, surge quando se trata de uma dependência mental ou emocional de algo ou alguém. Na sociologia, a dependência pode estar atrelada a outrem ou à sociedade, na arquitetura, a dependência pode se referir a um cômodo da casa ou a outras partes de um imóvel. E ainda, na filosofia, a dependência aparece quando não se tem autonomia devido à ausência de liberdade.[2] Por seus múltiplos significados, o uso da palavra dependência precisa ser cuidadosamente empregado para que seja compreendido de maneira adequada e no contexto certo.

O que é dependência "normal" digital

No que diz respeito ao uso de tecnologias digitais associadas ao comportamento humano, a dependência do computador, telefone celular, tablet, entre outras, costuma ser considerada uma dependência normal, quando estabelecida pela necessidade comedida de uso diário por laser e/ou trabalho. Nesses casos dependemos das tecnologias para tirar proveito para nosso crescimento, relacionamentos pessoais e sociais, para facilitar o trabalho e estudo, entre outras atividades. Dessa maneira, somos dependentes de algo, mas não somos dependentes patológicos. Estamos querendo dizer que dependemos das tecnologias da mesma maneira que dependemos da chave da casa para entrar em casa, dos óculos para ler melhor ou da nossa agenda de papel para registrarmos compromissos diários.

Embora o termo "normal" seja bastante elástico, aqui a dependência normal digital está classificada como aquela onde os indivíduos, apesar do uso digital intenso e por muitas horas, conseguem manter sua vida pessoal, social,

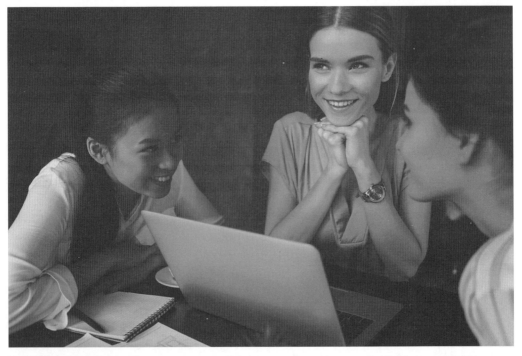

Fonte: https://create.vista.com

Capítulo 7

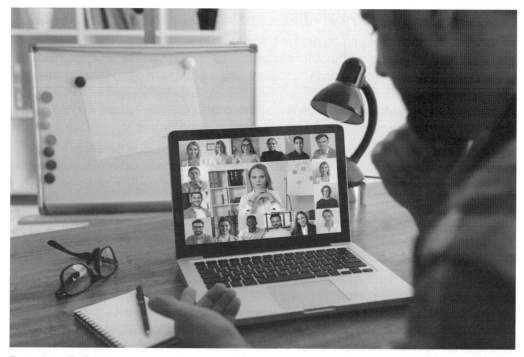

Fonte: https://br.freepik.com/

acadêmica e profissional de forma dosada e equilibrada com espaço para a relação saudável com a família e amigos, intercalando com suas atividades que requerem o uso digital. As pessoas que conseguem funcionar assim e não se desestabilizam se algum problema operacional com o acesso à internet, redes sociais ou aplicativos de comunicação ocorrer temporariamente. Possuem equilíbrio para conviver entre o real e o virtual sem comprometer sua vida de um modo geral. Esse equilíbrio emocional, mesmo diante de uma indisponibilidade física ou operacional do dispositivo de acesso, como o telefone celular, caracteriza a inexistência de uma dependência patológica, que será descrita na próxima seção.

    Atualmente, as pessoas se dizem dependentes de tecnologias como se fossem "viciadas" nas mesmas, só porque usam todos os dias e por muitas horas. Nesses casos, pode ser que a pessoa seja apenas "mal-educada" por não saber estabelecer limites e regras para usar uma tecnologia adequadamente no seu dia a dia. Isso mesmo, devemos ser educados, não só socialmente, mas também digitalmente. Por exemplo, quando estiver com alguém, privilegie sempre a presença do outro, não use o telefone celular em reuniões de família, em ambientes de trabalho para resolver questões pessoais, em velórios, cinemas, teatros, entre outros locais inadequados para esse fim e que costumamos ver muitas pessoas usando. Precisamos conhecer também estratégias que possam prevenir prejuízos físicos e/ou emocionais futuros.

O que é dependência patológica digital

A dependência patológica digital é aquela considerada o vício (Nomofobia)[3] e quase sempre tem um transtorno mental associado (ansiedade, compulsão, pânico, depressão, entre outros)[4] que costuma potencializar o uso da mesma. Nomofobia é a sensação de desconforto ou ansiedade causada pela não disponibilidade de qualquer meio de comunicação virtual, incluindo não só o telefone celular, mas também o computador, tablet etc.[5]

A dependência patológica digital se configura quando ficar sem o telefone celular, off-line ou longe do computador, chegar ao ponto de atrapalhar a vida diária ou trouxer sintomas nomofóbicos como ansiedade, angústia, desconforto, dentre outras.[3]

A Nomofobia é considerada uma fobia da era moderna, introduzida em nossas vidas como um produto da interação entre as pessoas e as tecnologias da informação e da comunicação, especialmente os smartphones.[6]

Os dispositivos tecnológicos servem como canal de representação e catarse para escoar as emoções e sentimentos característicos da personalidade de cada sujeito. Por exemplo, se a pessoa apresenta um transtorno compulsivo, provavelmente ela vai usar o computador para buscar finalidades que atendam à sua compulsividade. Assim, costumam ficar dependentes de

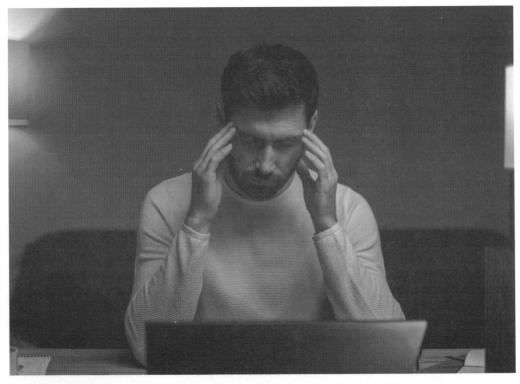

Fonte: https://br.freepik.com/

compras on-line, jogos, sites específicos, entre outras atividades similares que aliviem seu estado compulsivo. Um outro exemplo, se a pessoa é depressiva, a tendência é que busque grupos, eventos e relacionamentos que a levem a se sentir inserida em um contexto e menos triste e solitária. Contudo, se ela acreditar em tudo o que é postado nas redes sociais e que a vida dos outros é melhor que a dela, nesses casos, poderá piorar a depressão. Um outro exemplo seria um indivíduo com transtorno de fobia social que provavelmente estaria usando o computador para se relacionar com alguém virtualmente na procura de evitar os temidos encontros presenciais que seriam terrivelmente causadores de estresses. Nesse caso, o computador estaria servindo como um escudo de proteção entre o sujeito e o objeto temido a ser evitado. Em todos esses casos, as emoções e sentimentos estariam se encontrando em acessos específicos, on-line ou off-line, um modo de escoar e assim aliviar a tensão do sujeito.

A dependência digital considerada normal requer apenas disciplina e organização de tempo, já a dependência patológica digital se estabelece quando é possível perceber nas pessoas algumas características relativas à falta de limites, de controle, ao uso abusivo diário e por muitas horas. Ocorrem mudanças comportamentais e o aparecimento de prejuízos físicos e emocionais visíveis. Esses prejuízos são derivados do uso não consciente dos dispositivos digitais como telefone celular, tablets, computadores e seus recursos como aplicativos de mensagens, redes sociais, jogos eletrônicos e outros.

Apesar do tempo de uso não definir sozinho a condição dessa dependência, os dependentes patológicos de tecnologia (dependentes digitais) não conseguem controlar a sua relação com a mesma, excedem o tempo de uso cotidiano e abdicam de sua vida real e social, privilegiando a vida virtual. Além do afastamento da família e dos amigos pode-se observar o surgimento de sintomas emocionais como desconforto, ansiedade, agitação, instabilidade, depressão, perturbação e outros.[4] Assim, a dependência digital é patológica, quando está associada a um transtorno mental primário, podendo se intensificar e provocar um uso abusivo no indivíduo, que pode ser revertido quando o tratamento adequado é providenciado.[7]

O dependente patológico de tecnologias começa a apresentar prejuízos na sua qualidade de vida que podem se manifestar em diversas áreas: pessoal, social, acadêmica, profissional, servindo de sinal para a necessidade de se buscar tratamento. Os transtornos mais comuns observados associados ao uso abusivo de tecnologias são: ansiedade, depressão, pânico, compulsão, transtorno dismórfico corporal, entre outros. Para que a dependência patológica seja identificada precisa da avaliação de um profissional da área de saúde. De acordo com a literatura,[1] o tratamento eficaz da dependência patológica é o médico (com uso de medicação, se necessário) conjuntamente com o psicólogo (terapia). Cabe ao médico interpretar a queixa do usuário excessivo de tecnologias, diferenciar a dependência "normal" da dependência patológica, realizar diagnóstico e orientar o tratamento.

No caso de "falta de educação" digital ao usar tecnologias excessivamente no cotidiano, o indivíduo necessitará apenas aprender sobre etiqueta digital[8] que consiste no conhecimento de regras, limites e noções de uso consciente de tecnologias.

Quando a pessoa leiga que se considera dependente de tecnologias deve procurar tratamento? Quando ela ou algum amigo ou familiar começar a perceber comprometimentos em alguma das áreas citadas anteriormente e prejuízos à qualidade de vida.

Tanto o dependente normal quanto o dependente patológico digital devem receber orientações de uso consciente de tecnologias. No caso de a dependência ser patológica, o médico vai direcionar o tratamento do indivíduo visando o transtorno de origem que esteja potencializando o uso de alguma tecnologia específica, seja computador, telefone celular ou outra.

Todo cenário que envolve a dependência digital e o contexto da Nomofobia produzem impactos consideráveis no comportamento humano, hoje agravados pela condição de pressão em decorrência do isolamento social e pela necessidade aumentada de comunicação virtual provocada pela pandemia do novo coronavírus, deflagrada no início de 2020.

No que tange ao tratamento da dependência patológica digital, o Laboratório Delete – Detox Digital e Uso Consciente de Tecnologias, vinculado ao Instituto de Psiquiatria da Universidade Federal do Rio de Janeiro (IPUB/UFRJ) realiza atendimento especializado abordando principalmente o conceito de uso consciente de tecnologias como estratégia principal para orientar os usuários excessivos e/ou dependentes de tecnologias no cotidiano. O uso consciente de tecnologias, inclui conhecimentos sobre educação digital,[8] limites de uso de dispositivos digitais pessoal ou em sociedade relativos ao comportamento educado, além de informações sobre posturas físicas (ergonomia digital)[9] para preservação da saúde corporal.

Impactos no comportamento humano

As mudanças de comportamento humano não se referem apenas ao que fazemos, mas também ao que somos, pois o impacto sobre o comportamento humano é singular e maior do que todas as eras passadas, não só pela velocidade, mas também pela multiplicidade e por sua invisibilidade para a maior parte das pessoas.[10]

As novas tecnologias de computadores, *softwares*, *hardwares*, telecomunicação, entre outros, vem causando um impacto significativo em todos os aspectos da vida e da sociedade, produzindo mudanças comportamentais e de hábitos e costumes cujos efeitos não podemos deixar de acompanhar.[3]

A dependência patológica digital impacta o comportamento humano em diversos segmentos como já relatado, sendo preditora da Nomofobia em situações de impossibilidade de acesso, pelo indivíduo, aos recursos digitais. A Nomofobia produz mudança de hábitos diários e pode revelar outros aspectos a serem investigados como a presença de transtornos mentais.

Os impactos são variáveis, de acordo com a afinidade das pessoas com as tecnologias digitais, conforme o contexto onde a pessoa está inserida, além de sua consciência sobre o uso salutar dessas tecnologias. No entanto, em situações extraordinárias como a que o mundo começou a viver a partir do início de 2020 com o advento do novo coronavírus esses impactos podem aumentar de forma exponencial. Essa pandemia acelerou a transformação digital amplificando o uso e os impactos das tecnologias digitais nos humanos. Com o tempo que passou a sobrar tornou-se automática a imersão maior no uso digital não só para trabalho, bem como para contatos sociais, familiares, lazer e outras finalidades. Essa pressão no exílio trouxe à tona muitos elementos de análise, em particular, o desgaste das rotinas das pessoas e, com isso, a possibilidade de surgimento de comportamentos atrelados a transtornos originais até então desconhecidos. Mudanças de cenários têm a propriedade de revelar novos comportamentos e o momento é de observar essas novas situações do comportamento humano em condições inusitadas e extremas.

A tecnologia digital é positiva, mas, seu uso deve ser dosado, orientado e acompanhado. Para aqueles que demonstram comportamentos exacerbados, mas sem diagnóstico quanto a possuírem algum transtorno, uma avaliação psicológica pode revelar sua existência. Para os dependentes digitais que mantêm controle sobre seus tempos e espaços, isso é positivo, mas continuar observando eventuais desvios, também é importante.

Referências

1. King ALS. Dependência Digital e Uso Consciente de Tecnologias. In: Gonçalves, L.L; King, A.L.S; Nardi, A.E. (Orgs.) Novos Humanos 2030: Como será a humanidade em 2030 convivendo com as tecnologias digitais? 1ª ed., Rio de Janeiro: Editora Barra Livros, 2019.
2. Gonçalves LL. Dependência Digital: tecnologias transformando pessoas, relacionamentos e organizações. Rio de janeiro: Editora Barra Livros, 2017.
3. King ALS, Nardi AE. O que é Nomofobia? Histórico e Conceito. In King, A.L.S; Nardi, A.E & Cardoso, A. (Orgs). Nomofobia: dependência do computador, internet, redes sociais? Dependência do telefone celular? O impacto das novas tecnologias interferindo no comportamento humano. São Paulo: Editora Atheneu, 2014.
4. American Psychiatry Association. Diagnostic and statistical manual for mental disorders 5ª ed, text. Rev. Washington: American Psychiatry Association, 2014.
5. King ALS, Valença AM, Silva AC. O; Baczynski, T; Carvalho, M.R; Nardi, A.E. Nomophobia: Dependency on virtual environments or social phobia? Computer in Human Behavior, 2013.
6. Yldirim C, Correia AP. Exploring the dimensions of Nomophobia: Development and validation of a self-reported questionnaire. Computer in Human Behavior, 49, p. 130-137, 2015.

7. Gonçalves LL, King ALS. In: Gonçalves, L.L; King, A.L.S.; Nardi, A.E. (Orgs) Novos Humanos 2030: Como será a humanidade em 2030 convivendo com as tecnologias digitais? 1ª ed., Rio de Janeiro: Editora Barra Livros, 2019.
8. King ALS, Guedes E, Nardi AE. Etiqueta Digital. Porto Alegre: Educabooks, 2017.
9. King ALS, Guedes E, Pádua MK, Nardi AE. Ergonomia Digital. Porto Alegre: Educabooks, 2018.
10. Yildiz DH. Investigation of Nomophobia and Smartphone addiction predictors among adolescents in Turkey: Demographic Variables and academic performance. The Social Science Journal, (2018) V. 56, Issue 4, p. 492-517.

Transtornos mentais mais observados associados com a dependência patológica digital (Nomofobia)

8

Anna Lucia Spear King
Antonio Egidio Nardi

Os profissionais da área da saúde do Laboratório Delete – Detox Digital e Uso Consciente de Tecnologias[1] do Instituto de Psiquiatria (IPUB) da Universidade Federal do Rio de Janeiro (UFRJ) durante os atendimentos a pacientes com transtornos mentais, começaram a perceber o surgimento de sentimentos, sintomas e novos padrões de comportamento nesses indivíduos, relacionados a uma convivência inadequada, excessiva e diária com as tecnologias (computador, telefone celular, tablets, entre outras). Esses vinham interagindo com as mesmas no dia a dia de maneira excessiva e muitas vezes abusiva. Existia por parte de algumas pessoas uma dependência natural do telefone celular e do computador, relacionada à conveniência, conforto, segurança e bem-estar ao disporem desses dispositivos tecnológicos, se contrastando com outras, que apresentavam uma dependência patológica desses aparelhos e apresentando sintomas relacionados de medo, angústia, desconforto, entre outros, causados quando da impossibilidade de uso dos aparatos tecnológicos. A equipe observou, nesse segundo caso, que o uso excessivo das tecnologias referidas, estava alterando os hábitos pessoais e produzindo mudanças comportamentais, sociais e familiares com prejuízos na qualidade de vida desses pacientes.

Era nítida a diferença entre a dependência normal da tecnologia (aquela por lazer ou trabalho) daquela dependência patológica[2] que se mostrava presente em alguns casos. Lembramos que a dependência "normal" é aquela que nos permite tirar proveito e benefícios das tecnologias para o crescimento pessoal, trabalho, relacionamentos sociais, entre outros. E a dependência patológica de tecnologias (Nomofobia) é aquela que pode estar relacionada a um transtorno mental primário que costuma potencializar o uso das mesmas e tornar o sujeito "viciado" no telefone celular, computador ou outras. Mesmo o uso de tecnologias sendo diário e por muitas horas, não configura a dependência patológica.

A dependência patológica assume o significado de algo nocivo ou prejudicial e começa a apresentar comprometimentos na vida pessoal, social, familiar, acadêmica ou profissional do indivíduo trazendo consequências indesejáveis.[2]

Desde a entrada dos primeiros computadores e telefones celulares na vida dos indivíduos, começamos a perceber também, o surgimento de mudanças significativas nos hábitos, costumes, comportamentos, emoções e nas relações pessoais e sociais resultantes dessa interatividade.[2] Com isso, nasceu a necessidade de se buscar compreender a dimensão, os impactos e consequências dessas alterações, em relação aos benefícios, prejuízos, ganhos ou perdas relacionadas com o uso ou abuso das tecnologias.

As alterações observadas serviram de alerta para a investigação das causas que poderiam estar levando alguns sujeitos a manter esse comportamento indevido. Uma convivência abusiva, diferente de uma convivência natural, que produzia um comportamento de "apego patológico" ao computador, internet ou telefone celular, não podia ser considerada adequada, e sim, deveria estar servindo para mostrar a relação com algum fato ou diagnóstico primário que precisava ser investigado para que pudesse ser tratado. Com isso, a equipe do Laboratório Delete percebeu que a dependência patológica das tecnologias podia ter relação com algum transtorno mental presente na origem dessas questões e que poderia estar contribuindo para produzir uma relação de dependência inadequada com a tecnologia e potencializando seu uso.

Quando o uso abusivo de tecnologias se torna exacerbado e começa a interferir no comportamento do indivíduo e trazer prejuízos para a vida pessoal, social, acadêmica, profissional ou familiar recomendamos que se procure orientação especializada. Nesse momento deve-se buscar orientação e/ou tratamento médico e psicológico.[2]

Alguns transtornos mais observados relacionados à dependência patológica de tecnologias (Nomofobia)

- Transtorno do pânico.
- Transtorno de ansiedade social ou fobia social.
- Transtorno de ansiedade generalizada.
- Transtorno obsessivo-compulsivo.
- Transtorno depressivo.
- Transtorno dismórfico corporal.
- Transtorno do jogo patológico digital, entre outros.

Transtorno do pânico

O transtorno do pânico (TP)[3] é considerado um transtorno de ansiedade caracterizado por ataques de pânico (AP) frequentes e recorrentes. O AP se define como um período de medo intenso ou desconforto acompanhado de sintomas somáticos e/ou cognitivos. Alguns sintomas reconhecidos são: medo de morrer, de perder o controle e de "enlouquecer", associados a uma série de sintomas físicos (falta de ar, tremores, palpitações, aceleração dos batimentos cardíacos, dor ou desconforto no peito, tonturas, suor excessivo, formigamentos, entre outros). As crises de ansiedade durante os AP podem surgir de forma repentina e intensa com forte sensação de medo ou mal-estar. Durante o episódio, também é comum a impressão de irrealidade ou despersonalização. O TP influencia na qualidade de vida do sujeito e interfere na sua vida familiar, ocupacional e social. Os AP podem ocorrer em qualquer lugar, contexto ou momento e tem duração média de 15 a 30 minutos. Embora os AP não ameacem a vida, eles podem ser muito assustadores. O indivíduo sente que está perdendo o controle, tendo um infarto ou até mesmo achando que vai morrer.

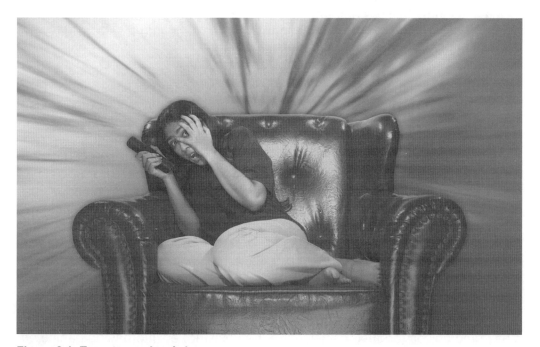

Figura 8.1: Transtorno do pânico.

Fonte: Adaptada de https://br.freepik.com/

Tratamento

O tratamento considerado eficaz na literatura[3] combina o uso de medicamentos antidepressivos e ansiolíticos com terapia cognitivo-comportamental (TCC). A duração vai depender da gravidade da doença, podendo variar de meses a anos, sendo que pode ser controlado e o paciente ficar sem sintomas. A psicoterapia tem como objetivo auxiliar o paciente no resgate da autoconfiança necessária ao domínio das crises, por meio da consciência de si mesmo.

Caso clínico de paciente com transtorno do pânico e dependência patológica do telefone celular

Homem,[4] 56 anos, nível superior, casado que relatava o início do TP aos 26 anos, durante uma viagem de trabalho ao exterior. Nessa ocasião começou a apresentar sintomas de nervosismo, taquicardia, tremores e alterações na respiração, entre outros, e teve muita dificuldade em retornar desacompanhado ao Brasil. A partir desse episódio, os sintomas começaram a se tornar frequentes e recorrentes, passando a desenvolver um quadro fóbico de dependência das pessoas próximas.

Começou a ter medo de elevador e não saía mais sozinho temendo passar mal na rua e não ter como pedir socorro (agorafobia). Passou a precisar dormir no quarto do seu pai. Sentia-se infeliz, com baixa autoestima, apresentava insônia acentuada e sintomas depressivos. Não suportava viver em condições de incapacidade, falta de autonomia e limitações. Desde o início dos sintomas, procurou tratamentos que não surtiram o efeito desejado, realizou diversos exames médicos, todos com resultados normais.

A relação de dependência do telefone celular (TC) começou desde o início dos primeiros sintomas. Informa que foi uma das primeiras pessoas a ter o TC no Brasil. Com o TC no bolso sentia a mesma sensação de segurança como se estivesse acompanhado e com a possibilidade de pedir socorro a qualquer instante. "Era como se eu tivesse um remédio no bolso que poderia tomar quando precisasse". A partir daí, nunca mais deixou de ter os aparelhos em sua companhia e desenvolveu uma relação de dependência patológica do aparelho. Só saía de casa com ele, e sem ele não se sentia seguro nem para ir a outros cômodos mais distantes da casa temendo passar mal e não ter como ligar para pedir ajuda.

Relatava manter o TC ligado inclusive durante as madrugadas. Costumava programar o seu TC com o número do médico, do psicólogo e de hospitais registrados em ordem por uma numeração específica. Caso fosse necessário, bastava apenas apertar a tecla referente ao atendimento que necessitava e imediatamente encontrava a providência desejada.

"O TC foi a melhor coisa que aconteceu na vida da gente". Relatou sintomas nomofóbicos (angústia, ansiedade, nervosismo) e sintomas de pânico em diversas ocasiões quando percebia que o TC ficava sem bateria ou fora da área de cobertura. Com o TC em mãos se sentia mais independente e reconhecia que se não existisse o TC não teria a mesma liberdade de locomoção e autonomia que tem atualmente de posse do aparelho. "Minha vida seria mais difícil se não existisse o TC".

Esse paciente foi diagnosticado com TP com agorafobia e tratado com medicação e TCC. A medida em que seus sintomas foram reduzindo com o uso da medicação e com o acompanhamento psicoterápico, começou a perceber também a redução da dependência do telefone celular e o aumento da autoconfiança.[4]

Transtorno de ansiedade social ou fobia social

A definição atual do transtorno de ansiedade social (TAS) ou fobia social, segundo o Manual Diagnóstico e Estatístico dos Transtornos Mentais (DSM5)[5] se caracteriza por um medo marcante e persistente presente em uma ou mais situações sociais, nas quais o indivíduo é exposto a pessoas, não familiar ou a uma possível avaliação por outrem. O indivíduo com TAS costuma evitar essas situações ou as enfrenta com intenso sofrimento. Nessas circunstâncias, acredita que alguém possa lhe fazer algo humilhante ou embaraçoso, ou receia demonstrar sintomas ansiosos como: rubor facial, suor, tremores, náuseas, gagueira, dor de barriga, desejo urgente de urinar, entre outros. E pode até ter ataques de pânico ao ser exposto a essas situações. A fobia pode envolver quase todas as situações sociais ou estar restrita a situações específicas. Na maioria das vezes, o TAS começa na adolescência e afeta igualmente ambos os sexos. Em casos mais graves, pode resultar em isolamento social quase completo.

Situações tipicamente ansiogênicas envolvem interação social (como iniciar conversas com outras pessoas em festas, conhecer novas pessoas, falar com um vendedor, cumprimentar o vizinho, expressar a opinião, entre outras) e de desempenho (falar e comer em público, assinar um cheque na presença de alguém não familiar, urinar em banheiro público etc.). Essas situações são evitadas ou enfrentadas com desconforto e sofrimento importantes e acabam interferindo significativamente na rotina da pessoa, podendo ser incapacitante.

A fobia social, também chamada de transtorno de ansiedade social,[5] é um transtorno psicológico no qual a pessoa se sente muito ansioso em situações sociais normais, entrar em lugares cheios, ir a uma festa ou fazer uma entrevista de emprego, por exemplo. Nesse transtorno a pessoa fica insegura e preocupada com o seu desempenho ou com o que poderão pensar dela, por isso, evita situações em que pode ser julgado por outras pessoas. Não se deve confundir a fobia social com timidez. Enquanto a última é apenas uma característica comum a várias pessoas, e não necessariamente causa dificuldades de socialização, a fobia social prejudica significativamente a qualidade de vida das pessoas que convivem com ela.

Caso clínico de paciente com transtorno de ansiedade social e dependência patológica do computador

Universitário,[6] 30 anos, solteiro, relatava como queixa principal a dificuldade de se relacionar socialmente e fazer amizades. Desenvolveu os comportamentos de esquiva e de ansiedade antecipatória em situações em que tinha que se expor ou comparecer pessoalmente. Em encontros presenciais costumava apresentar sintomas de tontura, sudorese, taquicardia, tremor, ondas de calor que subiam para a face (rubor facial), tensão muscular e dor de cabeça. Contava que não sabia conversar, nem o que dizer e se sentia inferior

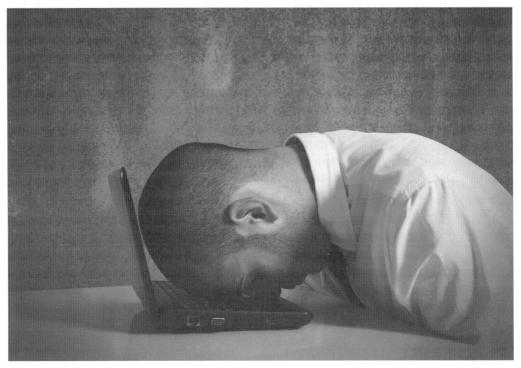

Figura 8.2: Transtorno de ansiedade social ou fobia social.

Fonte: https://br.depositphotos.com/

e incapaz. Acreditava que as pessoas não gostavam da sua aparência e não conseguia fazer perguntas. Tinha medo de dizer coisas tolas e ficava extremamente constrangido e com medo das críticas alheias.

    A partir do momento em que começou a sofrer prejuízos pessoais, sociais e familiares devido à timidez excessiva e a esquiva, e por deixar de concluir a faculdade por ter faltado ao exame final que exigia uma apresentação pública diante de avaliadores, resolveu buscar tratamento. Nessa ocasião, o paciente começou a usar de maneira abusiva o computador para evitar os encontros pessoais e para interagir socialmente nas redes sociais, na tentativa de se proteger, adquirir segurança e reduzir conflitos e sintomas ansiosos. Começou a apresentar sintomas nomofóbicos de angústia, ansiedade, desconforto e nervosismo quando se via impossibilitado de usar o computador. Em frente ao computador dizia se sentir forte, com mais poder e protegido das situações e encontros na vida real que seriam muito ameaçadores. O computador nesse caso servia como um "Escudo de Proteção" para lhe dar segurança. Começou a procurar relacionamentos e amizades pela internet. Nessa ocasião a dependência do computador se intensificou devido à "necessidade de se sentir poupado" da angústia dos contatos pessoais que poderiam trazer sintomas extremamente estressantes.

Na faculdade, conheceu uma garota muito bonita que pareceu se interessar por ele. Mas, devido ao TAS e suas limitações, preferia manter contato por e-mail. No computador, costumava fazer elogios a ela e a lhe dizer palavras carinhosas, que não teria coragem de dizer pessoalmente. Pelo computador passava uma imagem segura e tranquila. Determinado dia, inesperadamente encontrou essa moça na faculdade, ficou extremamente nervoso e sem saber o que dizer na sua presença, a partir daí, começou a evitá-la. A moça lhe enviou um e-mail dizendo que pela internet ele "era um" (interessante, sedutor) e pessoalmente "era outro" (inábil, indiferente). Isso para ele foi devastador e muito significativo. Considerava o ambiente virtual um campo neutro, confortável e sem ameaças.

Costumava sair pouco e evitar locais públicos, preferia ficar "no mundo virtual". Achava que quando saía todos o observavam e que existiam pessoas caçoando dele e fazendo críticas e comentários a seu respeito. Sentia desconforto quando longe do computador ou desconectado da internet "o computador é parte de mim". Estava usando a comunicação pela internet e despendendo um tempo exagerado no computador, como fuga das relações sociais e presenciais, na tentativa de aumentar sua segurança pessoal e reduzir os conflitos e sintomas ansiosos.

O uso demasiado do computador era uma maneira confortável que o paciente com TAS encontrou para tentar não perder a oportunidade de estabelecer as relações sociais que desejava e que eram impossíveis de serem feitas pessoalmente devido às próprias características limitantes do quadro de fobia social.[6]

Temos que ter em mente que às vezes os jovens se isolam e permanecem por longos períodos de tempo jogando e parecendo aos olhos dos outros que são dependentes de jogos digitais. Na verdade, pode ser que tenham outras dificuldades primárias como o TAS e que não estão sendo levadas em conta. O TAS pode causar muita ansiedade ou estresse ao jovem quando esse precisa se relacionar com outras pessoas. Com isso, e para evitar o sofrimento de se expor pessoalmente, o jovem acaba se isolando e parecendo estar viciado em jogos, mas na verdade existe outra causa principal que pode ser o TAS.

Diagnóstico e tratamento

O diagnóstico do TAS foi realizado por um psiquiatra. A conduta médica consistiu na prescrição de medicamentos para o paciente e encaminhamento para sessões de terapia cognitivo-comportamental.[7] A medida em que a medicação e a terapia começaram a fazer efeito, pode-se constatar uma nítida remissão dos sintomas de ansiedade, aumento da autoconfiança, do desempenho e da socialização. O paciente começou a interagir mais presencialmente e reduzir a necessidade de fazer amizades por intermédio do computador. Aos poucos foi privilegiando mais a vida real ao invés da virtual. O perfil do dependente de tecnologias geralmente pode ser atribuído a pessoas com baixa autoestima, baixa autossuficiência, problemas com a autoimagem e habilidades sociais ruins. Uma vez que essas questões são trabalhadas, os resultados começam a se tornar favoráveis em todos os aspectos.

Transtorno de ansiedade generalizada

O transtorno da ansiedade generalizada (TAG), segundo o Manual Diagnóstico e Estatístico dos Transtornos Mentais (DSM5),[5] é caracterizado pela "preocupação excessiva ou expectativa apreensiva", persistente e de difícil controle, que perdura por seis meses no mínimo e vem acompanhado por três ou mais dos seguintes sintomas: inquietação, fadiga, irritabilidade, dificuldade de concentração, tensão muscular e perturbação do sono. Tem como definição um estado de ansiedade constante e preocupações excessivas.

O quadro apresenta dificuldades de concentração, tensão muscular, incapacidade de relaxar, dores de cabeça, fadiga, problemas de sono, sensação de estar com os nervos à "flor da pele", sentir-se "no limite". A apreensão e os medos de adoecer, sofrer um acidente, ou de que algo ruim aconteça com um familiar são constantes. O estado de humor é desconfortável, apreensão negativa quanto ao futuro, inquietação interna desagradável.

Principais sintomas físicos: taquicardia, sensação de desconforto, dor ou aperto no peito, sensação de falta de ar ou alterações da respiração, tonturas, tremores, suor excessivo, formigamentos, ondas de frio ou calor, tensão muscular, enjoos, entre outros.

É importante registrar também que, nesses casos, o nível de ansiedade é desproporcional aos acontecimentos geradores do transtorno, causa muito sofrimento e interfere na qualidade de vida e no desempenho familiar, social e profissional dos pacientes.

A ansiedade é uma reação normal diante de situações que podem provocar medo, dúvida ou expectativa. É considerada normal a ansiedade que se manifesta nas horas que antecedem uma situação que está por vir, como uma entrevista de emprego, o nascimento de um filho, uma viagem, uma cirurgia, um revés econômico, entre outros. Nesses casos, a ansiedade funciona como um sinal que prepara a pessoa para enfrentar o desafio e, mesmo que esse não seja superado, favorece sua adaptação às novas condições de vida.

No TAG, a pessoa se condiciona ao uso abusivo do computador e/ou do telefone celular como fonte de alívio dos sintomas de ansiedade. Costuma usar suas postagens como uma forma de catarse para suas emoções e também costuma cobrar dos seus interlocutores respostas imediatas que atendam às suas expectativas que são sempre emergentes devido ao quadro. O Estresse também pode surgir em relação ao uso de tecnologias e é causado por:

- Tempo de espera para respostas que poderiam ser imediatas.
- Excesso de informações.

- Recebimento excessivo de e-mails.
- Cobranças além do horário de trabalho.
- Prejuízos causados por problemas de configuração.
- Perdas de dados importantes.
- Impaciência pela demora de processos ou pela lentidão da conexão à internet.

Diagnóstico e tratamento do transtorno de ansiedade generalizada (TAG)

O diagnóstico do TAG leva em conta a história de vida do paciente, a avaliação clínica criteriosa e, quando necessário, a realização de alguns exames complementares. Os sintomas de ansiedade podem ser comuns a várias condições clínicas diferentes que exigem tratamento específico, por isso, é fundamental estabelecer o diagnóstico diferencial com transtorno obsessivo-compulsivo, transtorno do pânico ou fobia social, por exemplo. O tratamento do TAG inclui o uso de medicamentos antidepressivos ou ansiolíticos, sob orientação médica, e terapia cognitivo-comportamental (TCC).[7] O tratamento farmacológico geralmente precisa ser mantido por seis a doze meses depois do desaparecimento dos sintomas e deve ser descontinuado em doses decrescentes.

Psicoterapia

A TCC[7] é uma terapia breve que inclui sessões estruturadas com objetivos específicos. Sua prática é baseada em tarefas e o paciente e o terapeuta têm papéis ativos. A intenção da TCC consiste em corrigir e ressignificar as interpretações catastróficas dos acontecimentos e a condição do paciente, medos, sensações corporais e comportamentos de esquiva. O tratamento com TCC pode ser realizado concomitantemente com o medicamentoso e emprega os seguintes recursos como técnicas: psicoeducação, reestruturação cognitiva, exercícios de indução dos sintomas, exposição interoceptiva (às próprias sensações corporais), exposição ao vivo (para o enfrentamento de situações ou de lugares que causam estresse) e exercícios de respiração e relaxamento.

Transtorno obsessivo-compulsivo (TOC)

O transtorno obsessivo-compulsivo (TOC) de acordo com o Manual Diagnóstico e Estatístico dos Transtornos Mentais (DSM5)[5] é definido pela presença de obsessões recorrentes e/ou compulsões que interferem e prejudicam substancialmente o funcionamento do indivíduo no seu dia a dia. As obsessões são pensamentos, impulsos ou imagens mentais associados à contaminação, organização, entre outros. O paciente não consegue evitar tais pensamentos. As compulsões são comportamentos repetitivos (lavar, limpar, organizar, verificar) ou atos mentais (orar, contar, repetir palavras ou números em silêncio) com o objetivo de aliviar a ansiedade. Por exemplo: lavar as mãos repetidas vezes/verificar se desligou o gás/compras/colecionismo/organizar objetos/contar coisas.

As obsessões teriam o princípio de produzir o aumento do mal-estar, desconforto ou ansiedade. As compulsões, por sua vez, teriam a finalidade de reduzir a ansiedade ou neutralizar as obsessões e os atos impulsivos. As compulsões são comportamentos repetitivos, que visam a obtenção imediata de prazer ou alívio.

Os sintomas do TOC se referem a diversas alterações no comportamento do sujeito, como rituais ou compulsões, evitações, repetições, assim como alterações do pensamento, preocupações exacerbadas, pensamentos de conteúdo impróprio, produzindo alterações das emoções, como medo, desconforto, culpa, depressão.

No comportamento obsessivo-compulsivo em relação ao uso de tecnologias, observamos pessoas com esse diagnóstico procurando interagir nas redes sociais buscando preencher "Vazios" internos e "Faltas" emocionais. A *compulsão pela internet*, assim como por jogos, exercícios físicos, trabalho, sexo, sites de compras, sites pornográficos, entre outros, são considerados transtornos. Observamos que no DSM5[5] o TOC saiu do setor dos transtornos de ansiedade e atualmente faz parte dos transtornos de controle do impulso.

Quando, por exemplo, um indivíduo com o diagnóstico de TOC tem acesso a tecnologias e a jogos, esse provavelmente, pelas próprias características da doença, vai procurar usar esses dispositivos como um canal de representação para esse transtorno que atenda a suas obsessões e compulsões. O TOC é um transtorno crônico caracterizado pela presença de obsessões e compulsões, que consomem ao menos uma hora por dia, e causam sofrimento ao paciente e/ou seus familiares. As obsessões são pensamentos, impulsos ou imagens recorrentes que provocam na pessoa ansiedade ou mal-estar. Nesses casos, o sujeito sente a necessidade de ignorar ou suprimir a ansiedade causada por essas obsessões por meio de rotinas ou atividades repetitivas, denominadas compulsões ou rituais e nesses casos entram os jogos. Um indivíduo com TOC e com uso excessivo de tecnologias no dia a dia pode ter a tendência de se viciar em jogos digitais e em sites de compras, sexo, entre outros.

Diagnóstico e tratamento

O paciente com TOC nem sempre costuma perceber que tem um problema, geralmente associam os sintomas a características próprias ou traços da personalidade. Para o diagnóstico correto de uma pessoa com TOC, o médico responsável deve solicitar a realização de determinados exames e testes. É comum o uso de medicação e avaliação psicológica. A presença de um psicólogo é fundamental para descobrir sobre os pensamentos e padrões de comportamento do paciente a fim de obter bons resultados no tratamento.

Transtorno depressivo

De acordo com o Manual Diagnóstico e Estatístico dos Transtornos Mentais (DSM5),[5] para se classificar o transtorno depressivo como um transtorno de depressão maior, é necessário que se levem em conta determinados critérios. Para poder determinar a aparição de um transtorno de depressão maior, cinco (ou mais) dos seguintes sintomas devem aparecer ao mesmo tempo durante duas semanas, representando uma mudança no modo de viver da pessoa no estado de humor deprimido, ou seja, a perda de interesse nas coisas, de motivação ou prazer.

O indivíduo para receber esse diagnóstico deve apresentar um estado de humor deprimido grande parte do dia, em quase todos os dias. Observa-se uma diminuição do interesse por atividades que costumavam gerar empolgação, durante quase todo o dia, na maior parte dos dias; ocorre uma perda ou aumento de peso; alterações nos hábitos de sono, como insônia ou hipersonia, quase todos os dias; a própria pessoa e seu entorno observam uma maior agitação ou diminuição psicomotora, quase todos os dias; a pessoa se sente fatigada e/ou com falta de energia, quase todos os dias; aparecem sentimentos de culpa e de inutilidade excessivos; dificuldade para manter a concentração ou tomar decisões; aparecem pensamentos relacionados à morte de modo recorrente, podendo ser idealizações suicidas sem um determinado plano de execução, tentativas de suicídio ou meditações prévias para prosseguir com o suicídio.

Outros critérios também devem ser cumpridos, como a aparição dos sintomas gerando um elevado mal-estar que produz deterioramento em diferentes áreas nas quais a pessoa se encontra, como profissional ou social. Os sintomas não podem estar relacionados com o consumo de uma substância, um efeito fisiológico ou uma enfermidade médica. O episódio depressivo não se encaixa melhor com um diagnóstico do transtorno esquizoafetivo, esquizofrenia, esquizofreniforme, um transtorno delirante ou qualquer outro transtorno não especificado entre os transtornos psicóticos. Nunca houve um episódio maníaco ou hipomaníaco.

A depressão, em relação ao uso de tecnologias, pode ser observada nitidamente quando o indivíduo com esse diagnóstico interage, por exemplo, nas redes sociais (Facebook, Instagram, entre outras) e vê seus sintomas depressivos oscilarem de acordo com as postagens observadas. Uma possível razão é que nas redes sociais as pessoas tendem a postar apenas as boas notícias, relacionamentos que dão certo, viagens espetaculares, férias com amigos, promoções, fotos de festas, eventos etc. Com isso, é fácil cair na falsa crença de que todos estão vivendo vidas muito mais felizes e bem-sucedidas (quando tudo isso pode não ser verdade). O indivíduo com depressão que costuma acreditar em tudo o que é postado, tende a piorar seus sintomas e se sentir mais triste e desolado por achar que a vida de todos é melhor que a sua.

Um outro caso em que o indivíduo com depressão pode piorar seus sintomas e ficar mais pessimista e temeroso é quando tem a tendência de acreditar que tem doenças sobre as quais leu on-line. Nesses casos pode se tornar um Hipocondríaco digital ou Cibercondríaco.[8] Os vastos arquivos de literatura médica disponíveis on-line podem ser acessados por pessoas que tendem a ter pensamentos catastróficos. O hipocondríaco digital costuma juntar seu pessimismo e desconhecimento em relação às doenças com informações médicas que obteve na internet para chegar às piores conclusões possíveis.

Em contrapartida, os sintomas depressivos também podem melhorar quando o sujeito usa as tecnologias e a internet para se inserir em um algum contexto, fazer amigos nas redes sociais, marcar encontros presenciais, conversar com familiares, participar de grupos para se sentir menos solitário.

Diagnóstico e tratamento

O enfoque do tratamento do transtorno depressivo é psicológico e farmacológico. Essas duas modalidades não são excludentes entre si, de fato, a grande maioria das remissões do transtorno depressivo é produzida com o benefício das duas intervenções combinadas. Quanto ao uso de tecnologias e as variações de humor observadas no quadro depressivo, requerem apenas conhecimento de uso consciente das redes sociais como uma possibilidade de relacionamentos e diversão.

Transtorno dismórfico corporal

O transtorno dismórfico corporal (TDC)[9] historicamente conhecido pelo termo dismorfofobia é um diagnóstico psiquiátrico que caracteriza o indivíduo com uma intensa preocupação quanto a um defeito imaginário ou mínimo em sua aparência causando sofrimento significativo ou interferindo no funcionamento social, ocupacional, acadêmico ou em outras áreas da vida. Esses "defeitos" não são observáveis ou parecem discretos para outras pessoas. As preocupações variam desde parecer "sem atrativos" até "se ver como um monstro". Os indivíduos com TDC[10] podem permanecer focados em assimetrias de uma ou mais áreas do corpo e ficar vivendo em função de corrigir as mesmas.

As partes mais comuns de insatisfação são pele (acne, cicatrizes, rugas, palidez), nariz (tamanho ou formato), corpo (tamanho, formato). Porém, qualquer área do corpo pode ser motivo de insatisfação. Os comportamentos frequentes são de se comparar com outras pessoas; verificar os defeitos em espelhos ou em outras superfícies refletoras repetidas vezes; arrumar-se de maneira excessiva (ficar se penteando, barbeando, depilando ou arrancando os pelos); camuflagem (ficar aplicando maquiagem repetidamente ou cobrindo as áreas "imperfeitas" que incomodam com coisas como chapéu, roupas, maquiagem ou cabelo).

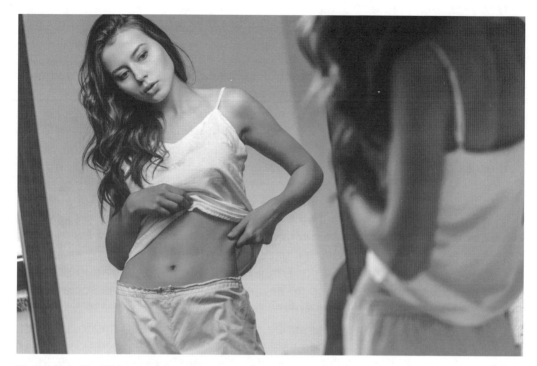

Figura 8.3: No TDC a pessoa não se vê como na realidade.

Fonte: https://create.vista.com

No TDC a pessoa não se vê como na realidade

Apesar do TDC[10] ser uma condição psiquiátrica/psicológica, poucos indivíduos buscam ajuda porque consideram o seu problema como físico, e não psicológico. Em vez disso, essas pessoas, muitas vezes procuram o tratamento em dermatologistas, esteticistas e cirurgiões plásticos em busca do aperfeiçoamento corporal e aumento da autoestima. Na maioria desses casos, mesmo depois dos procedimentos estéticos, a pessoa com TDC continua com baixa autoestima, pois, devido a doença, ela não consegue enxergar os resultados na sua aparência e continua frustrada.

E qual seria a relação do TDC com o uso de tecnologias (computador, telefone celular, tablet, entre outros) na era digital?[2] A resposta a essa questão pode estar no comportamento observado nos indivíduos ao se exporem por intermédio de *selfies* (autorretratos) nas redes sociais. Em cada postagem podemos constatar a preocupação excessiva com a autoimagem e autoestima, com a tendência em seguir padrões corporais considerados idealizados na internet e que nesse contexto servem de modelo do que seria o ideal.[2]

A palavra "imagem", em psicanálise, está ligada à relação do sujeito com as identificações que formam o "eu". Com relação à mitologia grega, Narciso era aquele que ficou conhecido por sua beleza. Ao ver-se refletido nas águas de uma fonte, se apaixona por si mesmo. Em busca desse amor impossível, Narciso sucumbe à própria imagem. Trazendo para o contexto atual, podemos ver o mito representado pelas *selfies*. Não é apenas a intenção de se expor por meio de um autorretrato, mas também uma busca pelo elogio e olhar do outro, de ser admirado, reconhecido, e assim, amado.

O TDC tem muito a ver com a autoimagem e com a autoestima.[2] A autoimagem é a parte descritiva do conhecimento que o indivíduo tem de si próprio e a autoestima inclui uma avaliação subjetiva que uma pessoa faz de si mesma como sendo intrinsecamente positiva ou negativa em algum grau. Principalmente os adolescentes saíram em busca de postar as *selfies* perfeitas nas redes sociais para receberem doses diárias de "curtidas" na sua autoimagem a fim de aumentarem a sua autoestima e se sentirem aceitos socialmente e pertencentes a um grupo. Atualmente, parece que o sujeito vive do seu próprio espetáculo. O espetáculo não é um conjunto de imagens, mas uma relação social entre pessoas, mediada por imagens. Parece que o indivíduo somente passa a existir quando consegue gerar uma repercussão na rede social, como o aumento de seguidores. Daí a ênfase dada ao *selfie*.[2]

Hoje, nas redes sociais, estamos vivendo uma cultura muito mais do Parecer do que do Ser.[2] As redes sociais além de serem espaços de relacionamento, troca de ideias e informações, são também locais onde os indivíduos podem se reinventar a cada dia, apresentando-se muito mais da maneira como querem ser vistos do que como são na realidade. Nessa sociedade virtual as imagens podem ser compostas e decompostas incessantemente de acordo com os objetivos a serem alcançados.

Na cultura atual das redes sociais o sujeito não precisa ter apenas uma identidade em torno de um "Eu" coerente, mas pode assumir diversos papéis que podem ser trocados diariamente da mesma forma como trocamos de roupa, de acordo com a conveniência.[2] Essa exposição diária e narcísica pode estar associada a busca do preenchimento "do que falta", busca de amigos, sensação de apoio e suporte emocional revelando com isso as fragilidades que compõe a estrutura emocional do sujeito.

Nas redes sociais vemos um culto à própria imagem tornando-se mais perceptível a partir da exibição de *selfies*. E principalmente os jovens com tendência ao TDC pode ser que acreditem que a condição essencial para fazer parte da sociedade é atualizar constantemente o seu autorretrato, visando admiração, reconhecimento e uma superexibição.

Diagnóstico e tratamento

O diagnóstico do TDC se baseia na história do indivíduo e o tratamento consiste em terapia medicamentosa, psicoterapia ou ambos. A intervenção psicológica padrão para o TDC é a terapia cognitivo-comportamental (TCC).[5] A TCC abrange métodos específicos para o tratamento de diversos transtornos mentais, incluindo o TDC, utilizando técnicas que promovem a modificação dos pensamentos, emoções e comportamentos dos seres humanos. A TCC se orienta nas questões e sintomas atuais do sujeito, na análise dos fatores de vulnerabilidade (predisposições), fatores desencadeadores e mantenedores dos transtornos mentais. A TCC é voltada para a ação e não apenas para a tomada de consciência, e também, para uma compreensão mais profunda do problema que não se restringe à situação terapêutica, mas se estende à vida diária do indivíduo.

Caso clínico de transtorno dismórfico corporal relacionado com o uso de tecnologias

Um jovem britânico de 19 anos, diagnosticado com TDC, tentou cometer suicídio depois que não conseguiu obter o *"selfie* perfeito". Danny Bowman,[11] ficou tão obcecado em capturar a foto perfeita, que passou 10 horas por dia, tirando e postando fotos de si mesmo. Ele perdeu quase 30 quilos. Tentou tirar a própria vida com uma *overdose* de medicamentos, mas foi salvo por sua mãe. "Eu estava constantemente em busca da foto perfeita e quando percebi que eu não poderia obtê-la quis morrer."

Estamos vivendo uma idealização da perfeição em detrimento da diversidade humana e do que realmente tem valor na vida.[2] Nessa época atual o que estamos vendo nas redes sociais é a prevalência da aparência (Imagens), em detrimento de qualquer profundidade de pensamentos, emoções ou palavras". Hoje temos visto que várias pessoas têm transformado seus corpos para se tornarem cada vez mais perfeitos e para atenderem aos padrões de beleza impostos pela internet. Nas redes sociais existem milhares de tutoriais de beleza, de exercícios físicos, de modo de se fazer maquiagens etc., para ensinar a ser "belo", para que cada um possa administrar a metamorfose adequada de sua imagem a fim de se adequar ao ideal proposto como modelo de referência estética. Essas idealizações levam os homens a se frustrarem diante da realidade que, na maioria das vezes, não é perfeita.[2] Nas redes sociais vemos apenas rostos felizes de pessoas aparentemente bem-sucedidas, onde existe pouco espaço para críticas e aprofundamentos sobre diversos temas. A tensão das exigências e as constantes comparações aos ideais tornam as pessoas muito mais vulneráveis às depressões e angústias, sendo assim, aqueles que têm predisposição a transtornos mentais como o TDC[5] podem se tornar vulneráveis e influenciáveis por tantas exigências e padrões a serem seguidos.

Transtorno do jogo patológico digital (TJPD)

Nos tempos atuais não podemos mais imaginar os seres humanos sem interagir com os dispositivos do mundo digital (computador, telefone celular, tablet, entre outros) no seu cotidiano.[2] O uso da internet e redes sociais nos conectou com o mundo abrindo um espectro enorme de possibilidades. Dentre essas possibilidades temos aquelas que nos trazem benefícios como o relacionamento com pessoas à distância, troca de informações, acesso a músicas, filmes, chats, entre outros. Contudo, o uso constante, frequente e sem limites de tecnologias, além dos benefícios, pode causar também, uma série de prejuízos na saúde física e emocional.[2]

Os jogos fazem parte da vida dos seres humanos desde os tempos mais longínquos da civilização.[10] Fazem parte da história humana e se apresentam de uma forma lúdica, prazerosa e sociável, na qual uma realidade paralela é criada por seus jogadores. Estamos falando de fantasias criadas por seus participantes, que fazem analogias, metáforas ao mundo real. Dessa maneira seus usuários criam regras, novos sujeitos, pseudônimos com o objetivo de se divertir. Com isso, temos o cérebro humano sendo exercitado com a imaginação, a memória, a criatividade, em constante movimento desenvolvendo as suas inteligências.[10]

Os jogos têm proporcionado novas maneiras de se relacionar, pois, hoje, por meio da internet é possível interagir com qualquer pessoa em qualquer lugar do mundo, bastando estar conectado.[2] Contudo, há uma linha tênue entre o surgimento dessas novas relações virtuais e o tempo despendido com as mesmas em detrimento das relações reais, já que a própria Organização Mundial da Saúde (OMS), em 2018, passou a considerar o "vício" em *games* (jogos) como um transtorno mental caracterizado por um padrão de comportamento no qual o controle sobre o jogo está comprometido. Ocorre um aumento da prioridade dada ao jogo sobre outras atividades apesar das consequências negativas. A OMS argumenta que tomou a decisão baseada em uma extensa revisão das evidências globais, mas essa posição está longe de ser um consenso entre pesquisadores da área.

A dependência de tecnologias[12] é considerada uma dependência sem substância e comparada a comportamentos compulsivos. A única dependência, nesse sentido, e reconhecida oficialmente na Classificação Internacional de Doenças (CID-10 e DSM-IV) é o jogo patológico (F-63.0). No CID-11, além do jogo patológico incluíram o jogo patológico digital ou videogames como transtorno mental. São inegáveis os aspectos positivos nos usuários de jogos, como a concentração, o aumento do raciocínio e da criatividade, mas, em contrapartida, também temos problemas na esfera da saúde com o uso excessivo e o "vício" em sua utilização, desde comportamentos não sociáveis, de ansiedade e agressividade a posturas inadequadas diante dos computadores e artefatos tecnológicos.[13]

Quando literalmente dependemos de algo, nosso cérebro basicamente está nos informando que precisamos de certas substâncias neurotransmissoras, particularmente a dopamina e a serotonina, para nos "sentirmos bem". O cérebro aprende rapidamente que certas atividades como jogos, liberam essas substâncias químicas. Se você é dependente de jogos on-line ou off-line, então provavelmente a atividade de jogar vai se tornar necessária para estimular a liberação da dopamina e serotonina para que você se sinta bem.

Fruto do jogo patológico digital, estamos vendo nascer uma geração, que está sendo conhecida como os eremitas ou ermitões urbanos, que são, principalmente, jovens que têm se isolado no ambiente de casa (quarto) e geralmente possuem à disposição todo um ambiente virtual preparado, no qual permanecem por longos períodos de tempo jogando. Os principais prejuízos observados nesses jovens são o isolamento da família e amigos, a redução da higiene corporal, a desnutrição por darem preferência a fast-foods (refeições rápidas) para não perderem o tempo do jogo ou a obesidade por permanecerem horas a fio sentados sedentários em frente aos monitores jogando e comendo "besteiras" ao invés de uma alimentação adequada.

Com relação aos eremitas digitais, temos que admitir que a responsabilidade por manterem esse comportamento cabe primordialmente aos adultos que os cercam que devem ser os responsáveis por estabelecer limites e cuidar da vida digital dos menores de idade. Por vezes, acontece ao contrário, esses adultos, geralmente um dos pais, costumam agir como "facilitadores" fornecendo todas as condições (ambiente tecnológico, comida, entre outros) para que esse jovem permaneça jogando diariamente e por muitas horas e repetindo esse comportamento prejudicial e indevido no seu cotidiano. Os pais ou cuidadores são aqueles que deveriam zelar pela educação dos menores, incluindo a educação digital[14] e que precisam dar os limites de uso orientando sobre a melhor forma de usar as tecnologias no dia a dia.

Caso clínico de dependente de jogo patológico digital

Um jovem[15] de 24 anos, na Inglaterra, levantou um alerta sobre os riscos da longa permanência em casa causada pela pandemia da COVID-19. Em postagem nas redes sociais, o pai da vítima contou que seu filho desenvolveu uma trombose após passar horas sentado jogando videogame, sem pausas ou qualquer tipo de exercício. Segundo informações do *New York Post*, tudo começou quando Louis O'Neill, filho de Stanley Greening, voltou para casa após ter o contrato de trabalho como técnico de futebol em Hertfordshire, no Reino Unido, suspenso por conta da pandemia e começou a passar diversas horas jogando on-line. De acordo com o relato de Stanley, o mundo on-line acabou se tornando um "escape". O jovem começou a ficar mais envolvido com os jogos e menos ativo na vida real. Ele passava horas seguidas jogando sem se levantar. A trombose é causada pela formação de um coágulo nas veias ou artérias e que impede a circulação do sangue. Normalmente, ocorre na região das pernas e pode ser causada por longos tempos sem movimentação ou quando a pessoa fica em uma mesma posição por horas, algo que pode ser comum entre jogadores de videogame.

O pai revelou que o filho começou a reclamar de dores nas pernas cerca de duas semanas antes de morrer. Levado ao hospital, recebeu o diagnóstico de que poderia ser uma reação a intoxicação alimentar e foi mandado de volta para casa. Por fim, verificou-se a trombose e acabou falecendo.[15]

Diagnóstico e tratamento do jogo patológico digital (TJPD)

O médico vai determinar o diagnóstico e a necessidade de medicação com base na anamnese, história pessoal e familiar do sujeito, requerer exames complementares e pode indicar uma avaliação psicológica. A terapia cognitivo-comportamental tem apresentado bons resultados para o TJPD, entre outros, pois se propõe a trabalhar com a mudança de padrões de comportamentos e ressignificação de pensamentos e emoções. Outros diagnósticos que costumamos observar e que podem se relacionar com a dependência de jogos digitais são a ansiedade, depressão, conflitos, problemas de sexualidade[5] e que devem ser investigados e tratados. Temos visto também que jovens com baixa autoestima, baixa autossuficiência, dificuldades com a autoimagem e habilidades ruins têm a tendência de se "esconder" atrás dos jogos digitais para evitar o contato com o mundo externo.

Dependência patológica digital (Nomofobia)

A Nomofobia[2] é a dependência patológica das tecnologias e é considerada um transtorno do Mundo Moderno (Século XXI). Refere-se a um desconforto ou angústia causados pela impossibilidade de comunicação por intermédio de ambientes virtuais: computadores, telefone celular, tablets etc. O termo se originou na Inglaterra a partir da expressão "*no mobile*" que significa sem celular. Essa expressão uniu-se à palavra "fobos" do grego, que significa fobia, medo. A associação das palavras resultou no nome Nomofobia. Logo em seguida, o significado se estendeu também para a fobia de ficar sem o computador, internet ou outra tecnologia.

Para que seja constatada uma dependência patológica das tecnologias, em primeiro lugar o indivíduo deve ser um usuário abusivo do computador, da internet, das redes sociais ou do telefone celular e essa condição precisa estar prejudicando a sua vida pessoal, social, familiar, acadêmica ou profissional.

Precisamos lembrar como diferenciar a dependência normal da dependência patológica. A dependência "normal" é aquela que nos permite tirar proveito das tecnologias para crescimento pessoal, trabalho, relacionamentos sociais, entre outros. Mesmo o uso sendo diário e por muitas horas, não configura uma dependência patológica. A dependência patológica digital[10] acompanha uma inadequação comportamental, e precisa apresentar sintomas no seu histórico para que seja determinada. O comportamento Nomofóbico (sensação de angústia, desconforto, ansiedade e nervosismo quando da impossibilidade de se comunicar por intermédio dos dispositivos digitais), serve de sinal para a existência de um possível transtorno primário (ansiedade, depressão, compulsão, entre outros) que precisa ser investigado e tratado.

Antes dos anos 1990, não existia uma grande interatividade dos indivíduos com telefones celulares, computadores, tablets e demais tecnologias e, até então, não eram observadas interferências significativas no cotidiano dos indivíduos produzindo impactos pessoais, sociais, familiares ou comportamentais. A partir dos anos 1990, passamos a ver uma estreita convivência com esses aparelhos tecnológicos e fez-se necessário a criação de um nome que pudesse identificar determinados comportamentos, sentimentos e sensações provenientes dessa interatividade. Esses novos comportamentos que foram se desenvolvendo paralelamente à convivência com tecnologias precisavam ser estudados e acompanhados para que pudessem ser entendidos e classificados, assim surgiu o termo Nomofobia.

Diagnóstico e tratamento da dependência patológica digital (Nomofobia)

Como pudemos observar em vários casos clínicos,[2] a dependência patológica digital costuma sempre estar relacionada a um transtorno de origem, ou seja, a um transtorno mental de base que costuma potencializar o uso da tecnologia "escolhida" servindo de canal de catarse e representação de comportamentos característicos provenientes desse transtorno primário. Esses transtornos, como foram citados no início, podem ser: transtorno do pânico, transtorno de fobia social, transtorno de ansiedade generalizada, transtorno obsessivo – compulsivo, transtorno depressivo, transtorno dismórfico corporal, transtorno do jogo patológico digital, entre outros, que foram os mais observados em relação às tecnologias digitais.

O importante é que possamos entender que o tratamento da Nomofobia[2] é sempre direcionado ao diagnóstico primário associado à dependência digital. Geralmente, os transtornos de ansiedade ou outros, são precursores do comportamento nomofóbico. Podemos lidar com a Nomofobia da mesma forma como fazemos com outros transtornos que apresentam sintomas semelhantes e que respondem bem à terapia cognitivo-comportamental (TCC) (já que nossas crenças são formadas por meio de observação, aprendizagem social e experiências próprias) e/ou uso de medicação, essas condutas são bem indicadas.

O tratamento considerado eficaz para os casos de dependência patológica digital, segundo a literatura,[2] consiste na associação dos tratamentos médico e psicológico. Os tratamentos acontecem simultaneamente sendo o psicológico realizado com sessões de TCC e o psiquiátrico com o uso ou não de medicação de acordo com a avaliação do médico.

Quando existe um transtorno mental primário associado à dependência digital, esse quadro pode fazer com que o sujeito intensifique o uso de tecnologias no cotidiano.[2] Na medida em que o transtorno é tratado, a tendência é que o uso excessivo da tecnologia diminua no dia a dia. O tratamento também consiste em orientar o indivíduo sobre noções de uso consciente de tecnologias para que possa conhecer limites e regras, a fim de evitar os prejuízos do uso excessivo e aprender a usar as tecnologias com bom senso tirando proveito das mesmas no dia a dia.

Conclusão

Apesar de diversos benefícios das tecnologias, o uso excessivo do computador, telefone celular, redes sociais etc. pode vir a provocar sérios prejuízos físicos e emocionais que podem afetar os sujeitos na saúde, desenvolvimento físico e mental e nas práticas ocupacionais. O conhecimento dos benefícios e prejuízos do uso excessivo de tecnologia ainda têm muito a se desenvolver.

Referências

1. PROPSAM – Programa de Pós-graduação em Psiquiatria e Saúde Mental do Instituto de Psiquiatria da Universidade Federal do Rio de Janeiro. Disponível em URL: https://propsam.ipub.ufrj.br/. Acesso em 11/10/2021.
2. King ALS, Nardi AE, Cardoso A (Organizadores). Nomofobia - Dependência do computador, internet, redes sociais? Dependência do telefone celular? O impacto das novas tecnologias interferindo no comportamento humano. Editora Atheneu, Rio de Janeiro, 2015.
3. Nardi AE, Silva ACO, Valença AM, King ALS, Sardinha A, Martiny C et al. Transtorno de Pânico Teoria e Clínica. 1a. ed. Porto Alegre: Artmed, 2012. v. 1. 202p.
4. King ALS, Valença AM, Nardi AE. Nomophobia: The Mobile Phone in Panic Disorder With Agoraphobia. Reducing Phobias or Worsening of Dependence?
5. American Psychiatry Association. (2014). Diagnostic and statistical manual of mental disorders (5th ed., text rev.). Washington: American Psychiatric Association.
6. King ALS, Valença AM, Silva ACO, Baczynski T, Carvalho MR, Nardi AE. Nomophobia: Dependency on virtual environments or social phobia? Computer in Human Behavior, 2013.
7. Terapia cognitivo-comportamental: o que é? Disponível em: https://br.psicologia-online.com/terapia-cognitivo-comportamental-o-que-e-e-que-tecnicas-usa-204.html. Acesso em 10/10/2021.
8. Hipocondria digital ou Cibercondria. Disponível no link: https://www.seruniversitario.com.br/mec/cibercondria-a-hipocondria-da-era-digital. Acesso em 11/10/21.
9. Associação Americana de Psiquiatria DSM-V-TR. Manual Diagnóstico e Estatístico de Transtornos Mentais. 5a edição, Artes Médicas, Porto Alegre, 2014.
10. Gonçalves LL, King ALS. In: Gonçalves LL, King ALS, Nardi AE (Orgs.). Novos Humanos 2030: Como será a humanidade em 2030 convivendo com as tecnologias digitais? 1ª ed., Rio de Janeiro: Editora Barra Livros, 2019.
11. Adolescente se suicida depois de não obter a "selfie perfeita". Disponível no limk: https://www.independent.co.uk/news/uk/home-news/selfie-obsession-made-teenager-danny-bowman-suicidal-9212421.ht. Acesso em 11/10/21.
12. Gonçalves LL. Dependência Digital: tecnologias transformando pessoas, relacionamentos e organizações. Rio de janeiro: Editora Barra Livros, 2017.
13. King ALS, Guedes E, Pádua MK, Nardi, AE. Ergonomia Digital. Porto Alegre: Educabooks, 2018.
14. King ALS, Guedes E, Nardi AE. Etiqueta Digital. Porto Alegre: Educabooks, 2017.
15. Morte de jovem ao desenvolver trombose. Disponível no link: https://www.folhadoes.com/noticia/geral-mundo/65223/jovem-24-anos-morre-apos-passar-horas-jogando-videogame. Acesso em 11/10/21.

Uso de tecnologias digitais para a promoção da saúde dos idosos 9

Rogério Panizzutti

Nas últimas décadas houve um crescimento importante do estudo e aplicação de intervenções utilizando tecnologias digitais para melhorar diversos aspectos da cognição, como linguagem, atenção e memória. Diferente das técnicas de reabilitação, que são centradas no ensino de estratégias específicas para auxiliar a realização de tarefas cognitivas, esses treinamentos em computadores ou tablets visam fundamentalmente aprimorar a função cerebral. O treino cognitivo digital utiliza o ambiente virtual de jogos digitais para engajar os pilares da neuroplasticidade: foco e repetições de tarefas adaptáveis e progressivamente desafiadoras, associadas a recompensas.

As pesquisas em neuroplasticidade tem mostrado que por meio do treino cognitivo digital é possível uma melhoria substancial na função e/ou recuperação dos sistemas sensoriais, da memória, da atenção e outras funções cognitivas.[1-5] Induzir neuroplasticidade com resultados positivos exige envolver os indivíduos em atividades sensoriais e cognitivas exigentes, com boa frequência, em um contexto concebido para fortalecer os sistemas neuromoduladores que controlam a aprendizagem. O objetivo dos exercícios é aumentar a fidelidade, confiabilidade e poder de representação das informações no córtex cerebral (Figura 9.1).

Especificamente, o treino cognitivo digital tem sido considerado uma abordagem potencial para prevenir o declínio cognitivo e a demência em idosos. Metanálises de ensaios clínicos publicados indicaram que o treino cognitivo digital pode melhorar o funcionamento cognitivo, imediatamente, após o treinamento em idosos cognitivamente saudáveis.[6,7] As evidências que sustentam o benefício de longo prazo do treinamento cognitivo são limitadas, pois poucos estudos incluíram acompanhamento de longo prazo. Os resultados do estudo ACTIVE, que envolveu quase 3 mil participantes, mostraram que os ganhos na

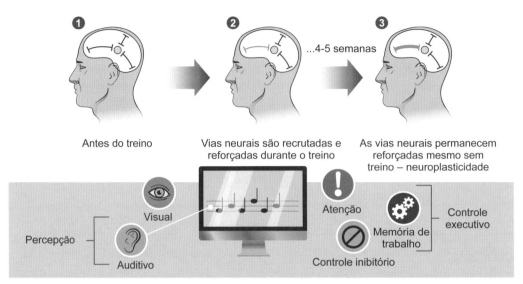

Figura 9.1: Os exercícios, na forma de jogos digitais, utilizam tarefas que demandam a percepção auditiva e visual, a atenção sustentada, a memória de trabalho e o controle inibitório. Os exercícios são: (1) intensivos – muitas tentativas são realizadas para cada exercício específico; (2) neuroadaptativos – as dimensões de cada exercício (p. ex., velocidade, carga de memória de trabalho) são modificadas a cada tentativa do usuário para manter o desempenho em ~80% de acertos; (3) atraentes para a atenção – cada tentativa é iniciada por um sinal do usuário para indicar e exigir atenção direcionada; (4) gratificantes – as respostas corretas são recompensadas por estímulos auditivos e visuais, a fim de envolver o sistema de recompensa, potencializando a aprendizagem.

cognição, particularmente, na velocidade de processamento, podem se traduzir em manutenção sustentada da capacidade de funcionamento diário, risco reduzido de parar de dirigir automóveis e incidência reduzida de demência 10 anos após o treinamento.[8-11]

A história do treino cognitivo digital começou com o desenvolvimento de exercícios, na forma de jogos de computador, inicialmente para crianças com dificuldades de linguagem. Os exercícios tinham como objetivo: (1) melhorar o processamento neural de estímulos sensoriais auditivos; (2) melhorar habilidades cognitivas fundamentais, como velocidade de processamento, atenção e memória; e (3) melhorar a percepção da fala e a compreensão da linguagem. Os exercícios foram desenvolvidos para serem adaptáveis individualmente, isso é, visavam encontrar, para cada criança e a cada tentativa, um nível de dificuldade que pudesse ser respondido com uma taxa de precisão de aproximadamente 80%. Os exercícios envolviam discriminação de fala e compreensão de linguagem, utilizando falas modificadas acusticamente, associadas a exercícios para aumentar a velocidade do processamento auditivo. O objetivo geral desses exercícios foi acelerar o processamento das informações auditivas, ao mesmo tempo aumentando a capacidade para processar estruturas linguísticas mais complexas. Os resultados dos primeiros estudos com esses exercícios foram publicados em dois artigos, no mesmo número da revista *Science*, em 1996.[12,13] O treinamento intensivo no computador resultou em melhorias altamente significativas na discriminação da fala, no processamento de linguagem e no entendimento gramatical de crianças com dislexia. No entanto, além de mostrar o benefício de uma intervenção cognitiva na forma de jogos de computador, esse estudo também demonstrou o benefício adicional de usar falas modificadas acusticamente pelo computador como estímulos. Os resultados mostraram que o grupo que recebeu treinamento com exercícios que utilizavam falas modificadas acusticamente apresentou resultados significativamente melhores na discriminação de fala, processamento de linguagem e compreensão gramatical do que o grupo que recebeu a mesma intervenção, mas com discurso natural (não modificado). Importante, esse estudo também mostrou que a melhora que as crianças tiveram na velocidade de processamento auditivo foi altamente correlacionada com a melhora da compreensão da linguagem. Esses estudos pioneiros em crianças com dificuldade de linguagem levaram ao desenvolvimento de programas de treino cognitivo digital que já foram utilizados por mais de 4 milhões de crianças em torno do mundo.[14] O próximo desafio foi investigar se esses princípios poderiam ser utilizados também para a melhoria cognitiva de idosos, com ou sem processos demenciais.

Lampit et al.[6,7] publicaram as duas revisões mais abrangentes, até o momento, sobre a eficácia dos ensaios de treino cognitivo digital em idosos cognitivamente saudáveis (idade ≥ 60 anos). A primeira metanálise de 51 estudos indicou um efeito pequeno, mas estatisticamente significativo, no funcionamento cognitivo global favorecendo o treino cognitivo digital em relação ao controle.[6] Uma atualização dessa revisão incluiu um total de 90 artigos e mostrou eficácia semelhante.[7] A maioria dos estudos incluídos nessas revisões foram ensaios rigidamente controlados, com base em grupo, com números relativamente pequenos de participantes (n < 50) e a maioria empregou protocolos de alta intensidade para fornecer a intervenção o treino cognitivo digital, particularmente em termos de comprometimento de tempo necessário para os participantes completarem a intervenção.[6,7]

O treino cognitivo digital tem sido estudado também em indivíduos com comprometimento cognitivo leve. O comprometimento cognitivo leve muitas vezes precede a demência e é caracterizado por evidências objetivas de declínio cognitivo em indivíduos com funcionamento normal na vida diária. A incidência da conversão de comprometimento cognitivo leve em demência gira em torno de 5% a 10% ao ano, e percentuais semelhantes são observados na direção oposta (isto é, a reversão de comprometimento cognitivo leve para cognição normal). Assim, podemos concluir que a evolução para a demência a partir do comprometimento cognitivo leve representa um processo potencialmente reversível. O treino cognitivo digital tem grande potencial nesse contexto, pois é uma intervenção segura, barata e escalável, mesmo com recursos limitados. Metanálise com resultados de 17 ensaios clínicos controlados e randomizados concluiu que o treino cognitivo digital é uma intervenção viável para melhorar a cognição de indivíduos com comprometimento cognitivo leve.[15] Os resultados da metanálise mostraram um efeito moderado e significativo sobre a cognição global dos indivíduos com comprometimento cognitivo leve que realizaram o treino. Especificamente, observou-se efeitos significativos nos domínios de aprendizado e memória verbal, aprendizado não verbal, memória de trabalho e atenção. Além dos efeitos sobre a cognição, a metanálise também indicou efeitos moderados e significativos sobre o funcionamento psicossocial (depressão, qualidade de vida e sintomas neuropsiquiátricos) dos indivíduos com comprometimento cognitivo leve, sugerindo que os efeitos do treino cognitivo digital podem se generalizar para beneficiar o humor e a qualidade de vida.

A maior parte dos estudos, que utilizaram treino cognitivo digital para idosos, foi feita sob as restrições de protocolos de pesquisa e não consideraram os recursos disponíveis e a mudança comportamental e social efetiva necessária para garantir o envolvimento com os usuários. Nossa experiência anterior com ensaios clínicos usando treino cognitivo digital e outros estudos mostraram que vários fatores relacionados ao treinamento afetam o envolvimento, incluindo suporte pessoal, localização, atitudes em relação ao aprendizado da tecnologia, expectativas e comunicação entre os usuários.[16-19] Para tornar viável a implementação do treino cognitivo digital para um público amplo, entretanto, é necessária a tradução das evidências desses ensaios em laboratório em intervenções comunitárias em grande escala. Isso requer maior compreensão sobre os fatores envolvidos na aplicação do treino cognitivo digital para alcançar o máximo de benefícios para a saúde do cérebro. Esses fatores podem ser influenciados por técnicas de mudança de comportamento, ou seja, os "ingredientes ativos" em uma intervenção projetada para provocar a mudança de comportamento desejada. No contexto do treino cognitivo digital, técnicas de mudança de comportamento são estratégias postas em prática para encorajar a adesão ao protocolo de treinamento cognitivo, predominantemente a frequência e o tempo despendido no treinamento. As técnicas de mudança de comportamento podem influenciar a eficácia das intervenções indiretamente por meio de sua influência na adesão, mas também podem influenciar a eficácia diretamente, aumentando o envolvimento do participante durante o treinamento. Uma recente metanálise forneceu a primeira evidência de que as técnicas de mudança de comportamento podem influenciar tanto a adesão quanto a eficácia dos programas de treino cognitivo digital em idosos cognitivamente saudáveis.[20] As técnicas de mudança de comportamento que parecem influenciar positivamente a eficácia dos programas de treino cognitivo digital incluem "fonte confiável", "informações sobre consequências sociais e ambientais" e "feedback sobre os resultados do comportamento" (mas apenas quando o feedback é fornecido por uma pessoa). As técnicas de mudança de comportamento que parecem influenciar negativamente a eficácia incluem o monitoramento e feedbacks sobre os comportamentos dos usuários, especialmente quando fornecidos por um computador. No entanto, mais pesquisas são necessárias para comprovar esses resultados. Além disso, desenvolvimentos futuros devem envolver o grupo-alvo, no caso os idosos, na concepção dos programas de treino cognitivo digital, garantindo que estejam alinhados com as preferências e necessidades desse público.

A eficácia do treino cognitivo digital em melhorar a cognição global, memória, memória de trabalho e atenção indicam que esse tipo de intervenção é particularmente útil para a reabilitação dos distúrbios associados ao envelhecimento. Por outro lado, o efeito benéfico do treino cognitivo digital sobre o funcionamento psicossocial, incluindo sintomas depressivos, pode facilitar indiretamente a reabilitação em indivíduos com comprometimento cognitivo leve. Mais ensaios clínicos controlados são necessários para comparar diretamente diferentes alternativas de treino cognitivo digital e avaliar se os ganhos com esse tipo de treino podem ser mantidos a longo prazo sem treinamento adicional. Esperamos que esses estudos futuros esclareçam se o treino cognitivo digital pode de fato atrasar ou prevenir a progressão à demência.

Referências

1. Mahncke HW, Bronstone A, Merzenich MM. (2006). "Brain plasticity and functional losses in the aged: scientific bases for a novel intervention." Prog Brain Res 157: 81-109.
2. Mahncke HW, Connor BB, Appelman J, Ahsanuddin ON, Hardy JL, Wood RA, Joyce NM, Boniske T, Atkins SM, Merzenich MM. (2006). "Memory enhancement in healthy older adults using a brain plasticity-based training program: a randomized, controlled study." Proc Natl Acad Sci U S A 103(33): 12523-12528.
3. Villers-Sidani E, Alzghoul L, Zhou X, Simpson KL, Lin RC, Merzenich MM (2010). "Recovery of functional and structural age-related changes in the rat primary auditory cortex with operant training." Proc Natl Acad Sci U S A 107(31): 13900-13905.
4. Anguera JA, Boccanfuso J, Rintoul JL, Al-Hashimi O, Faraji F, Janowich J, Kong E, Larraburo Y, Rolle C, Johnston E, Gazzaley a (2013). "Video game training enhances cognitive control in older adults." Nature 501(7465): 97-101.
5. Mishra J, Villers-Sidani E, Merzenich M, Gazzaley A. (2014). "Adaptive training diminishes distractibility in aging across species." Neuron 84(5): 1091-1103.
6. Lampit A, Hallock H, Valenzuela M. 2014. 'Computerized cognitive training in cognitively healthy older adults: a systematic review and meta-analysis of effect modifiers', PLoS Med, 11: e1001756.
7. Lampit A, Gavelin HM, Sabates J, Launder NH, Hallock H, Finke C et al. (2020). Computerized Cognitive Training in Cognitively Healthy Older Adults: A Systematic Review and Network Meta-Analysis. medRxiv, 2020.2010.2007.20208306, doi:10.1101/2020.10.07.20208306.
8. Rebok GW, Ball K, Guey LT, Jones RN, Kim HY, King JW et al. (2014). Ten-year effects of the advanced cognitive training for independent and vital elderly cognitive training trial on cognition and everyday functioning in older adults. Journal of the American Geriatrics Society, 62(1), 16-24, doi:10.1111/jgs.12607.
9. Ross LA, Freed SA, Edwards JD, Phillips CB, Ball K. (2016). The Impact of Three Cognitive Training Programs on Driving Cessation Across 10 Years: A Randomized Controlled Trial. Gerontologist, doi:10.1093/geront/gnw143.

10. Edwards JD, Delahunt PB, Mahncke HW. (2009). Cognitive speed of processing training delays driving cessation. J Gerontol A Biol Sci Med Sci. 64, 1262-1267.
11. Edwards JD, Xu H, Clark DO, Guey LT, Ross LA, Unverzagt FW. Speed of processing training results in lower risk of dementia. Alzheimers Dement (2017) 3(4):603-611.
12. Merzenich MM, Jenkins WM, Johnston P, Schreiner C, Miller SL, Tallal P. (1996). "Temporal processing deficits of language-learning impaired children ameliorated by training." Science 271(5245): 77-81.
13. Tallal P, Miller SL, Bedi G, Byma G, Wang X, Nagarajan SS, Schreiner C, Jenkins WM, Merzenich MM. (1996). "Language comprehension in language-learning impaired children improved with acoustically modified speech." Science 271(5245): 81-84.
14. Tallal P. (2013). "Fast ForWord(R): the birth of the neurocognitive training revolution." Prog Brain Res 207: 175-207.
15. Hill NT, Mowszowski L, Naismith SL, Chadwick VL, Valenzuela M, Lampit A. (2017). "Computerized Cognitive Training in Older Adults With Mild Cognitive Impairment or Dementia: A Systematic Review and Meta-Analysis." Am J Psychiatry 174(4): 329-340.
16. Wu YH, Damnee S, Kerherve H, Ware C, Rigaud AS. 2015. 'Bridging the digital divide in older adults: a study from an initiative to inform older adults about new technologies', Clin Interv Aging, 10: 193-200.
17. Haesner M, O'Sullivan JL, Govercin M, Steinhagen-Thiessen E. 2015. Requirements of older adults for a daily use of an internet-based cognitive training platform. Inform Health Soc Care, 40: 139-53.
18. Foroughi CK, Monfort SS, Paczynski M, McKnight PE, Greenwood PM (2016). Placebo effects in cognitive training. Proceedings of the National Academy of Sciences of the United States of America, 113(27), 7470-7474, doi:10.1073/pnas.1601243113.
19. Green CS, Bavelier D, Kramer AF, Vinogradov S, Ansorge U, Ball KK et al. Improving Methodological Standards In Behavioral Interventions For Cognitive Enhancement. Journal Of Cognitive Enhancement. V.1, P.S41465-018- 0115; 2019.
20. Peeters G, Black IL, Gomersall SR, Fritschi J, Sweeney A, Oliveira YG, Panizzutti R, McEvoy CT, Lampit A. Behaviour change techniques in computerized cognitive training for cognitively healthy older adults: a systematic review. Neuropsychology Review, in press.

A internet "Terra de Ninguém". As imagens sem dono nas redes sociais. O que fazer? 10

Luiz Garrido
Anna Lucia Spear King

Estamos vivendo uma época dominada pelas mídias sociais, ou seja, somos reféns das plataformas digitais, que na verdade são reprodutores de conteúdo como uma estação de televisão. Como tal, devem seguir as leis que regem as mídias ditas tradicionais e impressas. O direito de imagem, o uso sem autorização de uma obra, como também, a divulgação de qualquer notícia falsa, as famosas *fake news*, ainda hoje permanecem, muitas vezes, sem qualquer punição. A resposta das mídias digitais é a seguinte: não somos nós que colocamos são os "Algoritmos", ou seja, Deus que é o culpado! Precisamos, sim, regulamentar essa maneira de comunicação que está tomando conta das mídias, porque o telefone celular que é usado por uma parte enorme da população está robotizando as mentes das pessoas. Estamos vivendo uma nova era de solidão. As pessoas vão para uma mesa de bar e, ao invés de conversarem entre si, terem um contato pessoal, se olharem, sentirem a presença física de outra pessoa, o que acontece é que não se comunicam, cada um fica olhando o seu próprio aparelho no seu universo solitário. As tecnologias, ao mesmo tempo, que aproximam pessoas (se estou longe de alguém e ligo trago a pessoa para perto de mim) podem, também, afastar (se estou junto de alguém e cada um fica usando seu dispositivo em particular acabamos nos distanciando). Várias vezes vemos pessoas em mesas próximas em um bar mandarem mensagens umas para as outras. De repente alguém à mesa grita: olha no celular a mensagem que eu mandei, o outro responde à mensagem pelo celular ao invés de se aproximar, apesar de estar na mesa ao lado.

Voltando ao abuso, à falta de respeito, os "youtubers", os "instagramers" e os "facebookers" publicam o que querem, ficam anônimos, ninguém sabe quem foi e nunca saberá! Temos que lutar, temos que exigir das autoridades uma regulamentação que proteja os nossos direitos como cidadão.

Caso real

Temos vários casos absurdos. Eu, por exemplo, como fotógrafo, tenho um vídeo que foi colocado no YouTube, sem a minha autorização e ainda colocaram em cima da minha imagem uma propaganda. Um vídeo roubado! O YouTube se desculpa e responde: avisa que a gente tira! Como tira? Depois de publicada? E o autor autorizou?

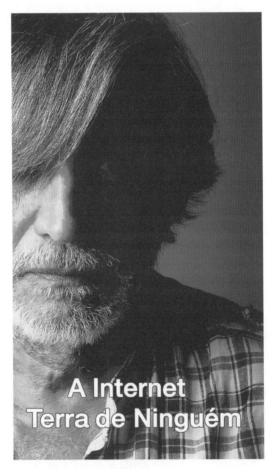

Luiz Garrido

Eles não verificam, basta aceitar um termo digital dizendo eu sou detentor dos direitos. Como disse ninguém verifica nada! Viramos garoto propaganda e o grande vilão devido à falta de previsão e abrangência para todas as situações emergentes se chama "Marco Regulatório Civil da Internet" que é a lei que regula o uso da internet no Brasil por meio da previsão de princípios, garantias, direitos e deveres para quem usa a rede, bem como da determinação de diretrizes para a atuação do Estado. Vamos prestar atenção no texto a seguir.

Conteúdo ilegal

Para o advogado Ópice Blum,[1] a prerrogativa de retirar conteúdos obrigatoriamente apenas depois de receber determinação da Justiça ajuda os provedores de acesso, mas prejudica pessoas que se sentem constrangidas por algum conteúdo publicado que seja evidentemente ilegal. Vai haver dificuldade de remoção desse conteúdo ilegal e a vítima vai ter que contratar um advogado especialista em direito digital.

Apenas aqueles que tiverem recursos financeiros e acesso ao Judiciário é que vão poder se defender?", questiona Peck Pinheiro,[2] para quem "preocupa o excesso de jurisdicionalização". "Nesse caso, vamos dar mais voz e mais peso à liberdade de expressão e, sim, vamos dificultar mais as situações em que a vítima possa ter razão."

O grande culpado seria os "ALGORITIMOS". No caso dos fotógrafos, quando as fotos são usadas indevidamente na internet e sem nenhum critério, a punição é a seguinte: basta retirar que fica tudo bem! Não existe uma indenização pelo uso das suas fotos que é um direito patrimonial seu, é sua propriedade. Basta tirar e pronto? Ainda temos que fazer no cartório um documento chamado "ata notarial"[3] para provarmos que o nosso trabalho foi usado de maneira indevida. No ato da reclamação eles retiram da internet e acabou a prova, o que não acontece na mídia impressa, pois a prova fica impressa e não é possível apagar uma publicação que foi impressa. A ata notarial[3] é um instrumento público (a exemplo da escritura pública) pelo qual o tabelião ou outra pessoa autorizada no cartório (preposto/funcionário autorizado), por solicitação da pessoa interessada, constata, ou seja, relata/conta, fielmente fatos, coisas, pessoas ou situações para comprovar a sua existência ou o seu estado.

Segundo a entrevista do advogado Luiz Affonso Chagas[4] sobre a lei do direito autoral nas mídias impressas, nas mídias fonográficas e mídias ditas tradicionais, já existe uma regulamentação bem fundamentada da defesa do conteúdo do direito do autor, como podemos ver no texto: "O desrespeito ao direito autoral do fotógrafo pode ser evitado se ele for bem assessorado nos contratos que fizer e não deixar passar em vão as violações que forem praticadas com o uso indevido de sua obra".

E ainda, temos a opinião da professora Thaís Cavalcantino[5] que demonstra que o objetivo, inatacável, é que autor e dono de textos, música, imagens sejam pagos pelo uso de sua produção. Sem isso, as usinas de produção de conteúdo fecharão as portas. Não seria do interesse das grandes empresas digitais. Afinal, se desestabilizarem a produção de textos, músicas e imagens, terão apenas "lixo" para trafegar na rede mundial.

Isto tem que mudar! Esperamos que com o escândalo das *fake news* as regras possam ser alteradas a fim de devolver os direitos ao cidadão inclusive com a proibição da publicação de vídeos com conteúdos íntimos, e para que as plataformas possam ser responsabilizadas. **"Vamos regulamentar a internet, ainda hoje terra de ninguém"**.

Os direitos conexos[6] são direitos que, de certo modo, se parecem muito com o direito do autor, mas possuem um objetivo intimamente ligado a proteger pessoas ou organizações que contribuem de forma criativa ao processo de levar uma obra a ser conhecida. Esses direitos surgiram da necessidade de retribuir de forma justa aqueles que investem tempo e dinheiro para dar vida a uma obra, que talvez não fosse vista por outras pessoas sem tal apoio.

Embora estejam ligados ao direito do autor, eles funcionam de forma separada, não tendo nenhuma ligação com os direitos atrelados a obras em separado, que permanecem intactos. A principal diferença entre eles é que os direitos do autor protegem as obras originais, e os direitos conexos protegem a forma como essas obras são levadas a público.

Leis digitais

A comunicação por intermédio da internet e redes sociais passou a ser uma realidade presente nos tempos atuais, principalmente devido à pandemia do coronavírus que fez com que tivéssemos que intensificar esse modo de interagir com o outro, a fim de mantermos o distanciamento social e prevenirmos a doença.

Apenas dos anos 1990 para cá, a interatividade do homem com as tecnologias se fez presente, a partir daí, começamos a observar mudanças significativas em todas as áreas da vida do sujeito. Na área pessoal, social, familiar, acadêmica e profissional.[7] Essas mudanças foram causando não apenas benefícios, mas também inúmeros prejuízos que devemos estar atentos a fim de nos prevenir ou evitá-los. Da mesma forma que antes podíamos dirigir um automóvel sem usar cinto de segurança, uma criança pequena podia andar no carro sem usar uma cadeirinha especial, e há pouco tempo atrás também era comum vermos pessoas falando no celular ao dirigir, após acontecerem inúmeros acidentes e a partir da demanda da sociedade, providências precisaram ser tomadas e leis precisaram ser criadas para mudar essas condutas indevidas e punir quem insistisse em continuar praticando essas infrações.

A convivência diária e por várias horas dos indivíduos com as tecnologias (computador, telefone celular, tablets, entre outras), além dos benefícios, vêm revelando, também, inúmeros prejuízos, condutas ilegais e infrações cometidas que são observadas a todo instante na internet e nas redes sociais. Devido algumas pessoas acharem que a internet é "Terra de Ninguém", e que ao postarem qualquer tipo de conteúdo não terão consequências, não serão responsabilizadas e não terão que responder judicialmente, acabam achando que ficarão impunes. Com isso, temos visto surgir inúmeros casos que precisam de regulamentação e de que novas leis fossem criadas a fim de punir e responsabilizar os autores. É só abrir as redes sociais para vermos casos de insultos, calúnia, difamação, preconceito, discriminação, entre outros. Quem já não viu postagens, por exemplo, de alguém falando mal ou insultando o outro? Quem já não viu alguém inventar histórias falsas, associar uma pessoa a um fato que ofendesse sua reputação? Quem já não viu alguém criar um perfil falso para investigar a vida alheia ou comentar de forma negativa sobre raças, religiões, etnias? Quem já não ouviu falar de casos de pedófilos que trocam informações e imagens de crianças ou adolescentes na internet? Ou "espertalhões" que dão inúmeros golpes, que se apropriam de fotos, discursos e poesias de outro sem referenciar o autor? Por essas e outras enxurradas de postagens indevidas veiculadas diariamente e pelo mundo todo por intermédio dos dispositivos digitais, a sociedade começou a clamar e reclamar que providências fossem tomadas. E a partir da demanda da sociedade e da necessidade de se conhecer e punir os infratores que até então consideravam a internet Terra de Ninguém, começaram a surgir as Leis Digitais.

Você sabe o que é um crime virtual? São delitos praticados por intermédio da internet que podem ser enquadrados no Código Penal Brasileiro resultando em punições como pagamento de multa, indenização ou prisão. Os crimes digitais (calúnia, difamação, roubo de dados, apropriação de fotos, imagens, escritos de autores sem citar a fonte, pedofilia, ameaças, entre outros) são muito comuns porque ainda existem pessoas que cultivam a sensação de que o ambiente virtual não pertence a ninguém. A falta de denúncias também incentiva fortemente o crescimento dos inúmeros golpes virtuais e da violência digital como o *cyberbullying* que é um tipo de *bullying*, em que o(s) agressor(es) utiliza(m) mídia eletrônica para insultar, assustar, assediar ou intimidar sua(s) vítima(s).

Atualmente, ainda existem dúvidas sobre o assunto, algumas pessoas por ingenuidade ou desconhecimento acabam sendo vítimas de crimes virtuais e ficam sem saber como agir. A partir da demanda da sociedade em se criar leis que pudessem punir quem cometesse crimes na internet foram criadas as Delegacias de Repressão aos Crimes de Informática (DRCI) onde existem profissionais especializados em buscar a identificação dos computadores (IP) para saber de onde partiram os delitos e consequentemente punir os autores. Esses são capazes também, com programas específicos, de trazer à tona mensagens que foram apagadas em celulares e esclarecer delitos que foram cometidos e tramados com o uso desses aparelhos. Na internet você pode achar uma lista com a localização dessas delegacias especializadas em todo o país. Para que pudéssemos constituir algum profissional para nos defender de crimes cometidos na internet surgiram os advogados especializados em crimes digitais, assim como as novas leis e punições foram se tornando mais severas.

A primeira lei que surgiu relativa ao crime de acessar e divulgar fotos e dados sigilosos sem autorização e disseminar vírus na internet foi a "Lei Carolina Dieckmann" (2012)[8] que pune com prisão de três meses a um ano e pagamento de multa quem o cometer. Nesse caso, a atriz viu suas fotos íntimas roubadas e publicadas na internet sem o seu consentimento, fez a denúncia e lutou para que a lei fosse criada e instituída. A partir daí, surgiram outras leis com suas devidas punições. Um outro exemplo foi quando surgiu uma lei para coibir quem dirigia falando ao celular. Essa lei é considerada gravíssima e pune o infrator com a perda de sete pontos na Carteira Nacional de Habilitação (CNH) e com o pagamento de multa.

Hoje o anonimato das postagens não é mais preservado. Cada computador tem seu próprio IP (Identidade da máquina) que pode ser rastreado e descoberto de onde a postagem partiu. Quando você se sentir vítima de um crime virtual, você pode procurar as delegacias (DRCI), ser assistido por um advogado especializado, punir o responsável e receber indenização se for o caso.

Então, recomendamos[9] que você pare, pense sempre e use o bom senso antes de postar qualquer conteúdo ou comentário na internet. Lembre-se que aquilo que era privado pode se tornar público imediatamente quando compartilhado nas redes sociais, uma atitude mal calculada e tudo pode ir por água abaixo, fotos íntimas podem cair na rede, acabar rodando o mundo e nunca mais serem recuperadas. Temos que ter a noção do tamanho e da proporção que cada *"click"* pode alcançar. Uma vez postada uma foto ou comentário é como uma flecha disparada que vai em frente mostrando que o controle saiu das nossas mãos. E lembre-se que tudo o que você compartilhar, fotos, vídeos, textos que não for de sua autoria deve sempre ser citada a fonte.

Com o avanço das tecnologias estamos tendo que nos adequar a uma nova realidade que muda a todo instante, temos o dever de adquirir conhecimento para lidar e nos adaptar às novas regras e leis que vão surgindo a partir da demanda da sociedade que clama por ética e respeito nos conteúdos postados na internet. Cada um de nós deve ter noção, discernimento e consideração ao interagir com outra pessoa ou com a comunidade no mundo virtual.

Referências

1. Advogado Ópice Blum. Disponível na internet: g1.globo.com/politica/noticia/2013/11/entenda-o-que-esta-em-jogo-na...Acesso em 31/8/21.
2. Patrícia Peck Pinheiro advogada, especialista em Direito Digital. Disponível na internet: g1.globo.com/politica/noticia/2013/11/entenda-o-que-esta-em-jogo-na-proposta-de-marco...) Acesso em 31/8/21.
3. Luiz Affonso Chagas. Disponível na internet: https://fotocentimetro.wordpress.com/2007/06/18/entrevista-direito-autoral. Acesso em 08/9/21.
4. Thaís Cavalcantino. Disponível na internet: https://xucurus.blogspot.com/2012/02/direito-autoral-e-propriedade- a.html. Acesso em 08/9/21.
5. Ata Notarial. Disponível na internet: https://pt.wikipedia.org/wiki/Ata_notarial. Acesso em 01/9/21.
6. Direitos Conexos. Disponível na internet: https://brandaomarcasepatentes.com.br/direitos--conexos-direitos-do-autor/ Acesso em 01/9/21.
7. King ALS, Nardi AE. O que é Nomofobia? Histórico e Conceito. In King, A.L.S; Nardi, A.E & Cardoso, A. (Orgs). Nomofobia: dependência do computador, internet, redes sociais? Dependência do telefone celular? O impacto das novas tecnologias interferindo no comportamento humano. São Paulo: Editora Atheneu, 2014.
8. Lei Carolina Dieckman: Disponível em: chttps://fmp.edu.br/lei-carolina-dieckmann-voce-sabe-o-que-essa-lei-representa/ Acesso 23 de Agosto de 2021.
9. King ALS, Guedes E, Nardi AE. Etiqueta Digital. Porto Alegre: Educabooks, 2017.

O futuro das relações por intermédio da comunicação digital 11

Denise Veiga

Podemos dizer que a COVID-19 foi o maior acelerador digital da nossa década. A pandemia acelerou a transformação digital em todo o globo. Fazendo com que o mundo migrasse para o formato virtual do dia para a noite.[1]

Muito diferente da realidade de algumas décadas atrás, o acesso à informação se popularizou. As redes sociais ultrapassaram barreiras para conectar pessoas. Essa transição social já vinha acontecendo ao longo dos anos. Mas, para conseguirmos compreender essas mudanças sociais, precisamos perceber que elas estão inteiramente ligadas às mudanças tecnológicas.

Percebemos isso em diferentes ambientes, seja em casa, no trabalho, na escola. Essa modernização causada pelas novas tecnologias influencia em diversas áreas o comportamento humano de forma significativa.

O impacto da migração digital nas diferentes áreas

A migração digital,[2] também conhecida como transformação digital, é um processo que visa fazer a reestruturação de serviços antes oferecidos de forma física, para um ambiente virtual.

Essa migração facilita o acesso a produtos e serviços, a educação e ao trabalho remoto, reduz custos, traz velocidade para processos e agilidade na solução de problemas.[2]

Podemos citar como exemplo um escritório, que hoje é capaz de fechar as portas e manter seus colaboradores produzindo em "*home office*", interagindo por meio de espaços digitais de trabalho colaborativo, videochamadas e outras tecnologias. A forma como trabalhamos hoje, foi uma das maiores mudanças causadas pelo isolamento social.

Já para uma Organização empresarial, a redução de custos com espaços físicos e logística, se tornaram uma grande vantagem. O atendimento ao cliente em diversos canais como chats on-line, e-mails, WhatsApp, aplicativos de *delivery* e a inteligência artificial, criaram meios de crescimento econômico mais viáveis e sustentáveis. Com certeza, essa é uma tendência que veio para ficar.

A educação,[3] por sua vez, também sofreu grande impacto. Flexibilidade de tempo e acesso às plataformas de estudo de qualquer lugar do mundo. O Big Data e a Inteligência Artificial, entre outras tecnologias, também têm proporcionado um aprendizado mais direcionado a cada estudante.

O acesso a ferramentas de estudos on-line também tem beneficiado economicamente os estudantes em comparação às tradicionais. Isso permite que cada vez mais pessoas possam ter acesso à educação de qualidade com baixo investimento.[3]

Como as novas tecnologias influenciam o nosso comportamento

Com as novas tecnologias tudo se transformou em um curto espaço de tempo. Esse novo modo de interagir no mundo pode ser chamado de a era da informação digital.

A informação é a base do nosso conhecimento. Portanto, a troca de informações é essencial para o nosso desenvolvimento enquanto sociedade, sendo natural que a comunicação digital siga a tendência de melhorar ainda mais com o passar do tempo, tornando-se mais dinâmica e muito mais rápida.[4]

Porém é imperioso destacarmos que a natureza do ser humano é social, portanto, o uso desequilibrado dessas novas facilidades, pode afetar nossa capacidade criativa e a conscientização dos processos sociais necessários para um convívio saudável em sociedade.

Aparelhos móveis, tablets, notebooks. A evolução dos dispositivos tecnológicos e redes sociais impactam no nosso modo de se relacionar e comunicar e também no nosso modo de pensar.

Com as atualizações de aplicativos como WhatsApp, que aceleram o áudio das conversas, temos a falsa impressão de que estamos "ganhando tempo". Mas, o que fazemos com esse tempo ganho? Tudo indica que trabalhar mais e ouvir mais áudios. Esse aplicativo tem sido usado quase de forma onipresente. Bate papo com os amigos, trabalho, grupos de família. Acordamos e dormimos nos comunicando por meio dele. Por isso, precisamos nos fazer a seguinte pergunta: por que estamos querendo acelerar os processos naturais da vida? Esse comportamento tem acarretado em sobrecarga mental, pois nos deixa com a sensação de que não fomos capazes de dar conta de tudo durante o dia, nos fazendo pensar que poderíamos fazer mais, produzir mais. É como se estivéssemos sempre devendo e que as 24 horas do dia não fossem suficientes.

Segundo a Organização Mundial da Saúde (OMS), o Brasil é o país com a maior taxa de pessoas com transtornos de ansiedade no mundo e o quinto em casos de depressão. De acordo com a entidade, 9,3% dos brasileiros possuem algum transtorno de ansiedade e a depressão afeta 5,8% da população.[5]

Além disso, os cenários das relações de trabalho foram muito agravados durante a pandemia de coronavírus. Fazendo com que as pessoas perdessem o limite de horário ao falar com um colaborador, com mensagens e áudios a qualquer momento, ou a cobrança de respostas imediatas. Pode-se dizer que o trabalho por meio digital se tornou mais extenso do que o tradicional. Antes, havia horário para entrar e sair do trabalho e o que tinha que ser realizado entre gestores e colaboradores era definido durante o horário comercial.

Estamos sendo cada vez mais condicionados a priorizar a produtividade ao invés da apreciação da vida. E isso acaba por distanciar as pessoas umas das outras, isolando-as, e por vezes, manipulando seu modo de vida devido à excessiva interatividade com as inovações tecnológicas.

Símbolos de linguagem e comunicação digital

As interfaces ao nosso redor mostram como nos conectamos uns aos outros por meio da informação e da comunicação. De forma mais ampla, a interface é um símbolo de linguagem, que pode ser abstrato ou físico, permitindo-nos comunicar pessoalmente ou a algumas informações ou objetos específicos, remetentes e receptores, símbolos e significantes. Por exemplo, o Facebook é uma interface que permite relacionamentos pessoais e comunicação com amigos. As repartições públicas e seus serviços são a interface de comunicação entre as pessoas, o governo e o poder. Seu telefone é uma interface que permite que você se comunique com o outro lado da linha e assim por diante.

O fato é que o futuro já começou em termos de evolução tecnológica e de comunicação. As novas tecnologias de comunicação estão remodelando a maneira como nos comunicamos, elevando-nos gradualmente a um nível sem precedentes de conectividade humana.

Com o advento das novas ferramentas, a comunicação tornou-se cada vez mais contextualizada e fragmentada. Podemos citar alguns exemplos começando pelo LinkedIn, que é um canal mais formal, adequado para o meio profissional; já o Facebook é uma ferramenta menos formal, adequada para os amigos se conectarem e trocarem informações, assim como o Instagram, apesar de esses dois canais também possuírem funções para empresas. O Twitter divulga publicamente pensamentos ou opiniões e o Skype e o Zoom Meet são ideais para videochamadas de longa distância.

Embora existam muitas ferramentas para facilitar a comunicação, a interação muitas vezes é mais agradável quando presencial em contato frente a frente com outra pessoa. Afinal, esse método nos permite observar as expressões faciais uns dos outros, ouvir o tom de voz e sentir sua presença, como receber e ser bem-vindo. Portanto, as relações por intermédio de meios digitais são dignas de constante reflexão.

Ideologia no ambiente digital

A tendência do ser humano é estar próximo de pessoas cujas opiniões são semelhantes às nossas.[6] Embora a internet fale por todos e todos os grupos ideológicos possam se expressar livremente, as pessoas preferem interagir em seu próprio universo. Esse evento é aprimorado por algoritmos e análises que buscam segmentar informações. Assim acontece quando as empresas identificam seu público e formulam ações para chamar sua atenção e criar necessidades, personalizando as compras e a experiência do usuário para melhorar a satisfação e a fidelidade do cliente segmentando interesses. A maneira mais básica de atingir esse objetivo é observar o conteúdo mais visualizado. Com base neles, detalhes comuns para distribuição de mensagens semelhantes podem ser determinados. Esse tipo de ferramenta funciona bem aproximando com mais assertividade grupos com interesses semelhantes. Embora essa personalização pareça agradável, a sociedade é impulsionada pelo resultado: baixa diversidade de conteúdo – isso é o que chamamos de isolamento ideológico. À medida que se torna mais e mais óbvio, mais pessoas tendem a se preocupar com isso. Isso é muito natural. Até certo ponto, toda tendência produz algumas contra tendências, nomeadamente reações defensivas e opostas. À medida que essa recuperação se intensifica, a empresa deve enfrentar pressão para reduzir o nível de personalização. Portanto, os requisitos de diversidade dentro da empresa se tornarão cada vez maiores, de modo que funcionários de diferentes raças, ideologias e comportamentos possam entender melhor o mesmo público diversificado.[6] Um exemplo positivo são as cidades inteligentes. Usando a tecnologia, elas permitem que os cidadãos participem do planejamento urbano. Para isso, foi desenvolvido um sistema que garante o livre fluxo de informações, buscando descobrir problemas e formular soluções que promovam o desenvolvimento econômico e a qualidade de vida.[7]

O estresse e a tecnologia

Décadas atrás, muitas pessoas previam que hoje a tecnologia cuidaria de todo o trabalho pesado. Que teríamos mais tempo livre e participaríamos apenas de atividades intelectuais. No entanto, o que vemos acontecendo são as mudanças dinâmicas em nossas vidas diárias.[8] Ao criar instalações, a tecnologia acelera a interação e expande os canais. Sempre e onde quer que estejamos, nos "conectamos" de várias maneiras. Algumas pessoas acham difícil se adaptar, enquanto outras se envolvem em um comportamento compulsivo, o que cria uma carga psicológica e, portanto, estresse. No entanto, o problema não se limita a essas pessoas. Isso afeta a todos, e outro grande desafio é considerar a experiência do usuário desse impacto nas pessoas. Essa preocupação se justifica por seus aspectos sociais e pelo impacto da ansiedade. Já precisamos nos preocupar em escrever informações curtas e objetivas, mas precisamos desenvolver uma experiência de interação completa para aliviar essa pressão.[8] Ainda é comum que a transformação digital seja considerada exclusivamente como uma questão tecnológica, desconsiderando o grande impacto que as mudanças geram na sociedade e na vida das pessoas.

A transformação digital é irreversível

As pessoas já estão envolvidas e engajadas com a grande mudança social que ocorreu com a transformação digital. Chegamos em um momento que é, de fato, irreversível. Nossa sociedade já está disposta a promover a inovação, mesmo existindo grupos mais resistentes.[9] A todo o contexto que descrevemos somam-se as influências do ambiente governamental no processo. É previsível que ocorram intervenções. Para o bem ou para o mal, a preocupação com o impacto social da transformação digital deve nortear regulamentações e políticas de incentivo. No Brasil, por exemplo, já entramos com a LGPD (Lei Geral de Proteção de Dados Pessoais), que regula as atividades de tratamento de Dados Pessoais. A LGPD vem para proteger os direitos fundamentais de liberdade e de privacidade e a livre formação da personalidade de cada indivíduo. A lei dispõe sobre o tratamento de dados feito por pessoa física ou jurídica de direito público ou privado e engloba um amplo conjunto de operações efetuadas em meios manuais ou digitais. A lei traz a oportunidade para organizações expandirem e protegerem seus negócios. E também, acima de tudo, demonstrarem respeito aos dados pessoais de usuários que deram preferência a esse empreendimento, na hora de buscar produtos e serviços.[9]

Novas tecnologias e o futuro da comunicação

A transformação digital tem incentivado diversas mudanças na nossa sociedade, em diversos setores, seja no campo educacional, industrial, econômico, na área da saúde. As novas tecnologias vieram para ficar e é inevitável seu desenvolvimento ao longo dos anos. Todos devem dominar novas formas de comunicação para estabelecer contato com pessoas e adquirir informações, promover o diálogo e, assim, obter bons resultados na troca de dados, e o mais importante, estabelecer um bom relacionamento. Portanto, é importante pensar nas novas tecnologias de comunicação, na qualidade das nossas relações e na forma como nos comunicamos, pois, somos seres sociais e uma comunicação híbrida é fundamental para uma vida com mais qualidade e saúde entre todos.

Referências

1. Pandemia. Disponível em: https://veja.abril.com.br/tecnologia/pandemia-acelera-a-transformacao-digital-e-reconfigura-a-atuacao-de-ti/. Acesso em 13/9/21.
2. Transformação Digital. Disponível em: https://rockcontent.com/br/blog/transformacao-digital/ Acesso em: 13/9/21.
3. Transformação Digital na Educação. Disponível em: https://cer.sebrae.com.br/blog/transformacao-digital-na-educacao-o-que-e-e-qual-o-impacto-dela/. Acesso em 14/9/21.
4. O mundo e a educação digital. Disponível em: https://mundoeducacao.uol.com.br/geografia/era-informacao.htm. Acesso em 15/9/21.
5. Organização Mundial da Saúde e transtornos mentais. Disponível em: Shttps://sindjustica.com/2020/05/27/brasil-tem-maior-taxa-de-transtorno-de-ansiedade-do-mundo-diz-oms/#:~:text=O%20Brasil%20%C3%A9%20o%20pa%C3%ADs,5%2C8%25%20da%20popula%C3%A7%C3%A3o. Acesso em 16/9/21.
6. Transformação digital e os impactos na vida. Disponível em: https://transformacaodigital.com/transformacao-digital/impactos-na-vida-real-entenda-transformacao-digital-na-sociedade/. Acesso em 17/9/21.
7. Projeto Cidade inteligente. Disponível em: https://fgvprojetos.fgv.br/noticias/o-que-e-uma-cidade-inteligente. Acesso em 16/9/21.
8. Desafios relacionados com as tecnologias. Disponível em: https://summitsaude.estadao.com.br/desafios-no-brasil/transtornos-mentais-ansiedade-cresce-entre-a-populacao/. Acesso em 18/9/21.
9. Tratamento dos dados. Disponível em: https://www.serpro.gov.br/lgpd/menu/tratamento-dos-dados/objetivo-e-abrangencia-da-lgpd. Acesso em 20/9/21.

A necessidade de aprovação e as redes sociais

12

Elie Cheniaux

"Meu Deus! Ninguém curtiu a minha foto!". Essa foi a minha reação após verificar que a imagem que eu tinha publicado no Instagram havia recebido tão poucos *likes*. Senti-me triste, frustrado, rejeitado. "Ninguém me ama mais", foi o meu pensamento. De imediato me veio o impulso de fazer uma nova postagem, com a esperança de, como já acontecera várias vezes, conseguir obter um grande número de curtidas. Mas *peraí*! Por que isso seria tão importante para mim? Por que preciso tanto dessas curtidas? Será possível que agora estou dependente delas para me sentir bem?!

Atenção, amor e aprovação são necessidades humanas básicas, presentes desde o nascimento. O bebê humano nasce altamente desamparado e vulnerável. Em comparação com outras espécies, o seu desenvolvimento é muito tardio: ele demora muitos meses, todo o primeiro ano de vida, para adquirir habilidades cognitivas, motoras e visuais que o chimpanzé atinge ainda dentro do útero. Consequentemente, na infância, os humanos dependem muito mais de seus pais do que os outros animais,[1] e, nesse sentido, obedecer e agradar seus cuidadores representa uma questão de sobrevivência para a criança.

Para alcançar um nível adequado de autonomia e independência, a criança precisa aprender muitas coisas com os pais ou cuidadores, e essa aprendizagem se dá em grande parte por condicionamento operante. A ideia básica do condicionamento operante é a de que as ações que são recompensadas tendem a se repetir, enquanto as ações seguidas de consequências aversivas tendem a se tornar mais raras.[2] Basicamente a criança é educada pelos pais assim: os bons comportamentos são premiados, e os maus, castigados. Dar amor e atenção ou negá-los são recompensas ou punições altamente poderosas, pois se sentir aceita, aprovada pelos pais é fundamental para a criança.

De acordo com a teoria psicanalítica, os pais, assim como a cultura e as normais sociais, são internalizados, formando o superego. A necessidade de aprovação, por parte dos pais continua, mas, agora, eles estão dentro do indivíduo. Da mesma forma que os pais, o superego recompensa as boas ações, produzindo sentimentos de bem-estar, de "dever cumprido", e pune as más, causando remorso.[3] No entanto, apesar da internalização das figuras parentais, a necessidade de aprovação social não desaparece na vida adulta. Nesse sentido, em um tratamento psicanalítico, agradar o terapeuta e obter a sua aprovação talvez seja o principal fator motivacional para que o paciente abra mão de seus padrões de comportamento patológicos e passe a empregar e repetir condutas mais saudáveis.[4] E essa necessidade de aprovação não envolve apenas cuidadores, substitutos que são do pai e da mãe. Claramente os seres humanos sentem que precisam pertencer a um grupo social. Junto de pessoas que têm características comuns a nós – a mesma religião, ideologia política, time de futebol ou admiração por um determinado artista, por exemplo –, sentimo-nos aceitos, aprovados.[5]

Nos últimos anos, as relações interpessoais têm-se dado cada vez mais por meio das redes sociais, via internet. Em paralelo a isso, há um número crescente de indivíduos, especialmente adolescentes, que se tornaram dependentes das redes sociais.[6] Eles ficam um tempo excessivo conectados, sentem-se mal quando não as acessam e apresentam prejuízos no sono, nos estudos ou no trabalho e nas relações sociais do mundo real. São sintomas semelhantes aos observados na dependência química.

As substâncias psicoativas que causam dependência – como cocaína, por exemplo – levam à liberação de dopamina no circuito de recompensa no cérebro.[2] Como essas substâncias levam ao prazer, o consumo delas se tornará repetitivo e até compulsivo, seguindo os princípios do condicionamento operante. É provável que as curtidas de nossas publicações nas redes sociais tenham esses mesmos efeitos viciantes. Nesse sentido, um estudo recente com adolescentes[7] evidenciou uma associação entre receber uma curtida no Instagram e aumento da autoaceitação e da sociabilidade, e entre a ausência de curtidas e isolamento social. Assim, as curtidas que recebemos nas redes sociais nos fazem nos sentir aprovados, provavelmente ativando os circuitos de recompensa. Então publicamos de novo, de novo e de novo, querendo voltar a experimentar aquela sensação de prazer. E, quando ficamos muito tempo sem publicar, ou pior, quando as curtidas são poucas, entramos em síndrome de abstinência.

P.S.: se você gostou deste texto, por favor, não deixe de me enviar uma mensagem. Você não tem ideia do quanto preciso dos seus elogios! Sem eles vou me sentir triste, frustrado e rejeitado.

Referências

1. Winston R. Instinto humano: como os nossos impulsos primitivos moldaram o que somos hoje. São Paulo: Editora Globo; 2006.

2. Kandel ER, Koester JD, Mack SH, Siegelbaum SA. Principles of neural science. Sixth ed. New York: Mc Grawl Hill; 2021.
3. Freud S. O ego e o id. In: Edição standard brasileira das obras psicológicas completas de Sigmund Freud. Rio de Janeiro: Imago editora; 1976. p. 13–83.
4. Cheniaux E, Zusman JAA, de Freitas S, de Carvalho LAV, Landeira-Fernandez J, Carvalho LA, et al. Psychoanalytic treatment: a neurobiological view. Psychol Neurosci. 2011;4(3):417–27.
5. Gastal CA, Pilati R. Escala de Necessidade de Pertencimento: Adaptação e Evidências de Validade. Psico-USF. 2016;21(2):285–92.
6. Guedes E, Sancassiani F, Carta MG, Campos C, Machado S, King ALS, et al. Internet Addiction and Excessive Social Networks Use: What About Facebook? Clin Pract Epidemiol Ment Health [Internet]. 2016 Jun 29 [cited 2021 Jun 16];12(1):43–8. Available from: http://www.ncbi.nlm.nih.gov/pubmed/27418940
7. Cipolletta S, Malighetti C, Cenedese C, Spoto A. How can adolescents benefit from the use of social networks? The igeneration on instagram. Int J Environ Res Public Health. 2020 Oct 1;17(19):1-15.

13 Períodos de crise e isolamento podem estimular a dependência digital?

Anna Lucia Spear King
Lucio Lage Gonçalves
Antonio Egidio Nardi

Sentimos que temos autonomia, isso é, que tomamos nossas decisões livremente. Em algumas circunstâncias é preciso demonstrar que esse senso de autonomia é ilusório. Embora seja um hábito, nos sentirmos independentes, nosso cérebro opera em uma rica teia de interação com outros cérebros.[1]

No momento em que uma crise grave de saúde impacta a mobilidade e autonomia das pessoas, exigindo uma nova disciplina, dessa feita, imposta pelo isolamento social durante a pandemia da COVID-19, o cenário muda completamente, as rotinas se alteram, as práticas usuais precisam ser ajustadas e as relações presenciais são afetadas de forma relevante.

A impossibilidade real das pessoas circularem regularmente nas ruas, mantendo-as por muitas horas seguidas em casa, amplia a necessidade de uma válvula de escape para relacionar-se com o mundo, o que é facilitado pelas vias digitais. É preciso, de alguma maneira, resgatar a autonomia, o que não significa deixar de usar os recursos digitais tecnológicos, cuja utilidade não está em discussão. É apenas uma questão de uso consciente das tecnologias digitais.[2]

Autonomia significa a capacidade do indivíduo de conduzir-se por seus próprios meios para realizar seus desejos e está fortemente relacionada à independência, liberdade e autossuficiência.[3]

O ambiente virtual com todas as suas facilidades e múltiplos recursos atende, em outro formato, essas necessidades humanas de interagir, se relacionar e ter autonomia em suas vidas. No entanto, as tecnologias digitais estabelecem determinados parâmetros que limitam também outros aspectos da vivência humana como a própria autonomia dos humanos no sentido de conduzir suas vidas de maneira mais independente. A cada dia mais serviços e processos digitais substituem os tradicionais sem que grande parte das pessoas perceba ou consiga entender os seus impactos, tornando os seres humanos cada vez mais dependentes das tecnologias no dia a dia.

As novas tecnologias de computadores, softwares, hardwares, telecomunicações, entre outras, no cotidiano do indivíduo, vêm causando um impacto significativo em todos os aspectos da vida e da sociedade, produzindo mudanças comportamentais de hábitos e costumes cujos efeitos não podemos perder de vista ou deixar de acompanhar.[3]

O que acontece quando um ser humano social fica isolado?

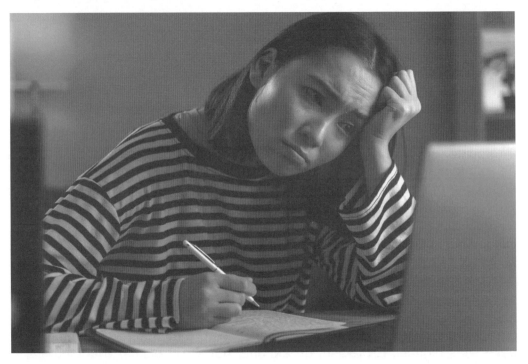

Fonte: https://br.depositphotos.com/

Grandes impactos na humanidade geraram, em geral, transformações significativas no comportamento humano, senão totalmente, mas regionalmente, em grandes parcelas da população. As duas grandes guerras mundiais, as várias epidemias, endemias e pandemias como a gripe espanhola, a Guerra Fria, as grandes descobertas científicas e tecnológicas e muitos outros eventos históricos marcantes, estabeleceram novos comportamentos.[4]

As rotinas humanas centradas na independente mobilidade física, a liberdade de ir e vir e ser autossuficiente para decidir e agir, quando impactadas ou subtraídas do ser humano, provocam mudanças significativas em seus comportamentos. O cérebro humano, submetido a impactos relevantes precisa redesenhar seu funcionamento.

Ao ser defrontado com algo novo que tem que ser aprendido, o cérebro não só realoca seus componentes originais, que são as estruturas e os neurônios responsáveis pelas funções essenciais como a visão e a audição, mas também consegue reequipar alguns grupos de neurônios dessas mesmas áreas para satisfazer as necessidades específicas de uma nova função.[5]

Assim, ficar isolado abruptamente, requer um redesenho do cérebro e uma saída para compensar essas limitações.

A pandemia da COVID-19 está forçando as pessoas a gerenciar três problemas psicológicos ao mesmo tempo: (a) o estresse da doença; (b) o desaparecimento de espaços; (c) crise do senso de comunidade. A realidade virtual simulando a realidade presencial pode ajudar nesse isolamento. Essa é uma solução necessária nesse momento imposto pela pandemia que pode gerar impactos pontuais para o bem-estar das pessoas, mantendo-as juntas, mantendo-as interagindo, sem solidão, embora isoladas.[6]

Ocorre que muitas pessoas já vivem sós, por opção ou pela própria falta de opção. Solidão e isolamento social estão negativamente associados à saúde física e mental e pode aumentar a probabilidade de transtornos mentais comuns (depressão e ansiedade) uso de substâncias e declínio cognitivo.[7]

A solidão abala a capacidade de autorregulação das pessoas. Expressa a dor de sentir-se sozinho, o que é sentido por milhões de pessoas que sofrem diariamente de solidão. O crescente uso de internet pode aumentar o isolamento social quando o contato humano presencial é substituído, excessivamente, pelo virtual.[8]

Em tempos de isolamento pode parecer ilusoriamente que, aumentar o uso digital resolverá o problema da solidão, quando pode ser exatamente o caminho para aprofundá-lo pela substituição de outras maneiras de contato ou diversão.[4]

A oposição entre convivência e isolamento é intensificada pelo papel das novas tecnologias de comunicação e das redes sociais e precisa ser dosada.[9]

O mundo virtual "salvador"!

Muito antes da imposição do isolamento social, durante a pandemia da COVID-19, o mundo virtual já vinha tomando a cena fazendo com que sua importância na vida dos humanos crescessem de forma significativa e assumisse um papel na vida das pessoas não apenas por sua utilidade, mas também pela dependência que vinha sendo estabelecida.

Ao ser limitado com relação ao mundo físico exterior, o caminho para o digital foi fortalecido e tornou-se um meio salvador para as relações humanas, embora isso tenha um preço. Muitos processos foram modificados e mantidos grande parte dos seus resultados a partir da transformação digital adotada para vários serviços que foram salvos, do ponto de vista financeiro e comercial, a partir da ampliação da onda digital tecnológica que já vem dominando a humanidade.

Essa onda tecnológica revolucionará ainda mais a forma como vemos e interagimos no mundo, atenuando as linhas entre o digital e o físico.[10]

O isolamento social, ao reter as pessoas em casa forçou alternativas digitais virtuais e transformou vários negócios, serviços e práticas, eventos e relações, como alguns deles a seguir exemplificados:

Trabalho em *home office*

Não é uma novidade trazida para a humanidade pela pandemia, mas tornou-se alternativa extremamente útil em função da impossibilidade de ir ao trabalho como sempre se fez. Foi exponencialmente ampliado seu uso no isolamento social. Ficar mais tempo em casa e usar as vias digitais para desenvolver seu trabalho agravou ainda mais a intensidade de uso com significativo aumento do número de horas frente às telas, muitas vezes sem as condições ideais de trabalho disponíveis no ambiente organizacional.

Ensino a distância – EaD

Da mesma forma que ocorreu com o *home office*, o ensino a distância não é uma novidade, pois é praticado no mundo muito antes da existência da internet, utilizando outros recursos tecnológicos em suas várias fases. O EaD manteve os processos educacionais em operação embora muitos deles não possam ser caracterizados como EaD mas somente a transformação de aulas presenciais em aulas virtuais. De uma forma ou de outra, esse foi um fator salvador de muitos processos educacionais, mas reforçou ainda mais o tempo de uso das telas no período da pandemia.

Comércio eletrônico

Mais um processo antigo que salvou não só o comércio, mas também, os consumidores normais ou compulsivos que fizeram crescer, substancialmente, o uso dessa via acrescentando mais horas de uso de telas na pandemia.

Redes sociais

As redes sociais são estruturas sociais compostas por pessoas e organizações reunidas por um ou vários tipos de relações que partilham valores e objetivos comuns.[11]

Na pandemia seu uso foi aumentado significativamente devido as pessoas terem que ficar em casa e tornarem essa via uma válvula de escape para falar com outras pessoas e informar-se sobre o que estava acontecendo. Ocorre, no entanto, que notícias falsas, turbulências e outros usos indevidos tornaram, muitas vezes, o entendimento do cenário mais difícil para todos.

Relacionamentos conjugais, parentais, de consumo e outros

A forma de se relacionar mudou e a presença física em casa cresceu e tornou, em muitos casos, a convivência mais difícil fazendo com que a alternativa digital do uso de internet e redes sociais funcionasse como um atenuador no ambiente doméstico.

A intensificação do uso digital

Como descrito até aqui, o tempo em casa e as dificuldades de locomoção externa, muitos deles substituídos pelos serviços digitais, criou naturalmente um aumento significativo do número de horas do uso digital que pode estabelecer situações que podem levar à dependência digital pelo uso não consciente dessas tecnologias. O tempo de uso, sozinho, não determina a dependência digital, mas contribui significativamente porque permite a ocorrência de outros eventos que podem interferir nas relações sociais do usuário e na sua saúde física e mental, como, por exemplo, manter-se socialmente isolado, problemas físicos pela má postura corporal, deficiências visuais precoces pelo excesso de carga para os olhos e muitas outras.

A dependência digital se caracteriza quando ficar sem o telefone celular, off-line ou longe do computador chegar ao ponto de atrapalhar a vida diária ou trouxer sintomas de Nomofobia como ansiedade, desconforto, pânico, dentre outras.[11]

Trabalhar em casa, assistir aulas virtuais, comprar pelo *e-commerce*, interagir com outras pessoas praticamente somente pela via virtual pode, sim, estimular a dependência digital pelo uso excessivo e não consciente das tecnologias digitais e que se manifestará de forma mais clara em momentos e situações onde não seja possível contar com esses recursos digitais.

É preciso conhecer o ambiente em que se está imerso, sua dinâmica, riscos e oportunidades, compreender suas transformações e onde pode nos levar e, se possível, interferir para o melhor percurso e destino nesse mundo de mudanças permanentes, rápidas e para muitos, invisíveis, com novos ciclos chegando a cada dia.[12]

Referências

1. Eagleman D. Cérebro: uma biografia. Coordenação: Bruno Fiúza. Tradução: Ryta Vinagre, Rio de Janeiro: Rocco, 2017, 1ª ed.
2. King ALS, Nardi AE. As Novas Tecnologias e os Impactos Clínicos, Cognitivo-comportamentais, Sociais e Ambientais no cotidiano dos indivíduos. In: King ALS, Nardi AE e Cardoso AE. A Nomofobia: Dependência do computador, Internet, Redes Sociais? Dependência do Telefone Celular? São Paulo: Atheneu Editora, 2014.
3. Gonçalves LL. Dependência Digital: tecnologias transformando pessoas, relacionamentos e organizações. Rio de Janeiro: Barra Livros Editora, 2017, 1ª ed.
4. Gonçalves, LL. A vida após o novo coronavírus: novos comportamentos. Rio de Janeiro: Barra Livros Editora, 2020.

5. Wolf, Maryanne. O cérebro no mundo digital: os desafios da leitura na nossa era. Tradução Rodolfo Ilari e Mayumi Ilari. São Paulo: Yendis, 2019.
6. Riva G, Wiederhold B. How cyberpsychology and Virtual Reality can help us to overcome the Psychological Burden of Coronavirus. Cyberpsychology, Behavior and Social Networking, 2020.
7. Leigh-Hunt N, Bagguley D, Bash K. An overview systematic reviews of social isolation and loneliness. Publis Health, 2017; 152: 157-171.
8. Cacciopo J, Patrick W. Solidão: A natureza humana e a necessidade de vínculos. São Paulo: Editora Record, 2011, 1ª ed.
9. Minois G. História da solidão e dos solitários. Tradução Maria das Graças de Souza. São Paulo: Editora UNESP, 2019, 1ª ed.
10. Lee K. Inteligência Artificial: Como os robôs estão mudando o mundo, a forma como amamos, nos comunicamos e vivemos. Tradução Marcelo Barbão, Rio de Janeiro: Globo Livros, 2019, 1ª ed.
11. Conceição EG, King, ALS. A Dependência das Redes Sociais. In: Nomofobia: Dependência de computador, Internet, Redes Sociais? Dependência do celular? São Paulo: Atheneu Editora, 2014, 1ª ed.
12. Gonçalves LL e King ALS. Ações de preparação. In: Gonçalves LL, King ALS, Nardi AE. Novos Humanos 2030: Como será a humanidade em 2030 convivendo com as tecnologias digitais? 1ª ed., Rio de Janeiro: Barra Livros Editora, 2019, 1ª ed.

14 As maravilhas e os prejuízos relativos ao uso de tecnologias na prática de exercícios físicos

Juliana Dias de Lima
Andrea Camaz Deslandes

A revolução digital trouxe mudanças sociais que impactam a maneira de se relacionar com o mundo, promovendo diversos benefícios e facilidades para áreas como de comunicação, educação e acessibilidade. Apesar das facilidades amplamente conhecidas, o uso excessivo de telas gera impacto negativo sobre diferentes desfechos da saúde que envolvem aspectos físicos, cognitivos e emocionais.[1,2] Evidências indicam associações entre o tempo de tela e estruturas cerebrais, como a espessura de substância branca e atividade cortical,[3,4] a presença de sintomas de ansiedade, depressão, alterações de humor, insônia[5,6] e prejuízos nas funções executivas.[7,8] Nota-se que as principais alterações não são apenas sobre o tempo de tela em si, mas sim, sobre a finalidade do uso do aparelho.[9] Além disso, a era digital contribui para o aumento do comportamento sedentário, já que grande parte da população trabalha, estuda, se comunica e se diverte por meio de tecnologias como os computadores, videogames, smartphones, e outros dispositivos eletrônicos.

Um grande estudo epidemiológico realizado com quase 2 milhões de participantes identificou que, em 2016, o nível de sedentarismo foi de 27,5% da população investigada.[10] Foi observado também, que em países de alta renda, a prevalência foi cerca de duas vezes mais alta (36,8%), do que em países de baixa renda (16,2%).[10] Muito provavelmente, essa diferença percentual apresenta-se devido aos diferentes níveis de atividade física habitual realizadas no trabalho, deslocamento, lazer ou tarefas domésticas nesses países. Guthold *et al.* (2018) mostraram que entre os países do Caribe e América Latina, o Brasil foi o país com a maior prevalência de inatividade física (47%), com mais de 50% das mulheres fisicamente inativas. Esses números são ainda maiores em jovens, mostrando que mundialmente em 2016, 81% dos 1.6 milhões de adolescentes investigados eram insuficientemente ativos.

Dessa maneira, será que podemos inferir que a tela é a grande vilã, e que os jovens nascidos após a revolução tecnológica estão fadados ao sedentarismo? Apesar dos celulares e outros dispositivos eletrônicos estarem associados ao maior tempo de permanência em comportamento sedentário, os mesmos dispositivos podem ser utilizados como forma de divulgação, conscientização, instrução, educação, e até mesmo de motivação para a realização de exercícios físicos.

De acordo com Pradol-Cano et al. (2020), o contato interpessoal é uma questão importante a se levar em consideração ao desenvolver aplicativos móveis de saúde, já que, os estudos que acompanhavam o uso dos aplicativos pelos participantes por períodos prolongados relataram uma diminuição progressiva no uso dos aplicativos ao longo do tempo.[11] Nesse sentido, pode-se pensar o lugar do profissional de saúde na era digital, suas inúmeras possibilidades de promoção e educação em saúde, uso das redes sociais para conscientização das diretrizes de atividade física para a população em geral, teleatendimento, prescrição, orientação e monitoramento dos exercícios físicos por meio do acompanhamento a distância, assim como a criação de grupos em redes sociais e outros meios de comunicação, com praticantes de uma mesma modalidade de exercício físico em qualquer lugar do mundo, para fortalecer os laços, trocar e humanizar as experiências vividas por meio do corpo em movimento. A tecnologia pode facilitar a rápida disseminação de informação e ampliação da abrangência de políticas de saúde pública. Nesse sentido, um estudo recente publicado na *Lancet Psychiatry* chama a atenção para a necessidade de utilização de tecnologia para a avaliação e o monitoramento da saúde física de pacientes com transtornos mentais, por meio de políticas de saúde não fragmentadas e da promoção de um estilo de vida ativo, dieta saudável e combate ao tabagismo.[12]

Utilização de tecnologia para a redução de barreiras e aumento de facilitadores para a prática de exercícios físicos

Mudanças de comportamento são complexas e dependem de diversos fatores internos e externos ao sujeito. Um dos modelos teóricos mais conhecidos na literatura que explicam esse fenômeno é o Modelo Transteórico, proposto por Prochaska e DiClemente em 1984. O modelo considera que a mudança de comportamento passa por cinco estágios denominados como: pré-contemplação, contemplação, preparação, ação e manutenção.[13] Nesse sentido, o uso de aplicativos móveis, celulares, computadores e tecnologias do tipo *wearable* (acessórios como relógios, pedômetros e acelerômetros) e aplicativos *fitness* como o Nike Run Club, Nike Training Club, Adidas Running by Runtastic, MapMyWalk, entre outros, podem contribuir para cada uma dessas fases. A tecnologia digital, quando direcionada para as mudanças de hábito em saúde, pode ser utilizada para a melhoria dos resultados do nível de atividade física, orientação e manutenção da alimentação saudável e diminuição de tempo em comportamento sedentário, e são instrumentos considerados como um meio para desenvolver intervenções práticas e econômicas em saúde.[11,14,15] Por exemplo, nas fases de pré-contemplação e contemplação, as redes sociais podem cumprir um papel importante de informação e conscientização de diretrizes para a prática de atividade física e redução de comportamento sedentário. Nas fases de preparação, ação e manutenção, as ferramentas de comunicação digital como o WhatsApp são aliadas para estreitar os laços sociais, possibilitar a formação de grupos, compartilhar registros diários das atividades de maneira coletiva, favorecer a comunicação com professores de educação física para instruções adequadas dos exercícios, motivação com feedback do desempenho, estímulos e reforços positivos. Especialmente em períodos de isolamento social, como na Pandemia de COVID-19, a utilização de aplicativos para a realização de videochamadas contribuiu para a manutenção da prática de exercícios físicos na população, por meio de aulas remotas com supervisão de profissionais de educação física. A tecnologia digital reduziu as distâncias e permitiu a continuidade das atividades em ambientes domiciliares, desde as práticas integrativas a exercícios funcionais, aulas individuais e coletivas, para todas as faixas etárias. Aplicativos como o Peloton oferecem diferentes tipos de atividades *on-demand*, como aulas de *spinning*, *running*, ginástica localizada, alongamento e práticas integrativas corpo e mente.

Um aspecto favorável da tecnologia digital é a divulgação de informações, especialmente em aplicativos como o Twitter, Facebook e Instagram. A divulgação de políticas públicas de esporte, lazer e promoção de saúde da cidade. Essas redes podem ser utilizadas inclusive pelas Secretarias de Saúde, para divulgar as modalidades esportivas oferecidas em espaços como Vilas Olímpicas, apontar quais serviços da Atenção Básica ofertam programas de atividades físicas, promover eventos na comunidade voltados para o estilo de vida ativo, assim como, conscientizar sobre os benefícios do exercício e as diferentes maneiras de se exercitar. A divulgação de eventos esportivos pode contribuir para a popularização do desporto e desenvolvimento de novos atletas, como no caso da inclusão das modalidades surfe e skate nos Jogos Olímpicos de 2020, realizada no Japão, em agosto de 2021. Um dos principais prejuízos do uso da tecnologia digital para a promoção dos níveis de atividade física está na disseminação equivocada da informação e a inexistência de um mecanismo adequado de controle de qualidade do que é divulgado nas redes sociais. Apesar dos benefícios das redes como meio facilitador de comunicação e educação em saúde, as mesmas podem oferecer prejuízos à sociedade por meio da divulgação de *fake news* e orientações sobre a prática inadequada de exercícios físicos, ou até mesmo contraindicada, podendo gerar sérios riscos à saúde do usuário e contribuindo para o abandono da prática regular de atividade física. Do mesmo modo, a valorização excessiva de corpos magros nas mídias pode contribuir para o aumento de insatisfação corporal, piora da autoestima e aumento do risco de transtornos alimentares e dismórfico corporal. A orientação realizada por profissionais que não possuem formação especializada para a prescrição contribui para a prática inadequada de exercícios, tornando-se um risco para a sociedade. Além disso, por serem mais generalistas, as recomendações e os programas on-line não supervisionados e os vídeos perdem em relação à qualidade do acompanhamento realizado diretamente por um profissional. A supervisão adequada preza pela subjetividade humana, parte de uma avaliação biopsicossocial, estabelece objetivos de curto e longo prazo, e define a prescrição de atividades que envolvem princípios como o da individualidade biológica e da sobrecarga progressiva.

Os aplicativos de smartphones também podem ser aliados para prever as condições climáticas para a prática ao ar livre, auxiliar na segurança dos espaços, facilitar o atendimento emergencial e de resgate, monitorar o desempenho durante a atividade por meio da verificação da frequência cardíaca, velocidade atingida, distância percorrida, mensuração do número de passos, gasto calórico e avaliação biodinâmica. Além disso, os aparelhos móveis e tecnologias portáteis do tipo *wearable* ("de vestir") oferecem diversas possibilidades de utilização, desde de monitoramento da atividade até a melhora do desempenho, podendo contribuir para a melhora da termorregulação a aspectos da biomecânica dos atletas e para o aumento do estilo de vida ativo na população. A tecnologia tem sido aliada dos esportes e das atividades físicas de diferentes maneiras. No paradesporto, por exemplo, pessoas com deficiência são beneficiadas com o desenvolvimento de tecnologias *wearables,* como próteses e cadeiras de rodas, cada vez mais eficazes e específicas para o aprimoramento da biomecânica do movimento e prevenção de lesões no esporte.[16] Além disso, sensores de movimento e eletromiografia têm sido amplamente utilizados para monitorar a atividade muscular, potência, fadiga e biomecânica, a fim de promover a maior eficiência e desempenho motor nas modalidades específicas.[17]

Os aplicativos também podem ser utilizados como um diário do estilo de vida, em que se registram: dados pessoais como a idade, histórico de doenças, pressão arterial, dados antropométricos como o peso e a altura, alimentação, saúde mental, sono e até mesmo o período do ciclo menstrual. Essas estratégias, individuais ou coletivas, podem ser facilitadores para o início da mudança de comportamento e manutenção de um estilo de vida mais saudável. Além disso, técnicas de *machine learning* podem ser utilizadas para análise de dados de biossensores e informações sobre atividade física compartilhadas nas redes sociais e em aplicativos *fitness*, possibilitando o desenvolvimento de estratégias de definição de perfis específicos de usuários ativos e inativos e suas características, barreiras e facilitadores, assim como estratégias de intervenção para a mudança de hábito.[18]

Outro potencial facilitador do uso de tecnologia digital para a prática de exercícios físicos é a utilização da realidade virtual, como forma de motivação e de potencialização dos efeitos do treinamento na cognição e no humor.

Estudos realizados com *exergames* (jogos de vídeo game ativo) apontam o impacto positivo dessa prática na aquisição de habilidade motoras, equilíbrio estático e dinâmico, melhora das funções cognitivas e diminuição de comportamento sedentário.[19] Esses benefícios são reportados inclusive em adultos e idosos com doenças neurodegenerativas[20] e crianças e adolescentes com transtorno do espectro autista.[21] Os jogos com realidade virtual favorecem a prática de atividades físicas promovendo maior engajamento, diversão e motivação durante a prática.

A tecnologia pode ser usada como estratégia de avaliação e de informação de habilidades motoras, seja para o seu desenvolvimento na infância ou na reabilitação na fase adulta. Técnicas de realidade virtual contribuem como suporte visual para o aprendizado de habilidades de locomoção, estabilização e manipulação, fundamentais nas atividades de vida diária e em diferentes esportes. Recentemente desenvolvido no Brasil, o aplicativo Gross Motor Skills Animation foi lançado gratuitamente nos sistemas operacionais Android e iOS, com o objetivo de ser uma ferramenta auxiliar para a avaliação das habilidades motoras de locomoção e manipulação de crianças com e sem atrasos do neurodesenvolvimento.[22]

Apesar de tantas variedades de aplicativos disponíveis para download nas plataformas Play Store e Apple Store, como o Google Fit e o Apple Health, estudos apontam que o sucesso e a eficácia das intervenções digitais em saúde dependem de sua adaptação, personalização, atratividade, facilidade de uso e principalmente da adesão dos usuários.[11,14,15]. Entretanto, a manutenção depende de um aspecto subjetivo e intrínseco ao sujeito, que é a motivação. Desse modo, o uso dos aplicativos, redes sociais, ou outros meios de monitoramento das atividades físicas precisam motivar as pessoas a realizarem mudanças comportamentais, oferecer metas realistas que podem ser combinadas com orientação de cuidados primários em saúde e fornecer feedback regular sobre os níveis de atividade.[14,15] A definição de metas que tragam o protagonismo para o usuário, e que sejam alcançáveis, realistas, desafiadoras e específicas pode contribuir para o alcance dos resultados desejados. Um recente estudo de revisão sistemática identificou em 13 dos 14 artigos investigados, uma tendência de aumento do nível de atividade física em 1.520 participantes, por meio do uso de aplicativos para dispositivos móveis.[11] Um estudo randomizado controlado com 165 sujeitos identificou que indivíduos que recebiam feedbacks sobre o número de passos dados diariamente de forma individual ou coletiva (visualizando os resultados de outras pessoas do mesmo grupo) davam respectivamente 60% e 69% mais passos quando comparado ao grupo controle que não recebia feedback.[23] Tal resultado sugere que o monitoramento da atividade e a participação em um grupo social são fatores motivacionais para o aumento do nível de atividade física diária.

Pradol-Cano *et al.* (2020) destacam que algumas características dos aplicativos associadas à maior eficiência no aumento de atividade física são: o estabelecimento de metas diárias a serem alcançadas, o recebimento de feedbacks sobre o desempenho em determinada atividade, informações educativas sobre estilo de vida saudável e exercício físico. Identificou-se, também, que receber mensagens motivacionais foi percebido como um fator positivo para o engajamento com as atividades físicas.[11]

A tecnologia digital no alcance das metas: qualquer minuto conta, quanto mais atividade física melhor

A fim de promover políticas públicas que favoreçam as mudanças de comportamento para um estilo de vida mais saudável, a OMS lançou recentemente documentos norteadores para o estilo de vida ativo, como o "Plano de Ação Global sobre Atividade Física 2018-2030": pessoas mais ativas para um mundo mais saudável" que tem como meta a redução relativa de 15% na prevalência global de inatividade física em adolescentes e adultos até 2030,[24] e as "Diretrizes sobre Atividade Física e Comportamento Sedentário", cujo objetivo é promover ações governamentais nos setores da saúde, esporte, lazer e educação, para a redução de sedentarismo no mundo.[25]

No Brasil, o Ministério da Saúde lançou o primeiro "Guia de Atividade Física para a População Brasileira" com recomendações específicas sobre atividades físicas e tempo gasto em comportamento sedentário, especialmente sobre o tempo de tela.[26] A diretriz geral para o tempo gasto com uso de telas (destinado ao uso de aparelhos digitais como celulares, tablets ou televisão) é de menor tempo possível. As recomendações são: para bebês com menos de 1 ano de idade, nenhum tempo em frente aos dispositivos de tela; para crianças de 1 a 5 anos, usar no máximo uma hora de tela por dia; para crianças e jovens de 6 a 17 anos indica-se controlar o tempo de tela em até duas horas por dia, já para adultos e idosos a ideia é a cada uma hora do dia gasto em comportamento sedentário incluir cinco minutos de movimento, ou seja, um intervalo para levantar, beber água, alongar, caminhar.

Nesse sentido, o uso de aplicativos de smartphones podem auxiliar com lembretes do tipo: "beba água", "muito tempo sentado", "movimente-se". É importante pontuar que o número de passos diários para se manter fisicamente ativo é de pelo menos 10 mil passos para adultos, 8 mil passos para idosos, 13 mil para crianças e 9 mil para adolescentes,[27] e o uso de pedômetros ou *smartwatches* podem auxiliar a estabelecer e alcançar tais metas diárias. Sobre a recomendação para atividades físicas, o guia para a população brasileira indica que crianças e adolescentes devem exercitar-se por pelo menos 3 horas por semana, e adultos e idosos devem acumular no mínimo 150 minutos semanais de exercício. O tempo destinado às atividades pode ser de uma só vez ou fracionado ao longo do dia em pequenos blocos, já o tempo de comportamento sedentário deve ser priorizado com atividades artísticas, culturais, de leitura, raciocínio lógico, entre outros.[26] Apesar das recomendações e orientações específicas sobre número de passos e nível de atividade física, a principal mensagem das políticas públicas é: cada minuto conta e quanto mais exercício melhor.[25,26]

Um recente estudo de revisão sistemática e metanálise identificou que a realização de pausas no comportamento sedentário com atividades físicas de curta duração promoveram melhoras agudas e crônicas na glicemia e no perfil lipídico de adultos saudáveis e diabéticos.[28] A literatura aponta que essas pausas promovem benefícios também para a cognição. No contexto escolar, por exemplo, nota-se que as atividades físicas, principalmente àquelas enriquecidas cognitivamente, realizadas dentro da sala de aula favorecem às funções executivas, a atenção e o desempenho acadêmico da habilidade matemática.[29] Essas são algumas possibilidades de intervenções simples que podem ser conduzidas em ambientes educacionais e/ou empresariais, a fim de promover a saúde global do sujeito. Os chamados Brain Breaks, por exemplo, estão disponíveis em uma plataforma on-line com vídeos e jogos virtuais dinâmicos e interativos, com duração de 3 a 5 minutos, e projetados para serem facilmente aplicados por professores ou outros profissionais. Desse modo, a tecnologia é uma aliada à proposta de mudança comportamental, regulação das funções executivas e controle do tempo sedentário em ambiente educacional ou laboral.

Considerações finais

Apesar da revolução digital contribuir para o aumento do comportamento sedentário, o uso das tecnologias também pode ser utilizado para promover o estilo de vida ativo. *Wearable technology* como os sensores biomecânicos e fisiológicos, aplicativos de smartphones, como os registros de atividade diária, sites e aplicativos de redes sociais, são apenas alguns exemplos de ferramentas que podem ser consideradas facilitadores para a prática de exercícios físicos. Entre as maravilhas da tecnologia para a prática de atividade física e redução do comportamento sedentário, destaca-se sua utilização para a divulgação de informações, o monitoramento da prática, a avaliação do desempenho, acessibilidade e estratégias de motivação. Já entre os maiores prejuízos, o incentivo ao comportamento sedentário é um dos principais riscos da era digital para a nossa sociedade, já que o número de horas sentado está diretamente associado a doenças cardiovasculares, metabólicas, musculoesqueléticas, cânceres e risco de morte por todas as causas, além de pior saúde mental e qualidade de vida. Por fim, os benefícios e prejuízos da era digital não dependem das tecnologias, mas sim das escolhas e da forma de aplicação de seus usuários, que devem estar preparados para o movimento que o presente nos impõe.

Referências

1. Korte M. The impact of the digital revolution on human brain and behavior: where do we stand? Dialogues in clinical neuroscience. 2020;22(2):101-11.

2. Wacks Y, Weinstein AM. Excessive smartphone use is associated with health problems in adolescents and young adults. Frontiers in psychiatry. 2021;12:6690-42.
3. Hutton JS, Dudley J, Horowitz-Kraus T, DeWitt T, Holland SK. Associations between screen-based media use and brain white matter integrity in preschool-aged children. JAMA pediatrics. 2020;174(1):1938-69.
4. Paulus MP, Squeglia LM, Bagot K, Jacobus J, Kuplicki R, Breslin FJ, et al. Screen media activity and brain structure in youth: evidence for diverse structural correlation networks from the ABCD study. Neuroimage. 2019;185:140-53.
5. Cabré-Riera A, Torrent M, Donaire-Gonzalez D, Vrijheid M, Cardis E, Guxens M. Telecommunication devices use, screen time and sleep in adolescents. Environmental research. 2019;171:341-7.
6. Lin SY, Eaton NR, Schleider JL. Unpacking associations between mood symptoms and screen time in preadolescents: a network analysis. Journal of abnormal child psychology. 2020;48(12):1635-47.
7. Moisala M, Salmela V, Hietajärvi L, Salo E, Carlson S, Salonen O, et al. Media multitasking is associated with distractibility and increased prefrontal activity in adolescents and young adults. Neuroimage. 2016;134:113-21.
8. Firth J, Torous J, Stubbs B, Firth JA, Steiner GZ, Smith L, et al. The "on-line brain": how the Internet may be changing our cognition. World psychiatry: official journal of the World Psychiatric Association (WPA). 2019;18(2):119-29.
9. Small GW, Lee J, Kaufman A, Jalil J, Siddarth P, Gaddipati H, et al. Brain health consequences of digital technology use dialogues in clinical neuroscience. 2020;22(2):179-87.
10. Guthold R, Stevens GA, Riley LM, Bull FC. Worldwide trends in insufficient physical activity from 2001 to 2016: a pooled analysis of 358 population-based surveys with 1.9 million participants. The Lancet Global Health. 2018;6(10):1077-86.
11. Pradal-Cano L, Lozano-Ruiz C, Pereyra-Rodríguez JJ. Using mobile applications to increase physical activity: a systematic review. 2020;17(21).
12. Firth J, Siddiqi N, Koyanagi A, Siskind D, Rosenbaum S, Galletly C, et al. The Lancet Psychiatry Commission: a blueprint for protecting physical health in people with mental illness. The Lancet Psychiatry. 2019;6(8):675-712.
13. Prochaska, J. O., & DiClemente, C. C. The transtheoretical approach: crossing the traditional boundaries of change. Homewood, IL: J. Irwin. 1984.
14. Stephenson A, McDonough SM, Murphy MH, Nugent CD, Mair JL. Using computer, mobile and wearable technology enhanced interventions to reduce sedentary behaviour: a systematic review and meta-analysis. The international journal of behavioral nutrition and physical activity. 2017;14(1):105.
15. Schoeppe S, Alley S, Van Lippevelde W, Bray NA, Williams SL, Duncan MJ, et al. Efficacy of interventions that use apps to improve diet, physical activity and sedentary behaviour: a systematic review. The international journal of behavioral nutrition and physical activity. 2016;13(1):127.
16. Cooper RA, Tuakli-Wosornu YA, Henderson GV, Quinby E, Dicianno BE, Tsang K, et al. Engineering and technology in wheelchair sport. Physical medicine and rehabilitation clinics of North America. 2018;29(2):347-69.
17. Rum L, Sten O, Vendrame E, Belluscio V, Camomilla V, Vannozzi G, et al. Wearable sensors in sports for persons with disability: a systematic review. Sensors (Basel). 2021;21(5):1858.
18. Oliveira BNd, Fraga AB. Uso das tecnologias digitais para a prática de exercícios físicos: uma revisão integrativa. Conexões. 2020;18:0200-02.
19. Costa MTS, Vieira LP, Barbosa EdO, Mendes Oliveira L, Maillot P, Ottero Vaghetti CA, et al. Virtual reality-based exercise with exergames as medicine in different contexts: a short review. Clinical practice and epidemiology in mental health: CP & EMH. 2019;15:15-20.
20. Mura G, Carta MG, Sancassiani F, Machado S, Prosperini L. Active exergames to improve cognitive functioning in neurological disabilities:a systematic review and meta-analysis. European journal of physical and rehabilitation medicine. 2018;54(3):450-62.

21. Lima JL, Axt G, Teixeira DS, Monteiro D, Cid L, Yamamoto T, et al. Exergames for children and adolescents with autism spectrum disorder:an overview. Clinical practice and epidemiology in mental health: CP & EMH. 2020;16:1-6.
22. Copetti F, Valentini NC, Deslandes AC. Gross Motor Skills Animation. [Mobile app]. Play Store. 2020.
23. Harries T, Eslambolchilar P, Rettie R et al. Effectiveness of a smartphone app in increasing physical activity amongst male adults:a randomised controlled trial. BMC Public Health. 2016;16:925.
24. Global action plan on physical activity 2018-2030: more active people for a healthier world. Geneva:World Health Organization. 2018. Licence:CC BY-NC-SA 3.0 IGO.
25. WHO guidelines on physical activity and sedentary behaviour. Geneva:World Health Organization. 2020. Licence: CC BY-NC-SA 3.0 IGO.
26. Brasil. Ministério da Saúde. Secretaria de Atenção Primária à Saúde. Departamento de Promoção da Saúde. Guia de Atividade Física para a População Brasileira [recurso eletrônico]. Ministério da Saúde, Secretaria de Atenção Primária à Saúde, Departamento de Promoção da Saúde. Brasília: Ministério da Saúde. 2021. 54 p.:il.
27. Tudor-Locke C, Craig CL, Aoyagi Y, Bell RC, Croteau KA, De Bourdeaudhuij I, et al. How many steps/day are enough? For older adults and special populations. The international journal of behavioral nutrition and physical activity. 2011;8:80.
28. Loh R, Stamatakis E, Folkerts D, Allgrove JE, Moir HJ. Effects of interrupting prolonged sitting with physical activity breaks on blood glucose, insulin and triacylglycerol measures:a systematic review and meta-analysis. Sports medicine. 2020;50 (2):295-330.
29. Egger F, Benzing V. Boost your brain, while having a break! The effects of long-term cognitively engaging physical activity breaks on children's executive functions and academic achievement. Plos One. 2019;14 (3):212-482.

15 Dependência de pornografia na internet e as mudanças do comportamento sexual nos jovens

Aline Sardinha
Ingrid Philigret
Thiago Dias

O advento da internet possibilitou o envolvimento em uma ampla gama de novos comportamentos sexuais. E alguns de seus efeitos podem ser considerados positivos para ampliar a experiência sexual de pessoas ao redor do mundo.[1] A internet é capaz de oferecer um ambiente seguro e diminuir riscos físicos e sociais existentes na vida real.[2] Algumas pessoas podem se beneficiar do seu uso ao encontrar maneiras complementares de comportamentos sexuais na sua vida fora da internet, por exemplo: busca por fetiches, gostos específicos, quebras de tabus e fantasias sexuais. Ainda é possível apontar outras vantagens, como: trocas interativas em salas virtuais, oportunidade de anonimato, aquisição, desenvolvimento de novas possibilidades de prazer sexual. Para alguns, o consumo de internet visa agir de forma completar a sua vida sexual, para outros, quando essa prática se torna um substituto em sua vida fora da internet, abre-se um novo e potencial caminho para o vício em sexo e pornografia.[1,2]

Neste capítulo, utilizaremos a definição de pornografia como "a representação sexual visando em especial à excitação erótica de seu público e estando intimamente relacionada com a produção para um mercado estabelecido".[3] Essa mesma autora destaca seu caráter comercial na contemporaneidade. Sendo um produto, a pornografia é oferecida em diversos formatos de mídias audiovisuais e impressas (revistas, filmes, fotografias, audiolivros, *podcasts*, histórias em quadrinhos etc.) e distribuída com maior facilidade pela internet tanto por distribuidoras oficiais desse material quanto pela pirataria. Compreender essa lógica de mercado abre um sem número de discussões tanto políticas quanto morais, culturais, éticas e religiosas a respeito do conteúdo pornográfico, mas principalmente a respeito do perfil desse consumidor e quais as vantagens e prejuízos em consumir tal material.

O vício em pornografia é um problema emergente e está associado a prejuízos sociais, emocionais e ocupacionais de significativa relevância.[4] Com o crescimento da internet e o aumento no número de usuários, a facilidade no acesso a sites de conteúdo adulto tornou-se uma realidade. Segundo o site PornHub,[5] no Brasil, estima-se que em torno de 85% dos acessos a vídeos de conteúdo pornográfico sejam realizados via telefone celular e que o número de usuários femininos tenha crescido cerca de 32%, em 2019. Diferentes estudos apontam para prejuízos relacionados ao consumo excessivo de pornografia entre jovens e adultos, como: desconexão emocional, perda de intimidade e satisfação sexual, aumento nas desigualdades de gêneros e comportamentos de riscos estão entre as preocupações mais presentes.[6,7]

Apesar do termo ser amplamente utilizado na linguagem popular, não há registros, até o presente momento, de um diagnóstico clínico específico para "vício em masturbação" ou "vício em pornografia". Contudo, estudos reportam uma relação entre aumento de consumo de pornografia relacionado a comportamento masturbatório compulsivo.[8]

É importante observar que o caráter subjetivo da queixa muitas vezes vem permeado por crenças morais sobre a masturbação ser errado ou o incômodo por estar consumindo um determinado tipo de conteúdo erótico para se excitar ou mesmo qualquer conteúdo, bem como incômodo das parcerias ou familiares. Quando, apesar das crenças negativas, comportamentos ainda assim estão presentes, é comum que sentimentos de culpa e vergonha apareçam e que o sujeito se perceba como dependente ou compulsivo.[9] Contudo, se no passado, a masturbação era vista como danosa à saúde física e mental, hoje são reconhecidos benefícios como melhora no sistema imune, alívio de cólicas menstruais e até mesmo efeitos analgésicos para dor muscular.[10] Assim, o comportamento masturbatório aumentado, em si, não é problemático.

Para compreendermos o fenômeno da dependência de pornografia, é importante que o profissional de saúde esteja a par também de alguns conceitos-chave para uma anamnese e conceitualização de caso mais completa, como os conceitos de hipersexualidade e o diagnóstico de transtorno de comportamento sexual compulsivo. O DSM-V – Manual Diagnóstico e Estatístico de Transtornos Mentais, em sua 5ª edição[11] – define hipersexualidade como um "impulso mais forte do que o habitual de ter atividade sexual", mas não oferece muitas informações sobre como quantificar um impulso sexual, enquanto forte ou fraco de maneira objetiva e tampouco esclarece o que configura um hábito de atividade sexual moderado. A hipersexualidade não aparece enquanto um critério diagnóstico na 5ª edição do DSM, contudo, o termo é utilizado ao longo do manual para descrever comportamentos sexuais. Desse modo, seguindo estritamente essa definição, a conceitualização clínica ficaria sujeita à interpretação por parte do profissional de saúde, que pode utilizar sua própria medida moral ou experiência pessoal enquanto parâmetro para julgar e diagnosticar o comportamento do cliente, como observado em literatura.[12] A hipersexualidade também é popularmente conhecida pelos nomes de ninfomania, quando se apresenta como um desejo ou comportamento sexual acentuado em mulheres, e satiríase, quando o mesmo fenômeno é observado em homens.

O "transtorno de comportamento sexual compulsivo" é uma nova categoria diagnóstica proposta na CID-11,[13] definida "(...) por um padrão persistente de falha no controle de impulsos ou impulsos sexuais repetitivos e intensos, resultando em comportamento sexual repetitivo". A lista de sintomas leva em consideração tentativas mal sucedidas em reduzir o comportamento em decorrência dos prejuízos sociais, financeiros e de saúde física e mental experimentadas pelas pessoas que se enquadram nesse diagnóstico. Também leva em consideração, que essa negligência acontece mesmo que o comportamento compulsivo traga pouca ou nenhuma satisfação. Essa nova classificação oferece ao profissional de saúde uma ferramenta de avaliação objetiva e reconhece o comportamento sexual compulsivo enquanto uma questão de saúde.

Apesar da ausência de um diagnóstico clínico específico para "vício em masturbação" ou "vício em pornografia", esse tende a ser o autodiagnóstico daqueles em sofrimento devido ao seu comportamento compulsivo. Vale ressaltar, entretanto, o critério de exclusão diagnóstico "aflição que está totalmente relacionada a julgamentos morais e desaprovação sobre impulsos, desejos ou comportamentos sexuais não é suficiente para atender a esse requisito proposto pela definição de transtorno de comportamento sexual compulsivo" que complementa pesquisas que investigam o papel da autopercepção do paciente enquanto "viciado" ou "compulsivo" enquanto motivador pela busca de tratamento psiquiátrico e psicológico, mesmo quando o consumo de pornografia e comportamento sexual não causam prejuízo significativo na funcionalidade da vida do paciente, além de destacar a importância da autopercepção do cliente enquanto motivadora para a busca por tratamento.[9,12,14]

Por outro lado, essa autopercepção é fundamental para a busca por uma mudança para um comportamento mais saudável, mesmo que o sujeito não preencha critérios diagnósticos para o transtorno. Queixas sobre o próprio comportamento e foco atencional, bem como alguns prejuízos identificados pelos consumidores dessas mídias tem também aparecido fora do *setting* terapêutico em forma de pedidos de ajuda on-line. Grupos de apoio como o D.A.S.A. (Dependentes de Amor e Sexo Anônimos) e o website NoFap, são alguns dos exemplos de busca por alívio do sofrimento e mudança de comportamentos daqueles que se identificam como viciados em pornografia ou enquanto compulsivos sexuais.[15] O website oferece, gratuitamente, material educativo com base em recentes pesquisas científicas sobre os efeitos da pornografia na saúde física e mental, estratégias comportamentais para redução do comportamento sexual compulsivo e consumo de pornografia além de fóruns anônimos em que as pessoas podem compartilhar suas experiências e dificuldades em lidar com o assunto. Apesar de pesquisas focadas na abstinência como estratégia principal para tratar do comportamento masturbatório compulsivo ainda sejam escassas[16] observa-se nos planos de abstinência gradual ou radical propostas pelo NoFap, uma tentativa não clínica de acolher e trazer soluções para as pessoas que buscam um comportamento sexual livre de pornografia.

O anonimato das relações on-line pode ser levado em consideração como um fator decisional importante, uma vez que os grupos de suporte e as estratégias oferecidas não dependem de avaliação profissional, sendo autoaplicáveis e depois discutidas nos grupos. Por ser um tema cercado de crenças negativas e tabus morais e religiosos, os grupos de apoio se apresentam como uma possibilidade de ajuda sem exposição de identidade.

Ainda no tópico da abstinência, as motivações para a escolha desse método de regulação do comportamento são fatores decisivos para o sucesso da estratégia. Pacientes que usam a masturbação como mecanismo de *coping* apresentam menos sucesso na abstinência.[16] Entende-se a masturbação como estratégia de *coping* quando o comportamento compulsivo aparece como uma resposta a um estado emocional disfórico, para regulação da emoção, e também enquanto uma estratégia de alívio para situações de grande estresse.[17] Assim como comportamentos compulsivos de outra natureza, é importante investigar qual tem sido a função da compulsão sexual na vida daquele sujeito, que estados emocionais e afetivos precedem o comportamento e quais as cognições associadas à sua manutenção.

O cenário de *lockdown* e distanciamento social instaurado devido à pandemia do vírus Sars-CoV-2 (Coronavírus da síndrome respiratória aguda grave 2, também chamado COVID-19) levantou questionamentos a respeito de um possível aumento no consumo de pornografia on-line. Pesquisas recentes, já considerando o cenário pandêmico, apresentam indícios de que, apesar do consumo de pornografia não ser problemático para a maioria das pessoas, grupos vulnerabilizados podem estar em maior risco de desenvolver um consumo problemático de pornografia, enquanto estratégia de *coping* devido ao estresse, humor deprimido, ansiedade e preocupações com problemas financeiros desencadeados pela pandemia.[18,19]

Vinheta clínica

L.M., 35 anos, casado, 3 filhos. Procura ajuda psicológica encaminhado pelo psiquiatra com queixa principal de masturbação compulsiva. Paciente relata se masturbar, em média, quatro vezes ao dia, enquanto assiste a vídeos pornográficos ou escuta audiolivros eróticos, o que resultou em prejuízos no trabalho devido a diversas pausas para se masturbar e no casamento após a esposa ter flagrado L.M. assistindo vídeos no computador. L.M. reconhece que recorre à masturbação nos momentos de maior tensão no trabalho, casamento e de preocupações financeiras, definindo seu comportamento como uma "válvula de escape". Procurou ajuda médica após a esposa dar um "ultimato" sobre seu comportamento. Motivação ambivalente quanto a necessidade de tratamento, L.M. alterna entre os sentimentos de culpa, vergonha e raiva, com dificuldade de aderir ao tratamento e medicação prescrita pelo psiquiatra.

Referências

1. Griffiths MD. International Gaming Research Unit, Psychology Division, Nottingham Trent University, Burton Street, Nottingham, NG1 4BU, UK. Addiction Research and Theory, 2012; 20(2):111-124.
2. Weiss R, Schneider J. Untangling the web. Sex, porn, and fantasy obsession in the Internet age. New York, 2006; NY: Alyson.
3. Benítez D, Elvira M. Nas redes do sexo: os bastidores do pornô brasileiro. Rio de Janeiro; Zahar, 2010.
4. Darshan M, Rao S, Manickam S, Tandon A, Ram D. A case report of pornography addiction with dhat syndrome. Indian Journal of Psychiatry, vol. 56, no. 4, 2014; p. 385.
5. The 2019 Year in Review. PornHub.com/Insights, 2021. <https://www.pornhub.com/insights/2019-year-in-review> Acesso em: 11/08/2021
6. Jonas KJ, Hawk ST, Vastenburg D, Groot P. "Bareback" pornography consumption and safe-sex intentions of men having sex with men. Archives of Sexual Behavior, 2014; 43, 745–753.
7. McKee A. The objectification of women in mainstream pornographic videos in Australia. Journal of Sex Research, 2005; 42, 277-290.
8. Kafka MP. Hypersexual Disorder: A Proposed Diagnosis for DSM-V. Archives of Sexual Behavior, 2009; 39(2), 377–400. doi:10.1007/s10508-009-9574-7
9. Taylor K. Nosology and metaphor: How pornography viewers make sense of pornography addiction, 2019. Sexualities. https://doi.org/10.1177/1363460719842136
10. Levin RJ. Sexual activity, health and well-being – the beneficial roles of coitus and masturbation. Sexual and Relationship Therapy, 2007; 22(1), 135–148. doi:10.1080/14681990601149197
11. American Psychiatric Association, APA. Manual diagnóstico e estatístico de transtornos mentais: DSM-5. Porto Alegre: Artmed, 2014.
12. Duffy A, Dawson DL, Nair R. Pornography Addiction in Adults: A Systematic Review of Definitions and Reported Impact. Journal of Sexual Medicine, 2016; 13(5), 760–777. https://doi.org/10.1016/j.jsxm.2016.03.002.
13. WHO - World Health Organization. WHO.ICD.INT, 2021. <https://icd.who.int/browse11/l-m/en#/http://id.who.int/icd/entity/1630268048> Acesso em 11/08/2021.
14. Grubbs JB, Kraus SW, Perry SL. Self-reported addiction to pornography in a nationally representative sample: the roles of use habits, religiousness, and moral incongruence. Journal of Behavioral Addictions, 2019; 8(1), 88–93. https://doi.org/10.1556/2006.7.2018.134.
15. The Pornhub Tech Review. PornHub.com/Insights, 2021. https://www.pornhub.com/insights/tech-review Acesso em: 11/08/2021. What is NoFap? Nofap.com, 2021. <https://nofap.com/about/> Acesso em 11/08/2021.
16. Zimmer F, Imhoff R. Abstinence from Masturbation and Hypersexuality. Archives of Sexual Behavior, 2020; 49(4), 1333–1343. https://doi.org/10.1007/s10508-019-01623-8.
17. Wordecha M, Wilk M, Kowalewska E, Skorko M, Łapiński A, Gola M. Pornographic binges as a key characteristic of males seeking treatment for compulsive sexual behaviors: Qualitative and quantitative 10-week-long diary assessment. Journal of Behavioral Addictions, 2018; 7(2), 433–444. doi:10.1556/2006.7.2018.33.
18. Sallie SN, Ritou VJE, Bowden-Jones H, Voon V. Assessing on-line gaming and pornography consumption patterns during COVID-19 isolation using an on-line survey: Highlighting distinct avenues of problematic internet behavior. Addictive Behaviors, 2021; 123, 107044. doi:10.1016/j.addbeh.2021.107044.
19. Masaeli N, Farhadi H. Prevalence of Internet-based addictive behaviors during COVID-19 pandemic: a systematic review. Journal of Addictive Diseases, 2021; 1–27. doi:10.1080/10550887.2021.1895962.

16 A imposição do uso de tecnologias digitais nos dias de hoje com a massificação do uso de aplicativos – será que a sociedade está preparada?

Lucio Lage Gonçalves
Anna Lucia Spear King

As tecnologias digitais

Ao longo dos marcos das várias eras históricas, desde a era cognitiva, passando pelas eras agrícola, científica, industrial, do conhecimento, da tecnologia e, atualmente, a era digital, como Quarta Revolução Industrial, as tecnologias sempre estiveram presentes na evolução humana.[1]

A cada uma dessas eras a velocidade de transformação e modernização foi ampliada consideravelmente e, nos dias de hoje, a era digital tornou exponencial essa evolução.

As tecnologias digitais não operam mais sozinhas e o somatório de inteligência artificial com a biotecnologia está dando à humanidade o poder de reformulação e reengenharia da vida.[2]

Com a biologia se associando à tecnologia, os espaços temporais entre esses tipos de eventos serão cada vez mais curtos, mais rápidos e menos visíveis. É a invisibilidade da era digital que deverá preocupar mais os seres humanos em toda essa transformação.[1]

Grande parte das pessoas em todo o mundo terá dificuldades para acompanhar a evolução tecnológica e a substituição de processos tradicionais presenciais atuais pelos processos virtuais.

As tecnologias digitais foram impulsionadas pelo advento da fusão da internet com os telefones celulares estabelecendo um novo referencial de usos das tecnologias da informação e da comunicação (TIC). Ter tudo a mão, no telefone celular fez com que a mobilidade se estabelecesse, sem caminho de volta, transformando grande parte dos seres humanos em usuários intensivos nas tecnologias digitais e aparentemente sem limites. Isso nem sempre será plenamente positivo, a não ser que sejam usadas de forma consciente.

A humanidade há muito tempo transcendeu o homem. Foi o casamento autorreforçador das inovações tecnológicas com a cultura, possibilitado pelo número notável de neurônios no córtex cerebral, que transformou nossa capacidade em habilidades e nos trouxe até aqui, para o bem ou para o mal.[3]

Tecnologias digitais e a humanidade estão unidas inexoravelmente a para seu melhor aproveitamento, sem danos sociais, físicos e psicológicos, o uso consciente das mesmas precisa ser considerado efetivamente.

Estamos a bordo de uma revolução tecnológica que vem transformando fundamentalmente a forma como vivemos, trabalhamos e nos relacionamos. Essa transformação é diferente de qualquer coisa que o ser humano tenha experimentado antes.[4,5]

Sentimos que temos autonomia, isso é, que tomamos nossas decisões livremente, mas em algumas circunstâncias é possível demonstrar que esse senso de autonomia é ilusório.[6]

É preciso atenção e cuidados com o comportamento humano e sobretudo a forma adequada e útil de uso dessas tecnologias que permitirá mais avanços, modernidade e conforto. É necessário respeitar os limites dos vários grupos de pessoas (idosos, desconectados, os sem recursos financeiros) que não podem assumir as condições e velocidades cada vez maiores dos processos digitais.

Os aplicativos

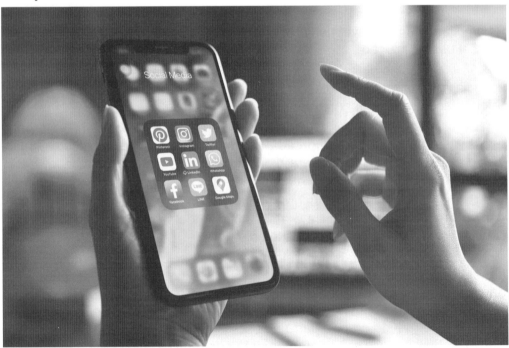

Fonte: https://br.freepik.com/

Aplicativos são programas computacionais (software) presentes em telefones celulares e outros dispositivos eletrônicos inteligentes como é o caso das *Smart* TVs, tablets e computadores portáteis. A denominação dos Aplicativos é sintetizada na expressão *app*. Existem muitos tipos de *apps* dependendo da função que irá exercer, como compra de comida, inscrição em um evento, validação de um documento em um site público como Previdência Pública ou banco estatal, dentre outras finalidades.

Os aplicativos desenvolvidos para telefones celulares viabilizam acesso ao mundo digital para compras de produtos, contratação de serviços, regularização de situação fiscal ou previdenciária, marcação de consultas médicas, compra de ingressos para eventos culturais e esportivos, reservas em um restaurante, hotel ou passagem aérea e um amplo e cada vez crescente repertório de possibilidades.

Mas será que essa nova facilidade tecnológica pode ser considerada plenamente positiva e universal, ou seja, será que atende a toda a sociedade de humanos? Os aplicativos são mesmo necessários para tudo? Seus recursos estão disponíveis e alcançáveis para todas as pessoas, independentemente do seu poder aquisitivo? Deixar à margem dos processos digitais vários grupos de pessoas está correto?

Uma convivência útil e saudável, usando as tecnologias digitais sob controle consciente para evolução pessoal, social e profissional, é um estágio de equilíbrio a ser alcançado. É viável a dosagem do uso, de forma que seja possível usufruir de tudo que as tecnologias digitais proporcionam, mas ao mesmo tempo continuar a viver como seres humanos que privilegiam sua qualidade de vida e suas relações humanas.

Fazer tudo por aplicativos pode causar alguns problemas em função de questões como segurança digital, habilidade dos usuários, navegação amigável no aplicativo, estrutura tecnológica do gestor do aplicativo e robustez da infraestrutura tecnológica.

Não se pode contar só com os *apps* pois também é preciso dosar o seu uso onde não agregue valor efetivo.

Essa dosagem permanente se baseia no fato de que precisamos alternar o que fazemos no dia a dia, realizando tarefas que exijam os dispositivos digitais com outras que exijam algum movimento físico e outros que exijam execução mental. Tudo que é feito em excesso e por muitas horas seguidas não é equilíbrio e não permite o arejamento necessário para o cérebro.[7,8]

Nem sempre uma solução digital é a mais indicada ou saudável para os todos seres humanos, linearmente, falando.

É preciso flexibilizar o uso dos *apps* e manter em paralelo os processos que os antecederam para aqueles que ainda não conseguem acompanhar essas novidades possam continuar tendo pleno acesso a tudo por outros meios e mantendo os mesmos direitos. Caso não seja dessa maneira, veremos cada vez mais pessoas excluídas de oportunidades em todas as áreas, principalmente os idosos, os que não têm acesso às tecnologias e os menos favorecidos economicamente.

A imposição dos serviços por aplicativos

A mobilidade proporcionada pela fusão da internet com os telefones celulares potencializou as possibilidades de serviços digitais. Somado a isso, a pandemia do novo coronavírus em 2020/2021, obrigou os prestadores de serviços a transformar seu atendimento presencial em digital forçando ainda mais as pessoas a migrar para a contratação pelas vias digitais.[9]

É preciso conhecer o ambiente em que se está imerso, o momento, sua dinâmica, riscos e oportunidades, compreender suas transformações e onde pode nos levar e, se possível, interferir para o melhor percurso e destino nesse mundo de mudanças permanentes, rápidas e para muitos, invisíveis, com novos ciclos chegando a cada dia.

A mudança de estratégia de vendas pela via digital salvou muitos negócios e empresas em condições de limitações de mobilidade das pessoas, mas é preciso levar em conta que os seres humanos em geral necessitam de interações sociais e presenciais para sua própria evolução.[9]

Considerando então a capacidade cada vez maior dos dispositivos eletrônicos de mão, em particular os telefones celulares, será cada vez mais provável que uso de aplicativos aumentará, por vezes irracionalmente, porque processos presenciais ou que utilizavam conversa telefônica verbal tradicional estão sendo substituídos por *apps* sem o cuidado de avaliar os impactos nos seres humanos.

Serviços por aplicativos

Os serviços por aplicativos foram assimilados por grande parte das pessoas na mesma medida que suas inconveniências não são corrigidas.

Restaurantes, compra de comida e entretenimento

Aparentemente uma atividade fácil de resolver, a compra de um serviço de entretenimento pode custar aborrecimentos. Alguns sites desses serviços exigem um cadastro do comprador muitas vezes vinculados ao Facebook para que você depois desse uso, seja "alcançado" por inúmeras e indesejáveis propagandas. No caso de restaurantes, os serviços por *apps* são, na verdade, geradores de subempregos e causadores de insegurança no trânsito para os entregadores e condutores de veículos e pedestres.

Instituições financeiras

Os canais digitais de bancos, financeiras e assemelhados são os alvos mais fáceis para os criminosos digitais, dificultando usuários menos atentos, saber se está em um site verdadeiro ou falso. O Banco Central do Brasil (BACEN) facilitou, involuntariamente, a vida desses criminosos criando o Pix sem alguns cuidados, tornando-se uma alternativa perigosa para transações financeiras. Em seguida, o BACEN criou novas regras de uso para reduzir a insegurança desse aplicativo.

Ser um cliente preferencial hoje em uma instituição financeira teve seu valor relativizado porque os apps nivelaram "por baixo" toda a clientela.

Previdência social

Esse serviço público é caracterizado por usuários, em sua maioria, por idosos e pessoas de baixa renda, portanto, com dificuldades no trato digital. Marcar uma perícia, consultar sobre um benefício, atualizar um cadastro tem sido uma tortura porque além do aplicativo não ser tão amigável, desconsidera as dificuldades desses grupos de "clientes".

Supermercados e farmácias

Talvez os menos complicados de usar, mas não se pode esperar algum suporte em geral por telefone em caso de dúvida ou dificuldades no uso desse canal digital. Além disso, não atendem 24 horas, o que em muitos casos não adianta a agilização pela compra digital.

Comércio eletrônico (e-commerce)

O comércio eletrônico cresceu muito com a pandemia do novo coronavírus, em 2020 e 2021, como solução natural pela dificuldade de sair de casa. Mesmo com esse crescimento, a flexibilização com o aumento de pessoas vacinadas, traz de volta as pessoas às compras presenciais, ainda que não reduza o comércio eletrônico aos patamares de antes da pandemia.[9]

Transporte por aplicativos

Um dos serviços consolidados em todo o mundo, reduziu a demanda para táxis comuns e seu baixo custo atrai usuários continuamente. É um serviço que enriquece os donos e economiza para os usuários, penalizando os donos de veículos que se submetem a isso, na maioria das vezes, por falta de opção.

Departamentos de trânsito

O que sempre foi ruim conseguiu piorar muito com serviços digitais. Não adianta tentar ir pessoalmente, sem agendamento, a um posto desse serviço porque o cidadão não será atendido. Esses canais digitais são normalmente ruins e sobrecarregados. Conseguir um horário é quase um motivo para comemoração.

Analfabetos digitais

Analfabeto digital é uma expressão atribuída às pessoas que não tem habilidade alguma para uso de serviços eletrônicos digitais como redes sociais, aplicativos de mensagens, sites de compra e outros. Isso acontece por desconhecimento das técnicas digitais, falta de recursos para adquirir um dispositivo de última geração e incapacidade cognitiva ou intelectual para usá-los.[8]

Apesar de todas as vantagens que as tecnologias digitais nos proporcionam é preciso atenção para que seu uso não se torne um martírio para alcançar suas facilidades. As tecnologias digitais são extremamente úteis e é um dos vetores mais importantes da evolução da humanidade fazendo com que o estágio atual da modernidade da vida humana seja a ela atribuída, mas seu uso precisa ser relativizado no tempo e contexto dos grupos de usuários.

A preparação para que as pessoas funcionem adequadamente no mundo digital é uma necessidade vital e precisa ser exercitada.[10]

Ocorre, porém, que no caso dos analfabetos digitais (AD), especialmente as pessoas com idade mais avançada, elas não sentem interesse pela percepção da alta complexidade operacional e acabam tendo que contar com terceiros para operações mínimas. São também alvos de fraudes por pessoas inescrupulosas, devido a esse desconhecimento.

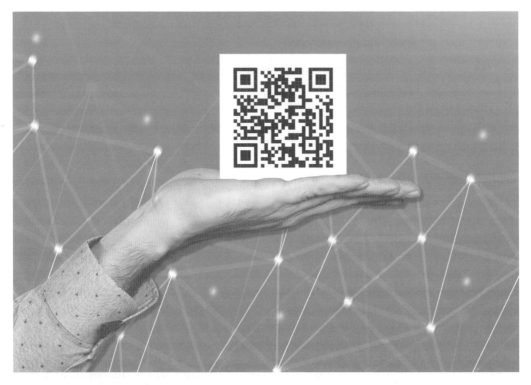

Fonte: Adaptada de https://br.freepik.com/

Relatos de casos de analfabetos digitais

"Tenho 60 anos e outro dia cheguei a um restaurante e pedi o cardápio. A garçonete me mostrou uma placa sobre a mesa e disse: aponte a câmera do seu celular para o QR Code que poderá ler todo o Menu. Fiquei perplexa pois não tinha celular, não sabia o que era QR Code, não tenho intimidade com tecnologias e ainda baixa visão o que dificultaria mais ainda. Será que eles não pensam em pessoas com as mesmas limitações que eu?"

"Sou de idade e fui ao banco para ser atendida presencialmente por não ter facilidade com o uso de tecnologias. E qual foi a minha surpresa? Não havia mais caixas para atendimento presencial, apenas caixas eletrônicos e eu não sabia usar. Além de serem complicadas as operações nessas caixas, todas as informações que apareciam eram muito rápidas, se apagavam logo e não me davam tempo para tentar compreender. Acabei tendo que pedir ajuda a um estranho, fiquei com medo e totalmente vulnerável a golpes."

"Estava em um supermercado fazendo compras com poucos recursos devido aos altos preços dos produtos. A fila estava grande, só havia um caixa presencial e várias outras caixas eletrônicas disponíveis onde eu mesma teria que saber usar, entender como passar as compras e pagar. Não tenho tecnologias, não sei mexer com máquinas "complicadas" e nem fazer contas direito. Agora fico apavorada e estressada quando tenho que ir ao mercado."

É inadmissível o governo disponibilizar apenas por *apps* (Bolsa Família, auxílio emergencial, agendamentos em postos de saúde, entre outros) para uma população sem recursos nem para comer quanto mais para ter educação digital[11] e saber usar ou poder pagar por uma tecnologia.

Pessoas sem recursos para acesso

Os percentuais de usuários de internet no mundo variam muito de acordo com diferentes fontes, mas é possível considerar entre 45% e 60% da população mundial, o número de pessoas que usam regularmente internet.[12] E os outros 40% a 55% como aqueles sem poder aquisitivo que ficam ainda sem o serviço presencial que migrou para o virtual ou ainda os avessos ao uso digital?

O que hoje ocorre é que aspectos como esse não estão sendo considerados pelo decisores que seguem a opção de usar aplicativos. Há uma economia de recursos, agilidade e outras facilidades que asseguram aos empresários decidir por isso, mas existe um público refém dessas alternativas que não devem anular as outras já existentes, não só porque os usuários não conseguem, mas também porque grande parte dos *apps* não tem qualidade e facilidades de navegação para atendê-los minimamente.

A sociedade está preparada?

Com essa pergunta crucial e pelo resumo abordado neste capítulo a resposta não pode ser positiva, pois o acesso é parcial e às vezes precário por muitas pessoas que conseguem.

Os aplicativos não são universais, não atendem a todas as camadas de diferentes usuários, muitos são mais complicados do que resolver por uma ligação telefônica (isto já está acabando) e muitas operações para acesso a serviços usando *apps* é estressante e sem sucesso. É preciso flexibilizar e relativizar seu uso.

Referências

1. Gonçalves LL, King ALS. Evolução da Humanidade: perspectivas humanas e tecnológicas. In: Gonçalves LL, King ALS, Nardi AE. Novos Humanos 2030: Como será a humanidade em 2030 convivendo com as tecnologias digitais? 1ª ed., Rio de Janeiro: Barra Livros Editora, 2019.
2. Harari YN. 21 Lições para o Século XXI. Tradução Paulo Geiger, 1ª edição, São Paulo: Companhia das Letras, 2018.
3. Herculano-Houzel S. A vantagem humana: como o cérebro se tornou super-poderoso. Tradução de Laura T. Motta, São Paulo: Companhia das Letras, 2017, 1ª ed.
4. Schwab K. A quarta revolução industrial. Tradução Daniel Moreira Miranda. São Paulo: Edipo, 2016.
5. King ALS, Nardi AE, Cardoso A (Orgs). Nomofobia: dependência do computador, internet, redes sociais? Dependência do telefone celular? O impacto das novas tecnologias interferindo no comportamento humano. São Paulo: Editora Atheneu, 2014.
6. Eagleman D. Cérebro: uma biografia. Coordenação Bruno Fiuza. Tradução Ryta Vinagre, 1ª ed. Rio de janeiro: Rocco, 2017.
7. Gonçalves LL. Dependência Digital: tecnologias transformando pessoas, relacionamentos e organizações. Rio de Janeiro: Barra Livros, 2017,1ª ed.
8. Gonçalves LL. Convivendo (bem) com a Dependência Digital. Rio de Janeiro: Barra Livros Editora, 2018, 1ª ed
9. Gonçalves LL. A vida após o novo coronavírus. Editora Barra Livros, 2020. ISBN 976-65-87675-00-8.
10. Gonçalves LL, King ALS. Ações de preparação. In: Gonçalves LL, King ALS, Nardi AE. Novos Humanos 2030: Como será a humanidade em 2030 convivendo com as tecnologias digitais? 1ª ed., Rio de Janeiro: Barra Livros Editora, 2019.
11. King ALS, Guedes E, Nardi AE. Etiqueta Digital. Porto Alegre: Educabooks, 2017.
12. Tecmundo: https://www.tecmundo.com.br. Acesso 22/10/2021 às 15:45.

17. O jogo patológico é considerado um transtorno mental na era digital. Como pais e responsáveis podem mediar e lidar com o uso excessivo de videogames dos jovens nos dias atuais?

Anna Lucia Spear King
Antonio Egidio Nardi

O uso de jogos eletrônicos no período de pandemia se intensificou por demais, foi alvo de distração nesse contexto, e também, passou a ser motivo de muita preocupação. Tanto tempo livre, sem muitas atividades presenciais possíveis de se fazer, o uso dos jogos foram mais recorrentes, fazendo com que pessoas, especialmente os adolescentes, permanecessem jogando todos os dias por muitas horas, o que pode gerar uma certa dependência quando não se tem um controle de uso.

Nos tempos atuais, não podemos mais imaginar os seres humanos sem interagir com os dispositivos do mundo digital (computador, telefone celular, tablet, entre outros) no seu cotidiano.[1] O uso da internet e redes sociais nos conectou com o mundo abrindo um espectro enorme de possibilidades. Dentre essas possibilidades temos aquelas que nos trazem benefícios como o relacionamento com pessoas à distância, troca de informações, acesso a músicas, filmes, chats, entre outros. Contudo, o uso constante, frequente e sem limites de tecnologias, além dos benefícios, pode causar também, uma série de prejuízos na saúde física e emocional.[1]

Os jogos têm proporcionado novas maneiras de se relacionar, pois, hoje, por meio da internet é possível interagir com qualquer pessoa em qualquer lugar do mundo, bastando estar conectado.[1] Contudo, há uma linha tênue entre o surgimento dessas novas relações virtuais e o tempo despendido com as mesmas em detrimento das relações reais.

Os jogos, assim como os humanos, desenvolveram-se ao longo dos anos. Desde os jogos da Roma Antiga, passando pelos de tabuleiro ao início dos jogos de videogame, com o famoso "Atari" dos anos 1980 e chegando aos tempos atuais, com os jogos eletrônicos.[3] E cada vez mais vêm ganhando novos adeptos, desde crianças a adultos, dos quais seus participantes constroem situações em um mundo lúdico para se divertirem, esquecerem dos problemas do dia a dia, serem uma válvula de escape, extravasarem suas ansiedades criando identidades bem diferentes das que vivem em suas vidas reais.

Os "vícios" em jogos virtuais têm sido contemplados na literatura[3,4] como a incapacidade de controlar o jogo, normalmente acontecendo em jovens, porém, podendo também ocorrer em adultos. A esse comportamento, normalmente é adicionado o vício na internet, podendo causar prejuízos nas atividades diárias do jogador, semelhantes aos que são observados em outros tipos de vício, como de substâncias químicas. Embora estudos comprovem que jogar vídeo game ajuda as pessoas a se desligarem temporariamente dos problemas da vida cotidiana, e depois voltarem mais focadas em resolvê-los, pessoas que jogam mais de 3 ou 4 horas por dia, veem esses efeitos benéficos do jogo reduzidos drástica e progressivamente.[5]

Transtorno do jogo patológico digital na era digital

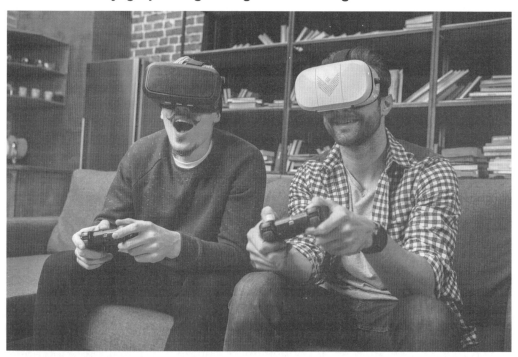

Fonte: https://create.vista.com

A dependência de tecnologias[6] é considerada uma dependência sem substância e comparada a comportamentos compulsivos. A única dependência, nesse sentido, e reconhecida oficialmente na Classificação Internacional de Doenças (CID-10 e DSM-V)[7] é o jogo patológico (F-63.0). No CID-11, além do jogo patológico, incluirão o jogo patológico digital ou videogames como transtorno mental. São inegáveis os aspectos positivos nos usuários de jogos, como a concentração, o aumento do raciocínio e da criatividade, mas em contrapartida também temos problemas na esfera da saúde com o uso excessivo e o "vício" em sua utilização, desde comportamentos não sociáveis, de ansiedade e agressividade a posturas inadequadas[8] diante dos computadores e artefatos tecnológicos.

Quando literalmente dependemos de algo, nosso cérebro basicamente está nos informando que precisamos de certas substâncias neurotransmissoras, particularmente a dopamina e a serotonina, para nos "sentirmos bem". O cérebro aprende rapidamente que certas atividades como jogos, atividades físicas etc., liberam essas substâncias químicas, por isso, sempre queremos voltamos a elas. Se você é dependente de jogos on-line ou off-line, então provavelmente a atividade de jogar vai se tornar necessária para estimular a liberação da dopamina e serotonina para que você se sinta bem.

Atualmente, em nosso país, ocorre um crescimento do jogo patológico (JP),[9] apesar de haver a proibição de diversas modalidades de jogo, como bingos, cassinos, máquinas caça-níqueis e sites de apostas. O jogo movimenta cifras muito elevadas, provavelmente bilhões de reais anualmente, porém não existem números oficiais no Brasil. Sabemos que, mesmo proibidas, as atividades citadas continuam a ocorrer com frequência considerável. Jogadores podem optar por atividades legalizadas, mas também costumam procurar atividades ilegais, muitas vezes relacionadas à contravenção ou sites internacionais de jogos de azar, o que destaca a importância do JP.[9]

A maioria dos indivíduos é capaz de se relacionar de forma sadia com o jogo, porém, uma parcela da população apresenta o que se chama "problemas com jogo" e em sua forma mais grave seria representada pelos "jogadores patológicos".

O JP é cada vez mais reconhecido como um problema de saúde pública e estima-se que o custo social do JP seja em torno de 5 bilhões de dólares por ano e mais 40 bilhões de dólares se analisarmos as perdas relacionadas à produtividade, serviços sociais e perda de crédito ao longo da vida dos indivíduos. Além da importância financeira do JP, também vale lembrar que está muito relacionado a comorbidades psiquiátricas e costumam provocar desajustes familiares profundos, problemas legais e maior risco de suicídio.

No que diz respeito à internet e ao telefone celular, o rápido desenvolvimento das tecnologias, o acesso e a disponibilidade dos jogos no telefone celular e internet são cada vez mais incentivados e, apesar de lúdico, nos faz pensar que o hábito de jogar pode facilitar o desenvolvimento do jogo patológico digital (JPD), que tem aumentado de maneira significativa e tende a continuar aumentando no futuro.[10] Em contrapartida, não podemos abrir mão das tecnologias em nosso cotidiano, uma vez que são fundamentais para a comunicação em todos os âmbitos das relações humanas, além de ser fonte de lazer saudável para a maioria dos indivíduos.

Critérios diagnósticos para jogo patológico DSM-V (F 63.0)

Jogar envolve arriscar algo valioso na esperança de obter algo ainda mais valioso. Em diversas culturas, indivíduos apostam em jogos e eventos, e a maioria o faz sem experimentar problemas. Contudo, algumas pessoas desenvolvem um comprometimento considerável com relação ao seu comportamento de jogo. A característica essencial do transtorno do jogo[7] é o comportamento de jogo desadaptativo persistente e recorrente que perturba os objetivos pessoais, familiares e/ou profissionais (critério A). O transtorno do jogo é definido como um grupo de quatro ou mais sintomas listados no critério A, com ocorrência no mesmo período de 12 meses. Um padrão de "recuperar as perdas" pode se desenvolver, acompanhado de uma necessidade urgente de continuar jogando (frequentemente com apostas ou riscos maiores) a fim de desfazer uma perda ou uma série de perdas. O indivíduo pode abandonar sua estratégia de jogo e tentar recuperar todas as perdas ao mesmo tempo. Embora muitos jogadores possam apresentar essa característica durante períodos breves, essa atitude frequente e em geral prolongada é típica do transtorno do jogo (critério A6).[7] As pessoas podem mentir para familiares, terapeutas, ou outras pessoas para esconder a extensão de seu envolvimento com o jogo e ocultar, entre outros, comportamentos ilícitos como falsificação, fraude, roubo ou estelionato para a obtenção de dinheiro para o jogo (critério A7).[7] Também podem apelar para comportamento de "resgate financeiro", voltando-se para a família ou outras pessoas ao solicitar ajuda com uma situação financeira desesperadora causada pelo jogo (critério A9).[7]

Características associadas que apoiam o diagnóstico

Distorções do pensamento (p. ex., negação, superstições, sentimentos de poder e controle sobre o resultado de eventos regulados pelo acaso, excesso de confiança) podem estar presentes em indivíduos com transtorno do jogo.[7] Muitos com o transtorno acreditam que o dinheiro é tanto a causa quanto a solução para seus problemas. Algumas pessoas com esse transtorno são impulsivas, competitivas, cheias de energia, inquietas e entediam-se facilmente; podem mostrar-se demasiadamente preocupadas com a aprovação dos outros e ser generosas a ponto da extravagância quando ganham. Outros indivíduos com o transtorno são deprimidos e solitários e podem jogar quando se sentem impotentes, culpados ou deprimidos. Até metade dos indivíduos sob tratamento para transtorno do jogo tem ideação suicida, e cerca de 17% tentaram suicídio.

Comorbidades

O transtorno do jogo[7] está associado a um quadro de saúde geral debilitada. Além disso, alguns diagnósticos médicos específicos, como taquicardia e angina, são mais comuns entre indivíduos com transtorno do jogo do que na população em geral, mesmo quando há controle de outros transtornos por uso de substância, incluindo transtorno por uso de tabaco. Indivíduos com transtorno do jogo têm taxas elevadas de comorbidade com outros transtornos mentais, como transtornos por uso de substâncias, transtornos depressivos, transtornos de ansiedade e transtornos da personalidade. Em alguns indivíduos, outros transtornos mentais podem preceder o transtorno do jogo e estar ou ausentes ou presentes durante a manifestação do transtorno. O transtorno do jogo também pode ocorrer antes do início de outros transtornos mentais, especialmente no caso de transtornos de ansiedade e transtornos por uso de substâncias.

Consequências funcionais do transtorno do jogo

Áreas do funcionamento psicossocial, da saúde e da saúde mental podem ser afetadas de forma adversa pelo transtorno do jogo. Especificamente, indivíduos com o transtorno podem, devido a seu envolvimento com jogo, colocar em risco ou perder relacionamentos importantes com familiares ou amigos. Esses problemas podem ocorrer em decorrência de mentiras constantes aos outros para encobrir a extensão do jogo ou devido a empréstimos usados para jogar ou para saldar dívidas de jogo. O emprego ou atividades educacionais podem sofrer um impacto adverso da mesma forma pelo transtorno do jogo; absenteísmo ou baixo desempenho no trabalho ou na escola podem ocorrer com o transtorno, já que os indivíduos podem jogar durante o expediente ou durante o turno escolar ou estar preocupados com o jogo ou com suas consequências adversas quando deveriam estar trabalhando ou estudando. Indivíduos com transtorno do jogo têm saúde geral debilitada e utilizam serviços médicos em taxas elevadas.

Fatores de risco e prognóstico

O início do hábito de jogar na infância ou no início da adolescência está associado a taxas mais elevadas de transtorno do jogo. Aparentemente, o transtorno do jogo também se agrega ao transtorno da personalidade antissocial, aos transtornos depressivo e bipolar e a outros transtornos por uso de substâncias, especialmente aos transtornos relacionados ao álcool, genéticos e fisiológicos. O transtorno do jogo pode ter um padrão de ocorrência familiar, e esse efeito parece estar relacionado a fatores tanto ambientais quanto genéticos. Problemas com jogo são mais frequentes em gêmeos monozigóticos do que em gêmeos dizigóticos. O transtorno do jogo também é mais prevalente em parentes de primeiro grau de indivíduos com transtorno por uso de álcool de moderado a grave do que na população em geral. Muitos indivíduos, incluindo adolescentes e adultos jovens, provavelmente melhoram de seus problemas relacionados ao transtorno do jogo com o passar do tempo, embora um forte preditor de futuros problemas com jogo sejam problemas anteriores com ele.

Quando o jogo recreativo passa a ser considerado um transtorno?

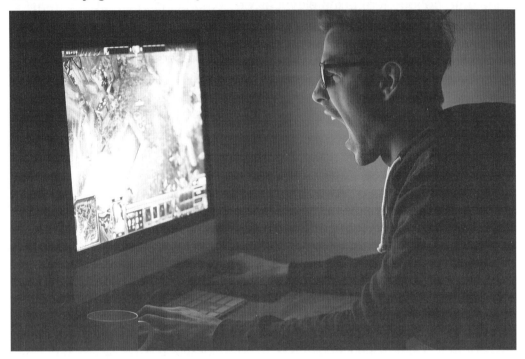

Fonte: https://br.depositphotos.com/

Quando se tornam exacerbados e começam a interferir no comportamento, na vida pessoal, social, familiar, acadêmica e profissional do indivíduo. Nesse momento, deve-se buscar orientação em centros especializados e tratamento médico e psicológico. A dependência de games na literatura psiquiátrica[11] tem sido descrita como um transtorno de controle de impulso caracterizado por sintomas como: (a) inabilidade para controlar o tempo gasto; (b) perda de interesse em outras atividades; (c) continuidade de jogos apesar dos efeitos adversos; (d) 0 sentimento psicologicamente privado quando não estão aptos a jogar.

O uso excessivo do computador pode fazer com que o usuário entre gradualmente em um mundo artificial. Jogar constantemente no computador pode fazer a pessoa dar mais valor a eventos que ocorrem dentro do jogo do que os que acontecem na sua vida real.

Fruto do jogo patológico digital estamos vendo nascer uma geração que está sendo conhecida como os eremitas ou ermitões urbanos que são principalmente jovens que têm se isolado no ambiente de casa (quarto) e geralmente possuem à disposição todo um ambiente virtual preparado no qual permanecem por longos períodos de tempo jogando. Os principais prejuízos observados nesses jovens são o isolamento da família e amigos, a redução da higiene corporal, a desnutrição por darem preferência a fast-foods (refeições rápidas) para não perderem o tempo do jogo ou a obesidade por permanecerem horas a fio sentados sedentários em frente aos monitores jogando e comendo "besteiras" ao invés de uma alimentação adequada. E ainda, falta de perspectiva, inabilidade social, alta tecnologia residencial, superproteção familiar, pais facilitadores, pouco diálogo com os familiares, alterações do peso para menos ou mais e sentimentos de impaciência e irritabilidade do jovem quando alguém pede para reduzir o tempo de uso.

Temos que ter em mente que às vezes os jovens se isolam e permanecem por longos períodos de tempo jogando e parecendo aos olhos dos outros que são dependentes de jogos digitais. Na verdade, pode ser que tenham outras dificuldades primárias como o transtorno de fobia social (TFS)[7] e que não estão sendo levadas em conta. O TFS pode causar muita ansiedade ou estresse ao jovem quando esse precisa se relacionar com outras pessoas. Com isso, e para evitar sofrimento de se expor pessoalmente, ele acaba se isolando do mundo e parecendo estar viciado em jogos, mas na verdade existe outra causa principal que precisa ser investigada. Nos casos de haver transtornos de origem relacionados a uma aparente dependência de jogos, o médico e o psicólogo devem realizar uma observação minuciosa para determinar a causa real desse comportamento. A terapia cognitivo-comportamental (TCC)[11] tem apresentado bons resultados para o TFS, entre outros, pois se propõe a trabalhar com a mudança de comportamentos negativos e com a ressignificação dos pensamentos e emoções dos indivíduos. Outros diagnósticos primários nos jovens que costumamos notar e que podem aparentar dependência de jogos digitais são a ansiedade, depressão, conflitos, problemas de sexualidade,[7] que devem ser primeiramente diagnosticados e tratados. Temos visto também que jovens com baixa autoestima, baixa autossuficiência, dificuldades com a autoimagem e habilidades ruins têm a tendência de se "esconder" atrás dos jogos digitais para evitar o contato com o mundo externo. Nesses casos, o jovem costuma usar o computador como um "escudo" de proteção para se sentir mais seguro.[12]

Com relação aos eremitas digitais, temos que admitir que a responsabilidade por esses jovens manterem esse comportamento de jogadores abusivos cabe primordialmente aos adultos que devem ser os responsáveis pela vida digital dos menores de idade. Ao contrário, agem como "facilitadores" fornecendo todas as condições para que esse jovem permaneça repetindo esse comportamento indevido no seu cotidiano. Os pais ou cuidadores são aqueles que deveriam zelar pela educação dos menores, incluindo a educação digital[13] e deveriam dar os limites diários de uso orientando sobre a melhor forma de usar as tecnologias.

Os responsáveis não devem criar um ambiente com tecnologias isolado para o jovem permanecer durante o dia e se afastar da família, mas sim, colocar o computador em um ambiente comum a todos na casa para que tudo o que for acessado possa ser supervisionado.[1] Os adultos devem observar tudo o que está sendo feito ou acessado pelos menores na internet, o que estão fazendo, que tipo de jogos estão jogando e com quem estão conversando. A internet é uma porta aberta para o mundo e da mesma forma que existem pessoas do bem, lá também se encontram os vigaristas, pedófilos e pessoas mal-intencionadas. Equivocadamente e para não desagradar os adolescentes, alguns adultos acabam não reclamando dos hábitos diários de jogar desses jovens, levam comida no quarto, os deixam a sós e não impõem as regras necessárias.[1]

A educação digital[13] deve começar em casa. Os adultos devem estar preparados para orientar as crianças e jovens. Os pais, educadores ou responsáveis devem assumir o papel de propagadores dos bons hábitos. A falta de formação dos responsáveis faz com que reduza a sua capacidade de intervenção.

Alerta aos pais e responsáveis

Não podemos falar de impactos na sociedade sem citarmos os números bilionários das empresas que promovem grandes eventos de jogos eletrônicos e que estão por trás do crescimento desmedido desse tipo de entretenimento. Atualmente, os eventos de jogos eletrônicos deverão gerar uma receita de US$ 43,7 bilhões, no Brasil, e o mercado global deverá movimentar US$ 2,23 trilhões, em 2021. Diante desses números, vemos o quão grande é a indústria dos jogos eletrônicos, bem como o seu mercado.

O crescimento dessa indústria é tão impactante, que anualmente vemos crescer os eventos com esses temas influenciando e atraindo principalmente a população dos jovens adolescentes. Esses eventos de games carregam multidões de pessoas que enxergam apenas a diversão e o entretenimento, mas não conseguem avaliar os prejuízos que se agregam a tal prática e que não são evidenciados ou discutidos para não chamar atenção para os pontos negativos e não diminuir ou prejudicar os ganhos milionários das empresas que os promovem.

E o impacto na sociedade com esse crescimento? Os seres humanos não devem ser reduzidos a cifras da indústria de mídia e diversão, até porque temos visto o quanto esses jogos influenciam, tanto positivamente quanto negativamente. O futuro dos jogos eletrônicos não nos remete somente à evolução das tecnologias com o objetivo de entretenimento. A indústria visualizou o seu poderio e ampliou o mercado para outras áreas, como a da saúde, da educação e das organizações.[6]

Diagnóstico e tratamento

O diagnóstico do jogo patológico é realizado pelo médico a partir de um conjunto de dados, formado a partir de sinais e sintomas, da coleta do histórico clínico, do exame físico e dos exames complementares (laboratoriais etc.) Todos os dados são analisados pelo médico até realizar o diagnóstico. A partir dessa síntese, é feito o planejamento para a eventual intervenção (o tratamento) e uma previsão da evolução (prognóstico), com base no quadro apresentado.

Além da farmacoterapia, é sempre recomendado o trabalho em conjunto com a psicoterapia e grupos de apoio.

Nos grupos de apoio os jogadores recebem informações sobre o transtorno, trocam experiências, são orientados a tentar manter a abstinência, a evitar locais e comportamentos de risco para o jogo e recebem até mesmo orientação de como manejar suas dívidas. Com o tempo de recuperação, são incentivados a auxiliar novos membros, fortalecendo ainda mais seu compromisso com o tratamento. Os familiares também recebem apoio e orientação.

Acreditamos em um tratamento interdisciplinar, buscando inicialmente a abstinência do jogo e depois a reorganização e reestruturação social, familiar, laborativa e, sobretudo do próprio indivíduo a fim de evitar o comportamento prejudicial e impulsivo do jogo problemático ou patológico.

Algumas dicas para o uso consciente de tecnologias e redução do hábito do jogo digital

- Procure estabelecer limites de tempo diário de uso das tecnologias. Privilegie a vida real ao invés da virtual.
- Deve-se estabelecer limites claros para os filhos quando se trata do uso da internet, celulares e outros dispositivos – tempo de uso, tipo de sites, quais jogos estão autorizados.
- Mudar as configurações dos computadores, colocar senhas (implementar o controle dos pais) – supervisionar sempre.
- Ter acesso a conta detalhada do celular e do computador dos filhos (dizer isso a eles).
- Colocar o computador na sala para que os jovens não se conectem ou joguem durante a noite, não acessem conteúdos inapropriados. Deixar tudo sempre bem claro e estar aberto ao diálogo.
- Sessões noturnas e prolongadas ao computador reduzem as horas de sono, provocam sonolência ao longo do dia e dificultam os processos cognitivos necessários para a aprendizagem, como concentração, atenção e memória. Quando não permitimos que o nosso corpo se reorganize mentalmente e se regenere fisicamente, o nosso sistema imunológico enfraquece e podemos adoecer com maior frequência e gravidade.
- Evite o isolamento. Não se afaste do convívio real dos amigos e da família para passar a viver em uma realidade virtual.
- Pense nas questões que estão fazendo você se afastar das pessoas e ficar isolado jogando. Procure reconhecer o que lhe aflige, seus conflitos e sintomas e peça ajuda a alguém de confiança e/ou a um profissional da área da saúde.

- Procure praticar atividades físicas todos os dias (principalmente ao ar livre) e pense em sua alimentação que deve ser saudável e equilibrada.
- Lembre-se que nossas crenças são formadas por meio de observação, aprendizagem social e experiências próprias.

Conclusão

Instrumentos interativos, como celulares e computadores vieram para fazer parte de nossas vidas e estão presentes em todos os contextos. Esses aparelhos tecnológicos exigem não apenas exercício das nossas funções motoras e cognitivas, mas também motivação para o jogo. Devemos observar que os jogos virtuais ou de videogames são uma forma de mídia social e muitos deles estão associados ao perfil das principais redes sociais em uso.

Estudos constantes são necessários para que possamos estar sempre atentos avaliando a interatividade dos indivíduos com as tecnologias e com os jogos digitais, tanto para observar os benefícios que muitas vezes nos trazem, quanto para estar alerta aos prejuízos que também podem vir a causar em uma população específica de sujeitos.

Escala validada para avaliar a dependência do jogo patológico digital (on-line/off-line) (EDJPD)[14]

Anna Lucia Spear King, Mariana Spear King Lins de Pádua, Eduardo Guedes, Flávia Leite Guimarães, Lucio Lage Gonçalves, Hugo Kegler dos Santos, Douglas Rodrigues, Antonio Egidio Nardi

Data:__/__/____   Idade:_____

Nome voluntário: _____

Sexo: F ( ) M ( )
Trabalha: Sim ( ) Não ( )

Desempregado: Sim ( ) Não ( )

Grau de instrução: ( ) Médio   ( ) Superior   ( ) Especialização
                      ( ) Mestrado   ( ) Doutorado

Assinatura do voluntário: _____

E-mail: _____

Tels.: _____

Entrevistador: _____

O teste é uma escala com 19 perguntas que medem os níveis leve, moderado e grave da dependência do jogo patológico digital.

A sigla **CTCTO** se refere ao computador, telefone celular, tablet, entre outras tecnologias.

Insira ao lado da questão o valor correspondente à resposta. Sendo:
(0) Nunca/raramente
(1) Frequentemente
(2) Sempre

Questões

1. Com que frequência você, durante o dia, costuma usar alguma tecnologia CTCTO para jogar?
2. Com que frequência você não consegue ficar sem procurar alguma tecnologia CTCTO para jogar?
3. Com que frequência você costuma deixar de lado seus afazeres para ficar usando alguma tecnologia CTCTO para jogar?
4. Com que frequência você costuma usar alguma tecnologia CTCTO para jogar quando está fora de casa?
5. Com que frequência você costuma se sentir solitário quando percebe que não tem nenhuma tecnologia CTCTO disponível para jogar?
6. Com que frequência você tem a sensação de estar acompanhado ao jogar utilizando alguma tecnologia CTCTO?

7. Com que frequência você costuma sentir nervosismo ou ansiedade quando percebe que não tem nenhuma tecnologia CTCTO disponível para jogar?

8. Com que frequência você costuma sentir medo ou pânico quando percebe que não tem nenhuma tecnologia CTCTO disponível para jogar?

9. Com que frequência você costuma se sentir triste ou deprimido quando percebe que não tem nenhuma tecnologia CTCTO disponível para jogar?

10. Com que frequência você percebe que está tendo algum prejuízo no trabalho externo ou no trabalho de casa por ficar jogando excessivamente, utilizando alguma tecnologia CTCTO?

11. Com que frequência você costuma se sentir desvalorizado ou pouco importante, quando percebe que fica muitas horas jogando utilizando alguma tecnologia CTCTO?

12. Com que frequência você costuma se sentir um perdedor por ficar jogando durante longos períodos utilizando alguma tecnologia CTCTO?

13. Com que frequência você costuma deixar de praticar exercícios físicos para ficar jogando utilizando alguma tecnologia CTCTO?

14. Com que frequência você costuma prejudicar o seu sono para ficar jogando utilizando alguma tecnologia CTCTO?

15. Com que frequência você deixa de sair com a família ou com amigos para ficar jogando utilizando alguma tecnologia CTCTO?

16. Com que frequência você costuma deixar de se alimentar adequadamente para não interromper o jogo quando está utilizando alguma tecnologia CTCTO?

17. Com que frequência você costuma perceber que está tendo algum prejuízo na vida pessoal por ficar jogando excessivamente, utilizando alguma tecnologia CTCTO?

18. Com que frequência você costuma perceber que está tendo algum prejuízo na vida social por ficar jogando excessivamente, utilizando alguma tecnologia CTCTO?

19. Com que frequência você costuma perceber que está tendo algum prejuízo na vida familiar por ficar jogando excessivamente, utilizando alguma tecnologia CTCTO?

Resultados

Depois de ter respondido a todas as questões, some os números que selecionou para cada resposta para obter uma pontuação final. Quanto mais alta for a pontuação, maiores serão os níveis de dependência do jogo e os problemas relacionados ao jogo patológico digital.

A seguir, os valores referentes aos pontos obtidos na sua pontuação:

Até 8 pontos: você costuma jogar por lazer e diversão sem sinais de uso abusivo ou dependência e com total controle sobre a sua utilização.

9 a 18 pontos: leve. Você apresenta sinais de uma possível dependência do jogo em nível leve. Começa a ter problemas ocasionais devido ao início do uso excessivo do jogo em certas situações. Pode vir no futuro a apresentar impactos na sua vida por ficar utilizando o jogo com maior frequência do que o necessário. Fique atento para que o uso abusivo do jogo não traga prejuízos para a sua qualidade de vida em todos os aspectos: pessoal, social, familiar, profissional e acadêmico.

19 a 28 pontos: moderado. Você apresenta sinais de uma possível dependência do jogo em nível moderado. Começa a ter problemas frequentes devido ao uso excessivo do jogo em certas situações. Deve ficar atento aos possíveis prejuízos na sua vida pessoal, social, familiar, profissional e acadêmica, que podem surgir em consequência de ficar jogando com maior intensidade do que o recomendado. Deve aprender a lidar com o jogo de modo mais consciente.

29 a 38 pontos: grave. Nesse momento, a utilização do jogo está causando problemas significativos na sua vida em nível grave. Deve avaliar os impactos, as consequências físicas e emocionais e os prejuízos nas áreas pessoal, social, familiar, profissional e acadêmica. O jogo patológico costuma comprometer de modo significativo a qualidade de vida do sujeito. Recomendamos procurar uma orientação por meio de ajuda profissional em centros especializados.

Referências

1. King ALS, Nardi AE, Cardoso A (Organizadores). Nomofobia - Dependência do computador, internet, redes sociais? Dependência do telefone celular? O impacto das novas tecnologias interferindo no comportamento humano. Editora Atheneu, Rio de Janeiro, 2015.

2. Zanolla SRS. (2010). Videogame, Educação e Cultura: Pesquisas e Análise Crítica. Campinas, Brasil: Editora Alínea.
3. Barrault S, Varescon I. (2012). Psychopathology in on-line pathological gamblers: a preliminary study]. L'Encéphale, 38(2), 156.
4. Lemos IL, Santana SDM (2012). Dependência de jogos eletrônicos: a possibilidade de um novo diagnóstico psiquiátrico; Electronic games dependency: the possibility of a new psychiatric diagnosis. Rev. psiquiatr. clín. (São Paulo), 39(1), 28-33.
5. Bonnaire C (2012). Internet gambling: what are the risks? L'Encéphale, 38(1), 42.
6. Gonçalves LL. Dependência Digital: tecnologias transformando pessoas, relacionamentos e organizações. Rio de Janeiro: Editora Barra Livros, 2017.
7. American Psychiatry Association. Diagnostic and statistical manual for mental disorders 5ª ed, text. Rev. Washington: American Psychiatry Association, 2014.
8. King ALS, Guedes E, Pádua MK, Nardi AE. Ergonomia Digital. Porto Alegre: Educabooks, 2018.
9. Abreu CN, Spritzer DT, Góes DS, Karam RG. Dependência de Internet e de Jogos Eletrônicos: Uma Revisão. Rev Bras Psiquiatr. V.30, n.2, 2018.
10. Arrault S, Varescon I. (2012). Psychopathology in on-line pathological gamblers: a preliminary study]. L'Encéphale, 38(2), 156.
11. Terapia cognitivo-comportamental: o que é? Disponível em: https://br.psicologia-online.com/terapia-cognitivo-comportamental-o-que-e-e-que-tecnicas-usa-204.html.Acesso em 15/11/2021.
12. Yalcin IA, Erdogan S. (2016). Digital Game Addiction Among Adolescents And Younger Adults: A Current Overview. Turk Psikiyatri Dirg, 27), Turquia.
13. King ALS, Valença AM, Silva ACO, Baczynski T, Carvalho MR, Nardi AE. Nomophobia: Dependency on virtual environments or social phobia? Computer in Human Behavior, 2013.
14. King ALS, Guedes E, Nardi AE. Etiqueta Digital. Porto Alegre: Educabooks, 2017.
15. King ALS, Pádua MSKL, Guedes E, Guimarães FL, Gonçalves LL, Santos HK, Rodrigues D, Nardi AE. (2020). Escala validada para avaliar a dependência do jogo patológico digital (online/offline) (EDJPD). Livro de Escalas do Delete – Detox Digital e Uso Consciente de Tecnologi@s. Rio de Janeiro: Editora Barra Livros.

Aplicativos para ajuda a pacientes com transtornos de ansiedade e depressão 18

Roseane Dorte Halkjaer Lassen
Laiana Azevedo Quagliato
Leila de Oliveira Grivet
Antonio Egidio Nardi

Os transtornos de ansiedade e depressão estão entre os transtornos mentais mais comuns, com uma taxa de prevalência ao longo da vida de 33,7% e 31%, respectivamente.[1] Os transtornos de ansiedade e depressão representam a sexta principal causa de incapacidade laboral e estão associados a uma grande carga econômica para indivíduos e sociedade.[2-4]

Várias intervenções psicológicas apresentam evidências de serem eficazes para a ansiedade e depressão.[5] Abordagens cognitivo-comportamentais e de atenção plena estão entre as principais fundamentações teóricas com base em evidências para a redução de sintomas depressivos e ansiosos.[6] Embora existam numeroso tratamentos eficazes para ansiedade e depressão, apenas uma minoria de indivíduos que sofrem desses transtornos têm acesso a esses tratamentos.[7]

Uma possibilidade de suporte promissora para aumentar o acesso aos cuidados de saúde mental é o uso de aplicativos baseados em smartphones. Os aplicativos podem ser usados para acessar informações sobre cuidados de saúde, oferecer técnicas e exercícios guiados ou de autoajuda, e permitir trocas em tempo real e/ou assíncronas com especialistas em saúde mental.[8] Gostaríamos de ressaltar, entretanto, que nenhum aplicativo substitui a ajuda de um profissional especializado. O número de aplicativos de saúde mental está constantemente aumentando devido ao rápido desenvolvimento da tecnologia, bem como pela sua conveniência e facilidade de uso.[8,9]

O objetivo deste capítulo é discorrermos sobre alguns dos aplicativos que podem atuar como coadjuvantes no tratamento de pacientes com transtornos depressivos e de ansiedade. Discorreremos, inicialmente, sobre as bases teóricas que fundamentam alguns dos principais aplicativos para ansiedade e depressão.

Fundamentação teórica dos aplicativos para a ansiedade e depressão

Os aplicativos que atuam com o objetivo de atenuar sintomas depressivos e ansiosos têm como base teórica majoritária os fundamentos da terapia cognitivo-comportamental e da *mindfulness*, bem como compreendem exercícios de relaxamento, respiração e técnicas de meditação para os seus usuários.

Terapia cognitivo-comportamental

A terapia cognitivo-comportamental (TCC) provou ser um tratamento eficaz para a depressão e para os transtornos de ansiedade, seja sozinha em casos leves ou em combinação com farmacoterapia.[10] A TCC é uma terapia pela fala que pode ajudar as pessoas a gerenciar seus problemas, mudando a maneira como elas pensam e se comportam.[11] Um tratamento padrão de TCC, entretanto, requer de 10 a 20 sessões, cada uma com duração de 45 a 60 minutos, com um profissional devidamente qualificado.[11] Portanto, sua disponibilidade é limitada em todo o mundo.[12]

A TCC de autoajuda guiada requer mínimo ou nenhum tempo do terapeuta e provou ser de eficácia comparável às suas versões em que o indivíduo está face a face com o terapeuta.[12] Pesquisas recentes sugerem que o uso de aplicativos com base na TCC autoguiada poderia melhorar sintomas de estresse, ansiedade e depressão nos indivíduos. A Tabela 18.1 exemplifica alguns aplicativos para ansiedade e depressão que utilizam a TCC como fundamentação teórica.

Tabela 18.1: Aplicativos que visam auxiliar no tratamento de indivíduos com depressão e/ou ansiedade

Nome do aplicativo	Ansiedade	Depressão	TCC[1]	Mindfulness	Relaxamento	Respiração	Hipnose	Diário	I.P.[2]	Alimentação
Pacifica – Stress & Anxiety	x	x	x	x	x					
7 Cups: Anxiety & Stress Chat[†*]	x	x							x	
Calm – Meditate, Sleep, Relax	x			x	x	x				
Self-help Anxiety Management	x				x					
Relieve Depression Hypnosis[†]		x			x		x			
FearTools – Anxiety Aid	x					x		x		
Depression CBT Self-Help Guide		x	x		x			x		
MoodTools – Depression Aid		x	x					x		

Continua...

Tabela 18.1: Aplicativos que visam auxiliar no tratamento de indivíduos com depressão e/ou ansiedade – continuação

Nome do aplicativo	Ansiedade	Depressão	TCC[1]	Mindfulness	Relaxamento	Respiração	Hipnose	Diário	I.P.[2]	Alimentação
MindShift	x		x							
Stop Panic & Anxiety Self-Help	x			x	x	x	x		x	
What's Up? – Mental Health App	x	x	x			x			x	
MoodSpace	x	x	x	x	x	x			x	
Headspace – Meditation	x			x	x					
Breathe2Relax	x					x				
Fight Depression Naturally	x	x		x	x	x				x
Aware – Mindfulness Meditation – Stress	x	x		x						
Fabulous – Motivate Me	x			x				x		
TalkLife – You're Not Alone	x	x							x	
Rain Sounds – Sleep & Relax					x					
Atmosphere: Relaxing Sounds				x	x					
Anxiety Relief Hypnosis Free	x	x		x			x			
Relax Lite: Stress and Anxiety Relief	x				x	x	x			
Moodfit	x	x	x	x	x	x			x	

1 TCC: Terapia cognitivo-comportamental.
2 I.P.: Interação com profissional.
Fonte: Livingston NA, Shingleton R, Heilman ME, Brief D. Self-help Smartphone Applications for Alcohol Use, PTSD, Anxiety, and Depression: Addressing the New Research-Practice Gap. J. Technol. Behav. Sci. 4, 139-151 (2019).

Mindfulness ou atenção plena

Mindfulness refere-se a um processo que leva a um estado mental caracterizado por uma consciência não julgadora da experiência do momento presente, incluindo as próprias sensações, pensamentos, estados corporais, consciência e o ambiente.[13] Esse processo também encoraja a abertura para novas ideias, curiosidade e aceitação.[13] Há dois componentes da atenção plena, um que envolve a autorregulação da atenção e outro que envolve uma orientação para o momento presente caracterizada pela curiosidade, abertura e aceitação.[13]

Os aplicativos baseados na atenção plena podem auxiliar para que o indivíduo tenha capacidade aprimorada de lidar com situações estressantes e apresente uma regulação da atenção aprimorada.[14] O treinamento de *mindfulness* pode promover a reavaliação positiva de circunstâncias estressantes como benignas ou significativas[15] e pode melhorar a recuperação de eventos emocionais negativos,[16] contribuindo para a redução de ansiedade e depressão. A Tabela 18.1 exemplifica alguns aplicativos para ansiedade e depressão que utilizam a *mindfulness* como fundamentação teórica.

Apesar de nenhum aplicativo substituir o tratamento e a presença de um profissional especializado, a utilização de aplicativos móveis voltados para a melhora de sintomas ansiosos e depressivos fundamentados em protocolos com base em evidências existentes é uma ferramenta de tratamento coadjuvante viável e que tem o benefício de aumentar o acesso aos cuidados de saúde.

Exemplo do uso de aplicativos para a melhora de sintomas de ansiedade

Ana é uma mulher de 32 anos que apresenta preocupações constantes com eventos do dia a dia. É pessimista e acha que o futuro "é muito tenebroso" e que "nada dará certo em sua vida". Ana sempre pensa no futuro e tem bastante dificuldade de estar focada no momento presente. Começou a fazer uso de um aplicativo que ensinava técnicas de relaxamento, respiração e era baseado em *mindfulness* e TCC, além de acompanhamento médico e psicológico presenciais. Por meio desse aplicativo, percebeu que pensava muito no futuro e isso estava causando-lhe mais ansiedade. O aplicativo ensinava meditações autoguiadas com foco em exercícios respiratórios. Ana passou a fazer os exercícios por 10 minutos cerca de três vezes ao dia e passou a se sentir mais calma. Ademais, alguns exercícios mostrando exemplos de pensamentos de pessoas ansiosas, mostraram que seus pensamentos eram muito pessimistas e que não havia nenhuma razão racional para acreditar que nada daria certo em sua vida. Então, passou a vigiar mais os seus pensamentos, tentando afastar pensamentos negativos e pessimistas que vinham em sua mente. Essas ações ajudaram a reduzir a ansiedade de Ana e atualmente se sente melhor.

Referências

1. Santos-Veloso MAO et al. Prevalence of depression and anxiety and their association with cardiovascular risk factors in Northeast Brasil primary care patients. Rev. Assoc. Med. Bras. 65, 801–809 (2019).
2. Acarturk C et al. Economic costs of social phobia: A population-based study. J. Affect. Disord. 115, 421–429 (2009).
3. Wang PS, Simon G, Kessler RC. The economic burden of depression and the cost-effectiveness of treatment. Int. J. Methods Psychiatr. Res. 12, 22–33 (2003).
4. Konnopka A, König H. Economic Burden of Anxiety Disorders: A Systematic Review and Meta-Analysis. Pharmacoeconomics 38, 25–37 (2020).
5. White V et al. On-line psychological interventions to reduce symptoms of depression, anxiety, and general distress in those with chronic health conditions: a systematic review and

meta-analysis of randomized controlled trials. Psychol. Med. 1–26 (2020) doi:10.1017/S0033291720002251.
6. Hofmann SG, Asnaani A, Vonk IJJ, Sawyer AT, Fang A. The Efficacy of Cognitive Behavioral Therapy: A Review of Meta-analyses. Cognit. Ther. Res. 36, 427–440 (2012).
7. Weisberg R. Psychiatric Treatment in Primary Care Patients With Anxiety Disorders: A Comparison of Care Received From Primary Care Providers and Psychiatrists. Am. J. Psychiatry 164, 276 (2007).
8. Neary M, Schueller SM. State of the Field of Mental Health Apps. Cogn. Behav. Pract. 25, 531–537 (2018).
9. Livingston NA, Shingleton R, Heilman ME, Brief D. Self-help Smartphone Applications for Alcohol Use, PTSD, Anxiety, and Depression: Addressing the New Research-Practice Gap. J. Technol. Behav. Sci. 4, 139–151 (2019).
10. Zhang A et al. Cognitive behavioral therapy for primary care depression and anxiety: a secondary meta-analytic review using robust variance estimation in meta-regression. J. Behav. Med. 42, 1117–1141 (2019).
11. David D, Cristea I, Hofmann SG. Why Cognitive Behavioral Therapy Is the Current Gold Standard of Psychotherapy. Front. Psychiatry 9, (2018).
12. Kuhn E et al. CBT-I Coach: A Description and Clinician Perceptions of a Mobile App for Cognitive Behavioral Therapy for Insomnia. J. Clin. Sleep Med. 12, 597–606 (2016).
13. Schuman-Olivier Z et al. Mindfulness and Behavior Change. Harv. Rev. Psychiatry 28, 371–394 (2020).
14. Hölzel BK et al. Mindfulness practice leads to increases in regional brain gray matter density. Psychiatry Res. Neuroimaging 191, 36–43 (2011).
15. Garland E, Gaylord S, Park J. The Role of Mindfulness in Positive Reappraisal. EXPLORE 5, 37–44 (2009).
16. Crosswell AD et al. Effects of mindfulness training on emotional and physiologic recovery from induced negative affect. Psychoneuroendocrinology 86, 78–86 (2017).

19 O sentimento de solidão na contemporaneidade e sua relação com as mídias digitais

Simone Parente Cummerow Emmanuel
Anna Lucia Spear King

No momento atual, onde a interatividade dos indivíduos com as tecnologias digitais se tornou cotidiano e imprescindível, consideramos importante estudar, entre outros assuntos, os impactos da era digital no sentimento de solidão vivido por muitos na vida real e na vida virtual. O novo modo de vida, estabelecido após a era tecnológica, remodelou a lógica do comportamento, das relações, e do pensamento humano.

O sentimento de solidão não diz respeito somente à falta de companhia ou isolamento,[1] mas também à condição do ser humano sentir-se só mesmo acompanhado. A solidão é um sentimento inerente a todos os seres humanos, seja breve, seja aguda. Sentir-se só demonstra a condição humana do ser e que essa se torna preocupante quando demonstra influenciar constante e negativamente pensamentos, sensações e comportamentos.[1]

Um ponto importante, e muitas vezes desconhecido entre as pessoas, é o fato de que estar solitário é diferente de possuir o sentimento de solidão. O primeiro às vezes se faz necessário e oferece benefícios, já o segundo é destrutivo e pode culminar em crises existenciais e transtornos psicológicos.

A solidão, qual seja, o fato de estar sozinho, é extremamente importante para o ser humano em alguns momentos. Traz a reflexão, o olhar para dentro de si. A solidão e o ócio são propulsores de impulsos criativos e reflexivos, sendo fundamentais para o autoconhecimento.

O sentimento de solidão, por sua vez, é devastador: é sentir-se sem conexões sociais, o que pode ocorrer independentemente de estar com companhia ou não. Mesmo em um seio familiar presente, é possível que se sinta solidão, pois sua razão de ser não se justifica pela falta de pessoas, mas pela sensação de não pertencimento, de falta de conexões interpessoais, de não se perceber compreendido. Trata-se de um sentimento destrutivo, pois a tendência é que essa pessoa, muitas vezes, não veja sentido nas coisas e se isole cada vez mais.

Todas as definições reportam a uma deficiência nas relações sociais, referem-se à solidão como algo subjetivo e não objetivo, como o isolamento social, e aludem a uma insatisfação com os relacionamentos sociais experienciados pelas pessoas, percebendo-os como insuficientes ou inadequados, produzindo uma reação afetiva, representada por um sentimento que inclui tristeza e vazio.[1]

O surgimento das redes sociais (Facebook, Instagram e WhatsApp, Twitter) gerou uma hiperconectividade, tendo como propósito auxiliar na comunicação, encurtar distâncias, aproximar as pessoas no tempo e no espaço. Contudo, tem promovido o distanciamento de quem está perto. Desse modo, observa-se que as relações virtuais passaram a substituir, em diversas situações, interações face a face, e, como consequência, a população está ficando cada vez mais solitária. A relação em rede abre caminho para novas maneiras de interagir e novas possibilidades de relacionamento, mas ao mesmo tempo em que nos aproximamos virtualmente, nos afastamos do cotidiano real. Vive-se a fase da proximidade distante e da distância que aproxima.[2]

Nesse sentido, o uso da internet feito de forma intensa e frequente pode tornar-se prejudicial a ponto de caracterizar-se como dependência. Tentativas falhas de diminuir ou cessar seu uso que gerem extremo desconforto podem indicar a adicção à internet.

Davis (2001)[3] propõe na sua perspectiva cognitivo-comportamental, que essa adicção é gerada graças a um processo de condicionamento operante no qual, se ao realizar um comportamento houver um reforço, esse se torna habitual ou viciante, e esse reforço em se tratando das mídias sociais, se faz pelos estímulos recebidos na WEB.

A metáfora do porco-espinho de Schopenhauer (1851) diz que os porcos-espinhos se aproximam para se aquecer no inverno, mas acabam se machucando com os espinhos pela proximidade. Voltam a se separar, mas sentem frio e voltam a se aproximar, até entenderem que precisam de uma certa distância para não se espetarem. Traçando um paralelo com as relações humanas, podemos ver que assim se dão as relações humanas, necessitando o calor alheio, porém se machucando com a convivência e proximidade. Utilizando essa metáfora Leandro Karnal (2018)[4] assevera que a internet trouxe a possibilidade dessa aproximação "sem espinhos", mudando a lógica das relações. Facilitou, assim, a exclusão e afastamento dos incômodos e desconfortos gerados pela proximidade da convivência presencial e afetiva.

Segundo Cacioppo & Patrick (2010),[5] estudos mostram que a região do cérebro que é ativada quando temos experiência de rejeição é a mesma que responde à dor física, e isso mostra o quanto esse sentimento pode afetar negativamente as pessoas. Ainda de acordo com eles, os efeitos da solidão, se explorados mais profundamente, são influenciados por três fatores: o nível de vulnerabilidade e desconexão social, habilidade de autorregulação das emoções e por último a representação mental e as expectativas. A falta de conexão atrapalha a cognição social, proporcionando um nível de expectativas irreais.

Segundo Beck (2013),[6] a internet pode ser utilizada para alívio momentâneo de sintomas, ligados a distorções cognitivas, sendo essas compreendidas como interpretações errôneas da realidade, devido aos pressupostos que constituem a identidade do sujeito. Ao buscar alívio a essas distorções, o sujeito utiliza a internet para suprir seus sintomas e pensamentos negativos acerca de si mesmo.

O sentimento de solidão tem se mostrado cada vez mais presente e preocupante no atual cenário das redes sociais. A exposição de vidas perfeitas, viagens, constante felicidade alheia, valorização do número de seguidores, são claramente agravantes no sentimento de desconexão, pois o que observamos não se trata de vidas reais, são recortes a fim de mostrar e compartilhar momentos e idealização de uma vida invejável que propulsionam uma imagem de perfeição, a qual não condiz de fato com a realidade. Esse padrão visto hoje nas redes torna-se extremamente prejudicial, pelo fato de grande parte das pessoas não se encaixarem nesse cenário de felicidade. A grande preocupação desses comportamentos é que esses afetam diretamente a profunda conexão social, impedindo o indivíduo de mostrar-se como de fato é e assim receber acolhimento baseado em trocas verdadeiras. Afinal, são essas últimas relações, com esse aspecto de profundeza, que trazem conexões saudáveis ao ser humano.

A era moderna tem sido responsável pela aproximação das pessoas, mas, ao mesmo tempo, tem contribuído com a solidão das mesmas. Nas relações "líquidas" da atualidade, vistas na internet, nos encantamos com as pseudoverdades alheias e muitas vezes paramos de ouvir a nós mesmos. Na superficialidade moderna, observa-se a preocupante falta de sensibilidade à dor do outro e a devoção cega ao discurso falacioso, que encanta com um ilusório mundo cor-de-rosa que nos é exposto, estimula a padronização do comportamento e provoca o julgamento a quem não se enquadra no perfil esperado.

Cacioppo (2008),[5] salienta que, quando nos sentimos conectados socialmente, temos uma tendência a atribuir sucesso às nossas vidas e, quando nos sentimos isolados, constantemente associamos pequenos erros a grandes catástrofes. O aumento dessa sensação de isolamento atinge nossa cognição e o resultado é uma mudança de comportamento que aumenta ainda mais essa exclusão. Nessa perspectiva, temos uma maior perda de satisfação na vida, bem como a perda da habilidade de regular nossas emoções. Ainda, segundo o autor, essas pessoas têm uma maior propensão para obesidade, estresse, adicções e pressão alta.

Uma pesquisa do Reino Unido, realizada por Mahoney *et al.* (2019)[7] chamada "Sentindo solidão junto com 317 milhões de Outros: discussões sobre a solidão no Twitter" mostrou que no período de uma semana, uma média de 22.477 pessoas citam a solidão em suas postagens. Isso demonstra um número significativo desse sentimento em jovens, levantando um alerta de que a rede pode estar propiciando relações superficiais, as quais empobrecem as interações sociais, o que independe do número de amigos e seguidores virtuais.

Twenge (2018),[8] defende que, se a interação virtual é tão satisfatória e eficiente como a interação presencial, os fatores relacionados à felicidade deveriam ser os mesmos. Entretanto, o que podemos ver são maiores índices de infelicidade e solidão, os quais automaticamente são ligados à depressão de adolescentes que não possuem uma boa interação fora das telas. As redes sociais, cuja natureza deveria trazer uma maior conexão social, na verdade estão propiciando uma maior sensação de solidão. Em contrapartida, as pessoas ativas socialmente fora das telas têm uma sensação de acolhimento e não se sentem solitárias.

Outra importante pesquisa realizada nos Estados Unidos pela CIGNA (2020),[9] companhia global de saúde americana, explorou a solidão e os impactos subjacentes a ela. Quase 4 em cada 10 pessoas (38% dos pesquisados) concordam com a afirmação: "Eu sinto que não tenho contato pessoal próximo nos relacionamentos com outras pessoas." Além disso, um quarto dos americanos acredita que não há ninguém que compartilhe seus interesses e preocupações. A forma como as pessoas se sentem sobre seus relacionamentos pessoais é a principal força motriz de como eles se sentem solitários. Por exemplo, aqueles que não sentem que têm relacionamentos próximos que lhes dão segurança emocional e bem-estar têm uma pontuação média de solidão quase 15 pontos a mais do que aqueles que não relatam proximidades pessoais.

Outro importante fato dessa pesquisa é que todas as gerações têm experimentado um significativo aumento da solidão ao longo dos anos. Em particular, as gerações mais jovens são as que apresentam os maiores índices. A seguir, vemos o gráfico comparativo da solidão em cada geração (Figura 19.1).

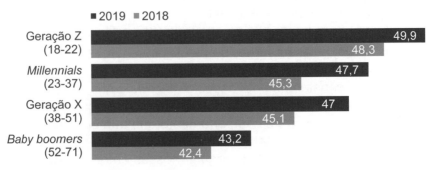

Figura 19.1: Gráfico comparativo da solidão em cada geração.

Fonte: Pesquisa CIGNA 2020.

Em pesquisa realizada na Turquia (2021),[10] que investigou os impactos do vício em internet em uma amostra de quase 400 adolescentes, observou-se que o fortalecimento das relações com a família e os amigos pode evitar que os adolescentes desenvolvam vícios na internet e aumentar os comportamentos de estilo de vida saudáveis. Mais uma vez evidenciamos que a qualidade das relações humanas se mostra como pilar para o equilíbrio de comportamentos e emoções, corroborando-a como papel fundamental na proteção ao uso excessivo das redes.

Por vivermos uma era de extrema transformação nos modos de comunicação e conexão social, os impactos dos comportamentos e dinâmicas instaurados por meios eletrônicos ainda não são totalmente conhecidos, mas há fortes indícios de que nos afetam de maneira irreversível. Estudar e compreender as conexões sociais é de suma importância para que essas possam ser realizadas de forma saudável e positiva para o desenvolvimento humano.

Mais do que isso, repensar a forma como o ser humano se relaciona na contemporaneidade é assunto fundamental e urgente, que afeta todas as gerações, famílias e localidades geográficas. Ao se analisar os presságios que as pesquisas supracitadas nos apontam, fica evidente que não se trata de um simples desafio cotidiano. Deve haver, em verdade, um ousado compromisso coletivo em superar esse determinismo digital e recuperar o sentido da palavra solidão tão somente no que contribui ao desenvolvimento pessoal: como um meio de autoconhecimento e não de enclausuramento.

Referências

1. Hawkley LC, Cacioppo JT. Loneliness Ann Behav Med. 2010;40(2):1-14.
2. Giardelli, G. Você é o que você compartilha: e-agora: como aproveitar as oportunidades de vida e trabalho na sociedade em rede. São Paulo: Editora Gente, 2012.
3. Davis R. A. A Cognitive-behavioral model of pathological internet use. Computers in Human behavior; 2001. Https://doi.org/10.1016/s0747-5632(00)00041-8
4. Karnall, Leandro, 2018. O dilema do porco espinho. Editora Planeta do Brasil.
5. Cacioppo JT, Patrick B. Solidão: Natureza Humana e a Necessidade de Conexão Social. Nova York: Norton; 2008.
6. Beck J. Terapia Cognitivo-comportamental: teoria e prática. Porto Alegre: Artmed; 2013.
7. Mahoney J, Le Moignan E, Long K,Barreto M, Wilson M, Barnett J et al. Sentindo-se sozinho entre 317 milhões de outras pessoas: Divulgações de solidão no Twitter. Computadores no Comportamento Humano. 1 de setembro de 2019; 98: 20-30. https://doi.org/10.1016/j.chb.2019.03.024.
8. Twenge, JM. IGen: why today's super-connected kids are growing up less rebellious, more tolerant, less happy-- and completely unprepared for adulthood (and what this means for the rest of us); 2017.
9. Cigna. Loneliness and workspace. National survey; 2020. https://www.cigna.com/static/www-cigna-com/docs/about-us/newsroom/studies-and-reports/combatting-loneliness-cigna--2020-loneliness-report.pdf
10. Altiner YM, Isci N, Alacam B, Caliskan R., Kulekci E. Relationship between level of internet addiction and time management skills among nursing students. Perspectives in Psychiatric Care; 2021.

O uso das tecnologias digitais na educação no contexto pandêmico 20

Alessandra Ribeiro da Silva
Anna Lucia Spear King

O isolamento social potencializou o uso da tecnologia na população em geral em 63,5% em pesquisa realizada pelo Laboratório Delete – Detox Digital e Uso Consciente de Tecnologias do Instituto de Psiquiatria (IPUB) da Universidade Federal do Rio de Janeiro (UFRJ),[1] nos primeiros meses da pandemia. A tecnologia foi benéfica naquele momento, pois foi o meio de comunicação que ajudou a aproximar as pessoas no período de confinamento e que precisavam atender ao distanciamento social solicitado à sociedade para a preservação da saúde. O uso de aplicativos para videochamadas, aulas remotas, reuniões de trabalhos, foi de suma importância nesse período, contudo foi um momento de redescoberta de novas maneiras de se comunicar, e em alguns casos, também de dependência digital. Dependência digital[2] é a falta plena de autonomia ou independência para realizar tarefas sem o uso de dispositivos digitais em geral como internet, aparelhos telefônicos celulares, tablets, redes sociais e assemelhados.

Os pais passaram a trabalhar de casa de forma remota e cuidar dos filhos.[3] Foi difícil para as crianças, pois tinham toda uma rotina de ir para escola, brincar com seus amigos, visitar familiares, passear. As atividades escolares presenciais, no âmbito físico da escola ainda tem muito significado para o desenvolvimento humano (socialização, compartilhamento, afetividade) e ficar abruptamente sem elas pode ter causado vários impactos em curto, médio e longo prazo que serão observados depois.

O isolamento social pode ter causado vários impactos negativos na aprendizagem e no desenvolvimento socioemocional, por conta do distanciamento escolar e social.[4] Além disso, as pessoas passaram por experiências muito traumáticas, muitas perdas de familiares e amigos, o que gerou medo, insegurança e muita ansiedade. A ansiedade é definida como uma função mental em que predomina um mal-estar inespecífico, apreensão em relação ao futuro e uma inquietação interna desagradável.[4]

Viver em isolamento foi um momento angustiante, mas preciso e necessário, por questões preventivas relativas à contaminação e propagação do coronavírus, porém atípico, contudo, não aprendemos a viver isolados, longe dos nossos amigos, familiares, convívio social.[5] Somos criaturas profundamente sociais. Desde nossa família, amigos, colegas de trabalho, parceiros nos negócios e nossa sociedade, somos formados por camadas de interações sociais complexas.

A maioria das pessoas usou a internet como uma ferramenta funcional para realizar suas tarefas cotidianas, trabalhos e aulas remotas no período de confinamento por conta da COVID-19. Os atendimentos on-line, foi algo que predominou, já que as pessoas não podiam sair de suas casas por medidas de segurança. Profissionais tendo que se reinventar, pois a tecnologia foi o recurso que tinham e deu certo, mas desafiador. As tecnologias em geral não param de evoluir e de interagir constantemente com os indivíduos. Por isso, não podemos perder de vista os benefícios, assim como os efeitos nocivos provenientes dessa relação.[6]

Alguns indivíduos sofrem com a perda de controle sobre o uso da internet, resultando em angústia pessoal, o aparecimento de sintomas relacionados à dependência patológica de tecnologias (Nomofobia) e diversas consequências negativas.[6] Esse fenômeno é reconhecido como vício de internet.[7] Investigações neuropsicológicas têm apontado que certas funções pré-frontais, em particular funções de controle executivo estão relacionadas a sintomas de dependência de internet.[7] Segundo King et al.[6] quanto mais ansiosa a pessoa se apresenta, maior a probabilidade de ela encontrar na internet um lugar seguro para fazer contatos sociais e tornar-se excessivamente dependente do seu uso.

Sempre ouvimos críticas de como as tecnologias poderiam afastar as pessoas, que poderiam acabar com relacionamentos de amizades, casamentos etc. Hoje, o nosso olhar em relação ao uso de tecnologias mudou um pouco, pois nos favoreceu no período de confinamento e ao contrário nos aproximou, foi o meio que usou-se para trabalhar, ver e conversar com familiares, colegas e amigos.

A pandemia fechou as portas de muitas escolas de ensino regular e profissionalizante no mundo, por conta da prevenção da propagação do vírus. De repente, as aulas presenciais foram modificadas para modalidade remota. Foi um momento de muito estresse, desafios e redescobertas, pois todos tiveram que se readaptar a essa nova realidade.

Em alguns lugares não foi possível que as aulas acontecessem de forma remota, como algumas escolas rurais, pois são realidades bem diferentes das cidades grandes. Foi difícil manter contato com os estudantes no período de pandemia e muitos não tiveram acesso algum às aulas por não terem condições de ter uma tecnologia disponível ou acesso à internet. A falta de acesso à internet foi nefasta, pois os alunos ficaram sem suas atividades escolares, e por dificuldade em manter o vínculo com os alunos, algumas escolas não conseguiram entregar os materiais impressos.

E do ponto de vista de muitos profissionais da educação, a experiência abrupta de passarem de um dia para o outro a ter que dar aulas on-line ao invés de presencial foi muito estressante, pois os professores assim como os alunos, não estavam preparados para tamanha empreitada e tiveram que aprender rápido a usar as ferramentas nas plataformas de ensino e aprender a fazer apresentações virtuais. Além disso, precisavam elaborar material impresso para enviar para aqueles sem acesso à internet, disponibilizar a entrega, conferir a presença e o rendimento dos alunos nas aulas virtuais, entre outras inúmeras tarefas. Por fim, foi observado que muitos desses profissionais tiveram angústia, depressão e crises de ansiedade. O uso excessivo de tecnologias potencializou os problemas de saúde mental.

Nesse período de isolamento social ou de isolamento espacial, foi difícil controlar os excessos de uso das telas com a sobra de tempo que oportunizou maior contato com parentes, amigos e por necessidade de trabalho, pelas vias digitais.[8]

O uso excessivo das tecnologias pode impactar na vida cotidiana, nas emoções e relacionamentos dos adultos e adolescentes.[9] Muitos adultos e adolescentes se divertem com redes sociais e jogos on-line, conversando ou competindo com outros colegas virtuais o que evita o contato ao vivo causando um distanciamento entre as relações de amizades e contatos sociais presenciais, trazendo um vazio e sentimento de solidão. O risco de infelicidade devido ao uso de redes sociais é mais alto para os adolescentes mais novos.

Em suma, o uso das tecnologias todos os dias e por muitas horas, imposto pela pandemia, foi muito necessário para que pudéssemos manter contato com amigos, familiares, para que pudéssemos estudar, trabalhar e continuar fazendo nossas atividades sem que perdêssemos muitas coisas durante o período de isolamento social. Foi muito conveniente e necessário, contudo, a massificação do acesso da população a internet, ao uso de computadores, smartphones e redes sociais em um curto espaço de tempo, passou a mudar o modo de vida das pessoas e passou a criar uma nova dinâmica pessoal, social, familiar, acadêmica e profissional. Tais mudanças nos trouxeram inúmeros benefícios em todas essas áreas, mas também, prejuízos que passamos a conhecer e ter que levar em conta para nos prevenir.[6]

O uso excessivo das tecnologias no cotidiano ganha novos adeptos de maneira silenciosa e preocupante:[6] pessoas que não desgrudam do celular durante as refeições, o uso exagerado de celular em todos os momentos do dia, mesmo durante as aulas e reuniões on-line, leitura ou manuseio de aplicativos ou mensagens no celular ao volante.

Todos já ouvimos (ou mesmo falamos) alguma das frases: "As pessoas não conversam nos bares ou restaurantes umas com as outras, ficam cada uma com o seu celular tirando *selfies* e postando nas redes sociais"; "Já bati o carro porque estava lendo mensagens no celular"; "As aulas são improdutivas, os alunos ficam conectados no celular", "As crianças preferem tablets e jogos eletrônicos do que brincadeiras coletivas"; "Minha filha já sofreu *cyberbullying* (*bullying* virtual) na internet";[10] "Recebo muitas mensagens nas redes sociais e mais de 60 e-mails por dia, não consigo me concentrar no trabalho"; "Fico nas redes sociais até de madrugada e acordo cansada no dia seguinte"; "Eu e minha esposa já brigamos por causa das redes sociais". "Uso as redes sociais e acabo me sentindo infeliz, parece que a vida dos outros é sempre melhor que a minha, seja no trabalho, no relacionamento ou na família, estão sempre viajando e felizes"; "Meu filho não larga o videogame, chega a deixar de jantar para ficar jogando on-line", entre outras situações.[6]

Em vista de tudo o que vem acontecendo relativo ao uso excessivo das tecnologias, em todos os contextos, precisamos urgentemente divulgar, praticar e conhecer os conceitos da educação digital[11] que vai nos permitir refletir sobre como estamos sendo inconvenientes, mal-educados e inoportunos ao usarmos nossa tecnologia de acordo com interesses pessoais a qualquer hora, a todo instante e em qualquer lugar.

Educação digital

Da mesma maneira que aprendemos desde criança uma etiqueta social para saber nos portar em sociedade e não cometer gafes ou deslizes. Nos tempos modernos, temos que aprender também a educação digital[11] para saber como nos comportar no dia a dia ao usar as tecnologias (computador, telefone celular, tablets, entre outras) na vida pessoal e em ambientes sociais, sem sermos considerados "mal-educados" ou inconvenientes.

O conhecimento da educação digital[11] vai nos fornecer dicas e informações relativas às boas maneiras de se utilizar as tecnologias de forma consciente e conveniente ao praticarmos todas as atividades que realizamos por intermédio desses aparelhos ao fazermos postagens, compartilhamentos, comentários, respondendo e-mails, entre outros.

O uso abusivo das tecnologias já é uma realidade no mundo moderno o que não podemos é ser "espaçosos" ao usá-las a qualquer hora ou em qualquer lugar sem a menor cerimônia. Pode parecer que sabemos como fazer, mas o que temos visto são inúmeras pessoas, a todo instante, usando uma tecnologia de forma indevida e em locais inapropriados. As regras de educação digital[11] são de utilidade pública uma vez que pretendem preservar a privacidade e o direito de todos os cidadãos na convivência diária. A formação de usuários digitais conscientes pode contribuir para a prevenção de uma possível dependência tecnológica futura, além de transmitir conceitos de boas maneiras e respeito ao próximo. Lembre-se que o meu direito de usar uma tecnologia a meu bel-prazer termina quando começa o seu.

A educação digital[11] deve começar em casa e o seu filho deve poder aprender com o seu exemplo. Não fique dizendo para ele restringir o uso de tecnologias durante o dia enquanto você não larga o seu celular ou tablet. Os pais, educadores ou responsáveis devem assumir o papel de propagadores dos bons hábitos e serem responsáveis pela vida digital dos menores de idade. Contudo, a falta de formação dos adultos, que muitas vezes também desconhecem como lidar com essa nova realidade por não serem nativos digitais, faz com que não saibam como orientar, com isso, diminui a sua capacidade de intervenção.

Cartilha digital

Na área familiar é dever dos pais ou responsáveis cuidar da vida digital dos menores de idade a fim de prevenir possíveis prejuízos relacionados ao uso indevido de tecnologias por parte das crianças e adolescentes, como: contato com estranhos, acesso a pornografia, pedofilia, *cyberbullying*. Lembre-se que as crianças são vulneráveis e que a internet é uma porta aberta para o mundo. Consideramos importante que os pais, educadores ou responsáveis queiram ensinar as crianças a educação digital, desde cedo, com o objetivo de despertar nos jovens os principais conceitos relativos ao uso consciente das tecnologias. Recomendamos para isso o livro Cartilha Digital.[12]

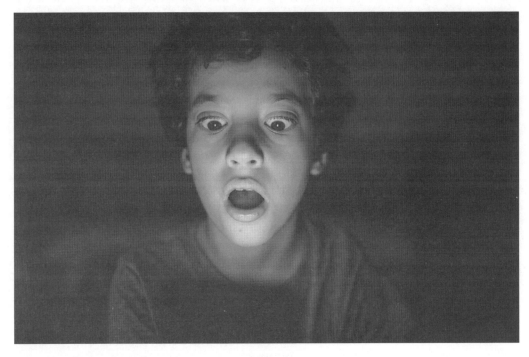

Fonte: https://br.freepik.com/

Os adultos devem ser os responsáveis pela vida digital dos menores de idade. "A internet é uma porta aberta para o mundo"

Todos nós devemos ter como objetivo priorizar a vida real em detrimento da virtual, usar as tecnologias de forma saudável em todos os aspectos e evitar a produção de lixo eletrônico (E-Lixo) sem nos responsabilizarmos pelo descarte e reciclagem do mesmo. Precisamos ter comprometimento com o E-Lixo que produzimos para preservar o meio ambiente e a qualidade de vida de todos.

A regra número um recomenda que quando estiver em companhia de alguém privilegie sempre, em primeiro lugar, a pessoa que está com você e jamais toque em alguma tecnologia nesse momento. É muita falta de educação deixar alguém esperando enquanto você resolve seus assuntos ao telefone celular ou usando qualquer outra tecnologia. Lembre-se que ninguém está a sua disposição e nem com paciência de esperar enquanto você trata de problemas que não dizem respeito à ocasião.

Ergonomia digital

A partir do aumento da interatividade dos indivíduos com os computadores, telefones celulares, notebooks, tablets, TVs, GPS, consoles de jogos, entre outros, na sociedade atual, começamos a observar um uso desregrado, abusivo e sem noção das boas práticas relacionadas às posturas, comportamentos e aos mobiliários que seriam mais adequados para essa utilização. Precisamos conhecer também a educação relativa à ergonomia digital[13] que se refere às posturas e mobiliários adequados para se usar cada tecnologia no dia a dia e evitar prejuízos físicos e emocionais. Pensar nos possíveis danos à saúde que esse modo de usar excessivamente a tecnologia poderia estar causando é fundamental. Devemos observar nossas posturas ao usar cada uma das tecnologias e verificar se os mobiliários estão adequados ao nosso tamanho e peso. Não costumamos reparar se os móveis que utilizamos conjuntamente com os dispositivos tecnológicos estão corretos e adaptados à nossa estrutura física. Como resultado, é bem provável que estejamos desenvolvendo, além dos prejuízos emocionais (estresse, ansiedade e depressão), também prejuízos físicos (dores na coluna, dor de cabeça, tendinites, lesões por esforço repetitivo, vista cansada, obesidade, alterações no sono etc.) sem perceber, os sinais e sintomas poderão surgir de imediato ou em médio e longo prazo.

Aprendendo os conceitos e recomendações da ergonomia digital[13] você poderá estar reduzindo sensivelmente os possíveis danos físicos inerentes à falta de conhecimento sobre o comportamento corporal em relação às novas mídias, que poderia afetar de modo negativo a sua qualidade de vida futura.

As principais queixas associadas ao uso de tecnologias e posturas indevidas no dia a dia são relativas a dores na coluna vertebral, problemas nos olhos e dores articulares em polegares e punhos.

A chamada "síndrome de visão do computador" pode ocorrer após duas horas consecutivas de exposição prolongada frente aos *displays* desses produtos e também agravadas pelas posturas corporais inadequadas. O brilho, a cor e a luz emitidos por esses dispositivos são os principais responsáveis pelas alterações na visão, cujos primeiros sintomas são: olhos ressecados e/ou vermelhos, irritação na vista, coceiras, fadiga ocular, sensação de peso nas pálpebras, perda de elasticidade do nervo óptico, visão embaçada e enxaquecas.

É possível que os sintomas emocionais também possam acabar levando às alterações posturais involuntárias, como forma de defesa do organismo. Quando potencializados pelo uso abusivo dos aparatos tecnológicos, o corpo tende a responder de forma mais intensa a esses estímulos emocionais, desencadeando danos físicos inerentes às pressões desenvolvidas em cada região de acúmulo de tensão muscular.

Educação digital

A seguir algumas dicas e recomendações sobre educação digital:[11]

- Evite passar várias horas usando tecnologias no seu dia a dia. A vida é o que acontece à sua volta enquanto você fica com a atenção voltada para um aparelho.
- Lembre-se sempre que usar o bom senso é a sua melhor escolha para entender o limite entre o uso e o abuso ao usar uma tecnologia. Não use demais, nem de menos, apenas o suficiente para se comunicar e interagir no seu dia a dia. Respeite e valorize sempre a presença de quem está dedicando o seu tempo a você.
- Na educação deve existir sempre uma parceria entre o professor e o aluno no que se refere ao uso de tecnologias. Porém, o aluno deve sempre pedir autorização do professor para a utilização dos equipamentos durante o período de aulas. O correto é que se eleja um administrador para gerenciar todos os equipamentos e quaisquer arquivos contidos no sistema, a qualquer tempo. No caso de ser uma instituição de ensino, fica vetado ao aluno instalar ou utilizar jogos, outros programas sem permissão ou desenvolver atividades que não tenham propósito educacional nos computadores da instituição. O aluno também deve zelar pelos equipamentos e em caso de danos causados por alunos, o mesmo será responsabilizado e deverá arcar com os prejuízos. No caso da manutenção dos equipamentos, essa deverá ser realizada somente pelo pessoal de suporte técnico. É expressamente proibida a entrada ou saída de equipamentos das instituições, sem prévia autorização.
- As áreas rurais são remotas e a educação pode chegar por meio da tecnologia. Nesses casos, se tornam a porta de entrada para toda a riqueza de conteúdo que está sendo criado e compartilhado em todo o mundo. Alunos menos favorecidos, e em áreas mais longínquas podem ter a oportunidade de um aprendizado que até então seria impossível devido à precariedade

da região e ao despreparo do professor por falta de recursos e oportunidades. Essa abordagem de ensino por meio do uso de tecnologias pode mudar totalmente a experiência de aprendizagem para melhor. Mas, para isso, as escolas e professores devem estar preparados para uma reciclagem e atualizações frequentes relacionadas aos seus métodos de ensino. O Governo tem o dever de criar políticas públicas para que o acesso às tecnologias sejam garantidos de forma democrática.

- Os professores devem estar capacitados para auxiliar e orientar os alunos nas salas de aula. Esse é o desafio de usar a tecnologia a favor do ensino. O professor além de aprender a parte técnica dos dispositivos tecnológicos como: ligar, desligar, programar, entender de aplicativos etc., precisa ainda, desenvolver e elaborar um planejamento e as etapas do programa educacional que pretende apresentar aos alunos. Todas as aulas devem estar de acordo com a programação estabelecida e devem ser atualizadas constantemente, pois é isso que as tecnologias nos permitem, um conteúdo sempre modernizado. As tecnologias devem fazer parte do cotidiano escolar como é o quadro negro, o giz, o lápis, a caneta, os livros, os textos e tudo mais.
- O objetivo do uso de uma tecnologia em sala de aula deve ser o de aumentar o interesse e o envolvimento dos alunos, e ainda, reduzir o trabalho árduo do professor. O desafio é manter os alunos prestando atenção nas aulas, e para isso, os professores devem procurar um tema que agrade o coletivo e com um conteúdo atraente que abranja o maior número de pessoas. Podem ser por meio de jogos, vídeos, filmes, ou conversas em tempo real. O ponto de vista do aluno sobre o que se passa na sala de aula é crucial, por isso, o seu envolvimento no processo de escolha e adesão à tecnologia é fundamental. Caso exista resistência de algum professor durante as mudanças que a tecnologia irá trazer para a sala de aula, as instituições de ensino podem criar grupos de discussão para que se sintam envolvidos no processo. Geralmente esses professores acabam se tornando defensores fervorosos dos benefícios perante outros funcionários e alunos.
- Defina limites de tempo para usar as tecnologias. Ao utilizar uma tecnologia, use a disciplina a seu favor. Faça intervalos regulares com pausas, relaxamentos e alongamentos. Não apenas para os jogos, mas para qualquer atividade que demande movimentos repetitivos diários e por muitas horas.
- Seja você mesmo nas redes sociais. Evite postar uma realidade diferente da sua. Não queira parecer mais ou melhor do que é. Seja simples, natural e verdadeiro, os valores reais estão no Ser e não no Parecer. Não acredite em tudo o que as pessoas postam na internet, muitas vezes a realidade delas é bem diferente do que parece. Acreditar que a vida dos outros nas redes sociais é melhor do que a sua pode reduzir a sua autoestima e fazer com que você se sinta triste e inseguro. As pessoas vão gostar de você pelo que você é e não pela imagem que você passa nas redes sociais.

- A regra básica da educação digital[11] é a ética. A boa educação se revela por intermédio dos seus posicionamentos, das suas posturas corretas, das suas atitudes pessoais, sociais e acadêmicas e do seu bom caráter.
- Deve-se estabelecer limites claros para os filhos quando se trata do uso da internet, celulares e outros dispositivos. Estar atento ao tempo de uso, tipo de sites, quais jogos estão autorizados, o que estão acessando, com quem estão conversando etc. Os adultos são responsáveis por mudar as configurações dos computadores dos jovens para que sejam impedidos de acessar sites indevidos, colocar senhas, supervisionar sempre qualquer tipo de uso de tecnologia; ter acesso a conta detalhada do celular e do computador dos filhos (dizer isso a eles).

Os adultos devem ser os responsáveis pela vida digital dos menores de idade. "A internet é uma porta aberta para o mundo"

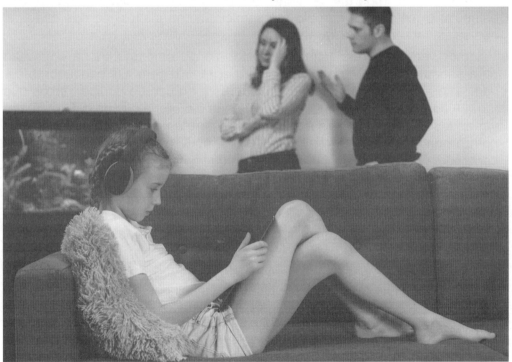

Fonte: https://br.depositphotos.com/

- Não bastam apenas leis serem criadas na sociedade para o uso adequado das tecnologias. Precisamos desenvolver uma nova mentalidade para uma sociedade sustentável e consciente. Devemos vislumbrar uma qualidade de vida futura. A utilização indiscriminada das tecnologias também pode ser considerada um abuso.

- Definitivamente, é preciso educar e usar a tecnologia a nosso favor. O problema não é a tecnologia em si, mas o uso que se faz dela. A direção das escolas, corpo docente-pedagógico e a família têm papel fundamental nesse contexto. É preciso promover e ampliar o debate de forma profissional.
- A educação digital deve ser considerada matéria obrigatória para todos, já que o mundo real interage o tempo todo com o mundo virtual. Abordar e discutir as precauções no uso da internet é essencial, sobretudo quando vemos que as *fake news* acabam comprometendo ou prejudicando a vida alheia.
- O conhecimento sobre educação digital nas salas de aula é o que vai nos permitir uma navegação segura. O professor deve encontrar um meio-termo entre a participação e o envolvimento do aluno e as tecnologias, para não ficarem apenas no mundo virtual. É preciso que o aluno seja estimulado a contar e descrever o que aprendeu dando exemplos de experiências da sua vida pessoal, social e familiar. Os diálogos, seminários e debates são indiscutivelmente muito importantes. Com o retorno das aulas presenciais, devemos estimular o método de formato em semicírculo na disposição das carteiras nas salas para facilitar o aprendizado.
- Estamos vendo que as tecnologias estão sendo empregadas na educação para enriquecer o processo de ensino e aprendizagem. Os educadores devem estar abertos aos métodos inovadores e ao uso de equipamentos que tornam possível uma educação de qualidade e o progresso da cultura. O dever de todos os educadores é saber dosar corretamente o uso da tecnologia com a metodologia a ser aplicada. Assim, poderemos encontrar a medida certa para uma educação interativa que reúne conteúdos e tecnologias e que seja mais adequada para harmonizar alunos e professores.

A formação de usuários digitais que possam fazer uso consciente de tecnologias pode contribuir para a prevenção de uma possível dependência tecnológica futura, além de transmitir conceitos de boas maneiras e respeito ao próximo.

A finalidade de se conhecer os conceitos da educação digital é transmitir conhecimentos úteis a toda a população e instituições de ensino relativos à prevenção, redução de danos e melhora da qualidade de vida dos usuários frequentes de tecnologias. Lembre-se que saber usar aparelhos do mundo digital de modo consciente e saudável, pode trazer benefícios não apenas para si próprio, como também, nos capacita a passar adiante o conhecimento adquirido para todos aqueles que convivem ou dependem de nós.[10]

Referências

1. PROPSAM – Programa de Pós-graduação em Psiquiatria e Saúde Mental do Instituto de Psiquiatria da Universidade Federal do Rio de Janeiro. Disponível em URL: https://propsam.ipub.ufrj.br/. Acesso em 17/10/2021.
2. Gonçalves LL. Dependência Digital: tecnologias transformando pessoas, relacionamento e organizações. Rio de Janeiro: Editora Barra Livros, 2017.

3. Gonçalves LL. A vida após o novo coronavírus: Novos Comportamentos. (p.64). Rio de Janeiro: Editora Barra Livros, 2020.
4. Soares Filho GLF. A ansiedade e o coração na Nomofobia. In: King, Anna Lucia Spear; Cardoso, Adriana; Nard, Antonio Egídio, 2014.
5. Eagleman D. Cérebro: uma biografia. Coordenação Bruno Fiuza. Tradução Ryta Vinagre, 1ª Ed., Rio de Janeiro: Rocco, 2017.
6. King ALS, Nardi AE, Cardoso A (Organizadores). Nomofobia - Dependência do computador, internet, redes sociais? Dependência do telefone celular? O impacto das novas tecnologias interferindo no comportamento humano. Editora Atheneu, Rio de Janeiro, 2015.
7. Brand M, Young KS, Laier C. Prefrontal Control and Internet Addiction: a theoretical model and review of neuropsychological and neuro-imaging findings. Frontiers Human Neuroscience, 2014; 8:375, doi 10.33.89/fnhum.2014.00375.
8. Gonçalves LL. A vida após o novo coronavírus: Novos Comportamentos. Rio de Janeiro: Editora Barra Livros, 2020.
9. Twenge et al. In: Nomofobia: Dependência de computador, Internet, Redes Sociais? Dependência do celular? 1ª ed., São Paulo: Atheneu Editora, 2015.
10. Cyberbullying. Caso Megan Meier. Disponível no link: https://mrdiggs.wordpress.com/2011/04/05/o-caso-de-megan-meier-cyberbullying/. Acesso em 02/11/21.
11. King ALS, Guedes E, Nardi AE. Etiqueta Digital. Porto Alegre: Educabooks, 2017.
12. King ALS, Guedes E, Nardi AE. Cartilha Digital. Editora EducaBooks, Porto Alegre, 2017.
13. King ALS, Guedes E, Pádua MK, Nardi AE. Ergonomia Digital. Porto Alegre: Educabooks, 2018.

21 Do estetoscópio à medicina digital: como a relação profissional-paciente se modifica com as mídias digitais

Isabela Melca
Fatima Melca

Vários modelos de relação profissional-paciente são descritos na literatura. O mais antigo é o modelo paternalista, no qual o profissional fornece conhecimentos relativos à saúde e toma decisões pelos pacientes. Com o avanço das Tecnologias e o uso de recursos digitais, os modelos de decisão compartilhada e centralizada no paciente têm sido discutidos e observados.[1]

A ampla transformação tecnológica, o aumento do nível educacional da população e o acesso à informação técnico-científica fez surgir um novo paciente: o que não se restringe apenas à opinião médica, mas busca informações sobre suas doenças, tratamento e melhor qualidade de vida. Esse paciente enxerga os profissionais de saúde e as mídias digitais como complementares. Uma nova relação profissional-paciente descentralizada e sem hierarquias foi formada.[2]

As mídias sociais são locais populares para compartilhar experiências pessoais, buscar informações e oferecer apoio entre indivíduos. Plataformas que permitem indivíduos se conectarem em redes virtuais, são consideradas fontes poderosas de conhecimentos da saúde devido a facilidade de acesso, ao caráter dinâmico e móvel da internet.

O principal motivo para os pacientes buscarem informações ou interagir nas mídias sociais é conhecer mais sobre saúde e depois procurar um profissional especializado. É importante ressaltar que muitas fontes são deficientes em seus conteúdos e não apresentam informações de qualidade.

Advertência

O grande número de buscas on-line por informações de saúde sem saber a qualidade dos sites pode aumentar os sintomas de ansiedade, e em alguns casos, aumentar o número de queixas adicionais.[2] Informações enganosas sobre saúde na internet podem gerar situações letais aos usuários.[3]

E-Saúde: qualquer serviço de saúde, informações fornecidas ou aprimoradas por meio da internet, resultando em melhorias na qualidade de vida por meio da tecnologia de informação e comunicação. São sinônimos: medicina da internet e saúde digital.[4]

Desde o Juramento de Hipócrates, a relação profissional-paciente se atém a privacidade do paciente. Essa é a condição para que o paciente desenvolva confiança em seu profissional. Para os profissionais de saúde, nunca foi tão complicado proteger o bem-estar e a privacidade dos pacientes como na era da internet. Problemas éticos podem ocorrer e os profissionais de saúde precisam entender os limites e riscos de interagir com seus pacientes por intermédio das mídias sociais.

Consultas on-line (teleconsulta)

A teleconsulta médica é realizada por diferentes tipos de tecnologias entre profissionais e pacientes, que podem estar em espaços geográficos diferentes. Seus principais objetivos são facilitar o acesso ao profissional e oferecer cuidados de saúde com menor custo ao paciente. O Conselho Federal de Medicina (CFM), em seu Código de Ética Médica (CEM), no Artigo 37 afirma que o médico não pode "prescrever tratamento e outros procedimentos sem exame direto do paciente".[5]

Com a pandemia do novo coronavírus (SARS-CoV-2) foram necessárias mudanças educacionais, econômicas, culturais e sociais. Assim, a teleconsulta foi autorizada temporariamente pela Lei nº 13989/2020,[6] evitando que pacientes não graves fossem a unidades de saúde e quebrassem o isolamento social necessário imposto pela pandemia. A lei define a telemedicina como "o exercício da medicina mediado por tecnologias para fins de assistência, pesquisa, prevenção de doenças e lesões e promoção de saúde". O CFM pretende regulamentar essa modalidade de atendimento até o final da pandemia.

Em consultas on-line, a duração da consulta geralmente é menor e a possibilidade de fala é maior para o paciente. Para o profissional de saúde, essas consultas são mais cansativas devido ao efeito *zooming*. O efeito tem o nome originário do aplicativo Zoom, mas pode ocorrer em outros aplicativos, como, por exemplo, WhatsApp ou Teams. Ocorre pelo esforço cerebral em ficar atento às palavras ditas pelo paciente, tentando captar os sinais corporais que muitas vezes são eliminados. Se a câmera enquadrar o paciente dos ombros para cima e a qualidade do vídeo for ruim, pequenas expressões faciais são perdidas. Isso faz com que um dia de consultas on-line seja mais cansativo do que um dia de consulta presencial.

Com relação aos meios de comunicação utilizados para a teleconsulta estão o vídeo, o telefone celular e o e-mail. Os três podem estar combinados.

De todos, o vídeo é o método mais utilizado nas consultas on-line devido a maior acurácia nos diagnósticos.[3]

Nas teleconsultas, os profissionais de saúde têm maior sensação de segurança. Nesse sentimento, o profissional tem uma relação mais verdadeira podendo discutir tratamentos ou mudanças de hábitos de vida com mais tranquilidade. Para os pacientes, a consulta on-line possibilita conversas mais íntimas, principalmente se o assunto da conversa for tabu.[7]

Como os profissionais de saúde devem se comportar em relação ao conteúdo postado on-line e de fácil acesso para os pacientes?

As informações das redes sociais são acessíveis e disponíveis para todos os seus usuários. Assim sendo, as mídias sociais podem tanto violar a privacidade e confidencialidade das pessoas.

Profissionais de saúde podem se beneficiar das mídias sociais para construção de sua rede profissional, compartilhar ideias e informações e oferecer suporte profissional. Para pacientes saber o que ocorre na vida particular de seus profissionais, pode prejudicar a relação profissional-paciente. As pessoas esperam que os profissionais de saúde sejam modelos que possam ser imitados.

Saber que um profissional não é exatamente isso, pois todos apresentam problemas, pode ocasionar perda de confiança ou respeito em seu profissional.[8]

Com relação às publicações on-line, o CEM diz que é vedado ao médico a participação ou divulgação de assuntos médicos em quaisquer meios de comunicação de massa, exceto para esclarecimento e educação da sociedade.[5]

O profissional deve ter cuidado para que os pacientes não sejam identificáveis. Fotos com pacientes são consideradas antiéticas, pois comprometem a confidencialidade e privacidade do paciente, sendo aceitas somente se existir consentimento por escrito fornecido pelo paciente. Comentários inapropriados, fotos e vídeos com comportamento comprometedor podem não só denegrir a imagem do profissional, mas também a instituição a qual ele é vinculado.[9]

Advertência: as mídias sociais são ambientes que podem propiciar situações em que indivíduos podem ser vítimas de comentários e postagens. O *cyberbullying* é uma forma de violência digital e constitui crime.[10,11]

Diversas ferramentas têm sido utilizadas para facilitar a comunicação

Meio	Serve	Vantagens	Desvantagens	Advertências
Celular	Meio adicional, alternativo ou substituto parcial da consulta	Soluciona dúvidas dos pacientes	Não servem para casos de difícil explicação	

Continua...

Meio	Serve	Vantagens	Desvantagens	Advertências
E-mail	Marcação de consultas e renovação de prescrições	Fácil acesso ao profissional e ao paciente Possibilidade de prova da informação fornecida	Idosos ou pessoas com dificuldades em manusear as tecnologias Aumentam a carga de trabalho do profissional Não é possível ver reações emocionais por meio da mensagem	Aconselhável uso de e-mail corporativo
WhatsApp	Usa mensagem de texto ou voz e ainda inclui fotos	Possibilita o contato imediato com o profissional	Exige resposta breve do profissional Falta limite de horário de envio e no volume das mensagens	É necessário que informações sejam entendidas, senão geram conduta imprudente
Facebook	Usa mensagem de texto ou voz e ainda inclui fotos	Fonte de informações de saúde e compartilhamento dessas informações	Coleta dados de quem usa o aplicativo Não atende ao quesito da privacidade do paciente	Não é recomendado interação com pacientes: chance de menor adesão ao tratamento
Telegram	Usa mensagem de texto ou voz e ainda inclui fotos		Coletam dados de quem usa o aplicativo Não atende ao quesito da privacidade do paciente	
Twitter	Comentários curtos e compartilhamento de opiniões como se fosse um microblogue			*Hashtags* podem tornar o conteúdo on-line pesquisável e detectável, independentemente do tempo que foi publicado

Importante lembrar que sempre que possível imprimir e guardar as interações no prontuário do paciente uma vez que servem como prova judicial.

Conclusão

- A comunicação profissional-paciente nas mídias sociais deve ser feita da mesma maneira que ocorreria no consultório.
- Para que ocorra a telessaúde ou a videochamada é necessário o consentimento do paciente, seja por escrito ou testemunhado pelo profissional de saúde.[12]
- A forma em que o profissional escreve para um paciente e como o profissional passa conceitos técnicos irá influenciar a relação profissional-paciente, bem como comportamentos de adesão ao tratamento.[13]

Caso clínico

Uma médica posta em seu grupo de discussão a folha de prontuário de uma paciente e pede auxílio na conduta do tratamento. Alguém desse mesmo grupo vaza a informação para outro grupo, e assim sucessivamente até alcançar o grande público. A médica em questão não teve má intenção em sua atitude, mas os desdobramentos que originaram de seu ato expuseram a paciente e sua família, que de sua ética tinham o direito à privacidade naquela ocasião.

Referências

1. Grünloh C, Myreteg G, Cajander A, Rexhepi H. Why Do They Need to Check Me?" Patient Participation Through eHealth and the Doctor-Patient Relationship: Qualitative Study. J Med Internet Res.2018; 15:20 (1): e11. doi: 10.2196/jmir.8444.
2. Van Riel N, Auwerx K, Debbaut P, Van Hees S, Schoenmarks B. The effect of Dr Google on doctor- patient encounters in primary care: a quantitative, observational, cross-sectional study. BJGP Open. 2017; DOI: 10.3399/bjgpopen17X100833.
3. Leão CF, Coelho MES, Siqueira AO, Rosa BAA, Neder, PRB. O uso do whatsapp na relação médico-paciente. Rev. Bioét. 2018; 26 (3) https://doi.org/10.1590/1983-80422018263261
4. Figueroa R. Portal Telemedicina. O que é eHealth? [acesso em 04 ago 2021] Disponível em: https://portaltelemedicina.com.br/blog/o-que-e-ehealth
5. Conselho Federal de Medicina. Código de Ética Médica. Resolução CFM no 2.217, de 27 de setembro de 2018, modificada pelas Resoluções CFM no 2.222/2018 e 2.226/2019 / Conselho Federal de Medicina [livro online]. Brasília: Conselho Federal de Medicina; 2019. [acesso em 04 ago 2021] Disponível em: http://portal.cfm.org.br/images/PDF/cem2019.pdf
6. Brasil. Lei nº 13.989, de 15 de abril de 2020. Dispõe sobre o uso da telemedicina durante a crise causada pelo coronavírus (SARS-CoV-2). [Internet].2020. [acesso em 04 ago 2021] Disponível em: http://www.planalto.gov.br/ccivil_03/_Ato2019-2022/2020/Lei/L13989.htm
7. Yellowlees P, Chan SR, Parish MB. The hybrid doctor–patient relationship in the age of technology – Telepsychiatry consultations and the use of virtual space. International Review of Psychiatry. 2015; 1-14. http://dx.doi.org/10.3109/09540261.2015.1082987
8. Terrasse M, Gorin M, Sisti D. Social Media, E-health and Medical Ethics. Hastings Center Report. 2019; 1:24-33.
9. Shaohai J, Richard L. Street. Factors Influencing Communication with Doctors via the Internet: A Cross-Sectional Analysis of 2014 HINTS Survey, Health Communication. 2016. DOI: 10.1080/10410236.2015.1110867

10. Brasil. Decreto-Lei n° 2.848, de 7 de dezembro de 1940. Código Penal. [Internet].1940. [acesso em 04 ago 2021] Disponível em: http://www.planalto.gov.br/ccivil_03/decreto-lei/del2848.htm
11. Brasil. Lei n° 13.185, de 6 de novembro de 2015. Institui o Programa de Combate à Intimidação Sistemática (Bullying). [Internet].2025. [acesso em 04 ago 2021] Disponível em: http://www.planalto.gov.br/ccivil_03/_ato2015-2018/2015/lei/l13185.htm
12. Freckelton I. Internet Disruptions in the Doctor – Patient Relationship Ship. Medical Law Review. 2017; 0:0, 1-24. doi:10.1093/medlaw/fwaa008
13. Mota LRA, Ferreira CCG, Neto HAAC, Falbo AR, Lorena SB. Is doctor- patient relationship influenced by health online information? Rev Assoc Med Bras. 2018: 64 (8): 692-699. http://dx.doi.org/10.1590/1806-9282.64.08.692.

22

A relação dos indivíduos com o WhatsApp (inúmeras mensagens diárias, memes, *emojis*, correntes religiosas, telefone, chamada de vídeo etc.). Como lidar com esse aplicativo?

Suêrda Maria Paiva de Sousa
Flávia Melo Campos Leite Guimarães

As novas tecnologias, como computador, telefone celular e outras, ocupam um papel fundamental na vida das pessoas resultando em uma mudança significativa nos costumes, hábitos, comportamentos e relacionamentos. Consequentemente surge a necessidade de análise da dimensão das vantagens e prejuízos na vida dos indivíduos em geral. A influência dos mecanismos de comunicação em tecnologia se reflete no modo como nos comunicamos e buscamos relacionamentos com os outros, o que cada vez mais está embutido na forma que resolvemos e viabilizamos nossos afazeres diários, como busca de informações, compras on-line, busca de relacionamentos de amizades e afetivos.[1] Com base nisso, hoje se torna frequente o uso de aplicativos como WhatsApp para que todos esses contatos sejam efetivados.

O espaço ocupado pelas tecnologias no cenário do trabalho, família e demais relações sociais deflagrou o interesse da comunidade científica em estudar os possíveis efeitos, não apenas os positivos, como também os negativos que as tecnologias podem acarretar.[2] O uso abusivo e até mesmo a dependência da tecnologia, é um aspecto a ser considerado quando o indivíduo não consegue delimitar o uso das necessidades cotidianas do uso excessivo, que gera impacto negativo nas principais áreas da vida, isso envolve relacionamentos interpessoais, desempenho nos estudos, saúde física e mental.

O uso do aplicativo WhatsApp[3] de mensagens instantâneas revolucionou o modelo de comunicação nos ambientes sociais, acadêmicos e profissionais, pois além de ser uma ferramenta que permite uma comunicação mais funcional, o aplicativo se tornou um modelo imperativo no contexto social atual. O aplicativo nos oferece uma dimensão em que os processos de pensar e se comportar são modelados pelas necessidades demandadas de forma instantânea, que orienta um comportamento que exige respostas rápidas, em um ciclo tão veloz que exige dos usuários um comportamento "líquido" que estabelece um padrão de comunicação em ritmo efêmero, onde as relações se estabelecem e se desintegram em um universo digital.[4]

Para Bauman,[4] na sociedade pós-moderna os aparelhos tecnológicos e a necessidade de estarmos conectados boa parte do nosso tempo ajuda a dinamizar os problemas cotidianos em algo que nos dê prazer. Com isso, afirma que os valores da sociedade ocidental fazem parte de algo líquido, que não é da ordem da solidez, onde a incerteza constante e a falta de compreensão da subjetividade do próximo fazem parte desse cenário.

É de suma relevância o entendimento do papel da tecnologia na vida das pessoas, uma vez, que na maioria dos casos de dependência de tecnologia, é possível identificar a presença de comorbidades psiquiátricas (ansiedade, depressão, pânico, entre outros), conforme nos apresenta a 5ª edição do Manual Diagnóstico e Estatístico de Transtornos Mentais (DSM-V, 2014).[5]

Dentro dessa perspectiva podemos destacar um conjunto de características de comportamento contemporâneo definido como Nomofobia[6] que são os sintomas de angústia, ansiedade, nervosismo, entre outros, quando o dependente patológico de tecnologias se vê incapacitado de acessá-las.

Com isso vemos sujeitos descreverem, que, quando trocam a foto do perfil ou postam fotos no status do WhatsApp[3] e não há a ocorrência de comentários ou elogios, sentem-se angustiados pela espera do *feedback* das pessoas a respeito do material postado, além de relatos de indivíduos que participam de grupos no WhatsApp[3] no trabalho, família e amigos e descrevem sentimentos de baixa autoestima, percepção de uma vida pouco interessante e rejeição, quando percebem que outros participantes do mesmo grupo, recebem mais elogios e respostas dos demais integrantes do grupo, a respeito dos vídeos, "emojis", "memes" e comentários postados.

Falar ao telefone nos dias de hoje como há uma década, é penoso demais para a instantaneidade exigida pelos novos humanos,[7] pois para tal, é necessário aguardar atender, falar e ouvir, comportamento esse um pouco distante das necessidades impostas pela velocidade da informação.

E nesse cenário o WhatsApp só cresce, está pavimentando o caminho para se tornar um super-app.[8] Em 2018, abriu sua aplicação para conta comercial, criando o WhatsApp Business, onde empresas podem utilizá-lo como canal de comunicação com seus clientes e em maio de 2021 lançou o WhatsApp Payments,[9] que permite ao usuário transferir valores pelas conversas que mantém com seus contatos.

A pesquisa realizada pela Panorama Mobile Time/Opinion Box em Janeiro de 2020, nos mostra que o WhatsApp está instalado em 99% dos smartphones dos brasileiros e 93% usam o aplicativo todo o dia.

Não podemos deixar de abordar a tecnologia na pandemia, quando em 2020, o mundo foi marcado com o surgimento do Coronavírus, um vírus

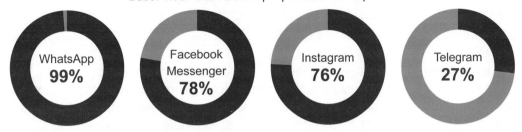

A popularidade dos principais mensageiros
(% da base de smartphones que tem cada app instalado)
Base: 1.987 internautas que possuem smartphone

A frequência de uso de cada mensageiro

Pergunta: pensando nos últimos meses, com que frequência você abre o WhatsApp/Facebook Messenger/Instagram/Telegram para ler ou enviar mensagens?

Bases: 1.958 internautas que têm o WhatsApp instalado; 1.543 internautas que têm o Facebook Messenger instalado; 1501 internautas que têm o Instagram instalado; e 529 internautas que têm o Telegram instalado

	Todo dia	Quase todo dia	Algumas vezes por semana	Algumas vezes por mês	Quase nunca	Nunca
WhatsApp	93%	5%	1,5%	0,5%	0%	0%
Facebook Messenger	37%	22%	20%	10%	10%	1%
Instagram	64%	18%	11%	4%	3%	0%
Telegram	29%	24%	21%	10%	13%	3%

infeccioso que rapidamente alcançou uma escala global sendo considerado pela Organização Mundial da Saúde (OMS)[10] como uma pandemia. A doença provocada pelo novo Coronavírus, ficou conhecida mundialmente por "COVID-19" e trouxe inúmeras complicações de ordem clínica para a população, levando, em muitos casos, a sérios agravantes e inclusive à morte.[11] Em 11 de junho de 2021, o Brasil registrava 17.301.220 casos confirmados e 484.350 mortes[12] (Fonte: Consórcio de veículos de imprensa a partir de dados das secretarias estaduais de saúde).

Com a finalidade de reduzir a transmissão, muitos países adotaram medidas de isolamento de casos suspeitos, fechamento de instituições de ensino, distanciamento social, *lockdowns*, assim como a quarentena de suas populações.[11]

Essa crise de saúde pública, sem precedentes, traz à população preocupações quanto à saúde física e emocional e nesse cenário a tecnologia veio como uma ferramenta para minimizar o isolamento e diminuir o sofrimento gerado pelo distanciamento social entre os indivíduos, porém trouxe outro agravante o crescente número de casos de depressão e ansiedade no Brasil.

Segundo uma pesquisa da Universidade do Estado do Rio de Janeiro (UERJ)[13] os casos de depressão praticamente dobraram e os de ansiedade tiveram um aumento significativo durante a pandemia, contrapondo dados da Organização Mundial de Saúde (OMS)[10] de antes da pandemia (5,8% da população sofre com a depressão e 9,3% com distúrbios relacionados à ansiedade).

Entretanto, a tecnologia não deve ser vista como prejudicial, podemos experienciar os benefícios que ela tem a nos oferecer, como o do uso do aplicativo WhatsApp que aproxima os indivíduos que estão obrigados a se manterem isolados, proporcionando-lhes chamadas de vídeo, mensagens de texto, conectando essas pessoas ao mundo, aplacando assim a angústia e solidão geradas pelo distanciamento, assim como facilitando as suas vidas com serviços oferecidos via aplicativo, que vai desde compras on-line a atendimento psicológico via remoto.

O importante é procurarmos manter uma relação saudável e comedida com todos esses aparatos tecnológicos no cotidiano, procurando evitar as consequências nocivas e usufruindo com sabedoria de tudo de bom que nos proporcionam, o entendimento correto dos comportamentos, atitudes e consequências do uso e abuso das novas tecnologias é que vai nos dar os parâmetros para desenvolver bons hábitos no cotidiano. Podemos usar os benefícios das novas tecnologias sem que elas nos tragam prejuízos ou interfiram indevidamente em nossa vida pessoal e social.[14]

Sendo assim, utilizemos o WhatsApp com sabedoria, sabendo usufruir de todas as funcionalidades que esse aplicativo tem a nos oferecer.

A seguir apresentamos um exemplo prático para ilustrar o exposto neste capítulo.

Mulher, cinquenta e dois anos, uma filha, solteira, segundo grau, diagnosticada com transtorno depressivo maior (TDM),[5] transtorno de ansiedade (TAG)[5] com sintomas de ansiedade, angústia, tristeza, apatia, baixa autoestima, isolamento e uso patológico da tecnologia (WhatsApp). No momento está desempregada. Tem familiar com transtorno psiquiátrico (TDM) que é sua avó paterna. Paciente começou a apresentar os sintomas aos trinta e cinco anos. Não fez tratamento nesse período. Os sintomas se intensificaram em decorrência das dificuldades na interação social e perda do emprego.

Os instrumentos utilizados pela psicóloga para avaliar a depressão foram: MINI:Entrevista Diagnóstica Neuropsiquiátrica Estruturada DSM,[15] IAT – Internet Addiction,[16] HAM-D- Hamilton Depression,[17] HAM-A, Hamilton Anxiety Scale,[18] GCI-S – Global Clinical Impression: gravidade da doença,[19] Brief Version-Quality of Life (WHOQOL): qualidade de vida.[20]

A paciente preenche os critérios descritos acima. Ela substitui os relacionamentos reais pelos virtuais, comprometendo sua interação social e familiar. O agravamento dos sintomas do TDM, em decorrência da perda de emprego e dificuldade na interação social desencadearam a dependência patológica (WhatsApp) como uma tentativa de aliviar e diminuir os sintomas do transtorno.

O tratamento consistiu no uso de medicamento (carbamazepina) e sessões de terapia cognitivo-comportamental (TCC)[21] visando a redução dos sintomas e consequentemente da dependência da tecnologia, mostrando ser eficaz para a redução dos mesmos e para o restabelecimento o uso normal da tecnologia.

Posso dizer que a tecnologia (WhatsApp) foi o veículo de comunicação entre ela e as pessoas, comprometendo sua interação nas situações do dia a dia. Usava a tecnologia (WhatsApp) como um recurso para lidar com os sintomas no seu cotidiano fazendo da mesma um suporte psicológico para resgatar sua autoestima.

Resultados

Os instrumentos no início do tratamento apresentaram os seguintes resultados: I AT:69, HAM-D:25, HAM-A:32 e CGI-S:6 e WHOQOL:69.

A paciente no início do tratamento apresentou sintomas de ansiedade, angústia, tristeza, apatia, baixa autoestima, isolamento e uso patológico da tecnologia (WhatsApp). Observamos que no decorrer do mesmo ela obteve melhoras, entre elas, autoestima, interesse pelo trabalho, nas relações afetivas. Também ocorreu uma diminuição do uso da tecnologia no seu dia a dia. Paciente descrevia sua relação com a tecnologia como sendo um comportamento disfuncional em sua vida.

Foi feito um *follow-up* após as oito sessões de TCC onde as escalas foram reaplicadas após o tratamento médico e psicológico. Os resultados do *follow-up* foram: IAT:55, HAM-D:16, HAM-A:26,CGI-S:1 e WHOQOL:91.

Verificamos que a paciente reduziu os sintomas, conseguiu um trabalho na sua profissão (chefe de cozinha), o relacionamento com as pessoas está melhor, entre elas, sua filha que mora com ela, mas só se falavam pelo WhatsApp. "Isso mudou, estamos conversando sem ser pelo celular". Com relação à medicação mantém o uso da carbamazepina.

O uso da tecnologia pela paciente, atualmente, passou a ser normal. "Estou falando com as pessoas ao invés de mandar mensagens pelo WhatsApp." Posso dizer que a melhora da autoestima da paciente a deixou mais segura e confiante para resolver os problemas no seu cotidiano.

Devido à falta de instrumentos de avaliação validados para a realização de pesquisas na área da Dependência Digital, o Laboratório Delete – Detox Digital e Uso Consciente de tecnologias[22] do Instituto de Psiquiatria IPUB) da Universidade Federal do Rio de Janeiro (UFRJ) construiu, entre outras, uma escala validada para avaliar a dependência do aplicativo WhatsApp que pode ser usada por todos os interessados bastando citar a fonte.[23]

Escala validada para avaliar a dependência do WhatsApp (EDWA)

Anna Lucia Spear King, Mariana Spear King Lins de Pádua, Eduardo Guedes, Flávia Leite Guimarães, Lucio Lage Gonçalves, Hugo Kegler dos Santos, Douglas Rodrigues, Antonio Egidio Nardi

Data:__/__/____   Idade:_____

Nome voluntário: _____

Sexo: F ( )   M ( )
Trabalha: Sim ( )   Não ( )

Desempregado: Sim ( )   Não ( )

Grau de instrução: ( ) Médio   ( ) Superior   ( ) Especialização
                        ( ) Mestrado   ( ) Doutorado

Assinatura do voluntário: _____

E-mail: _____

Tels.: _____

Entrevistador: _____

O teste é uma escala com 16 perguntas que medem os níveis leve, moderado e grave de dependência do WhatsApp.

Insira ao lado da questão o valor correspondente à resposta. Sendo:
  (0) Nunca/raramente
  (1) Frequentemente
  (2) Sempre

Questões

1. Com que frequência você usa o WhatsApp ao longo do seu dia?
2. Com que frequência você sente necessidade de acessar o WhatsApp?
3. Com que frequência quando sai do WhatsApp costuma logo em seguida voltar a acessar?
4. Com que frequência você sente algum tipo de desconforto físico, como aperto no peito, bolo na garganta, palpitação, falta de ar ou tontura quando percebe que está sem o acesso ao WhatsApp?
5. Com que frequência você tem medo de ficar sem acesso ao WhatsApp?
6. Com que frequência você se sente rejeitado quando percebe que alguém leu e não respondeu de imediato às suas mensagens no WhatsApp?
7. Com que frequência você costuma usar o WhatsApp para evitar a sensação de estar só?
8. Com que frequência você sente nervosismo quando percebe que está sem acesso ao WhatsApp?
9. Com que frequência você consulta o WhatsApp no seu dispositivo mesmo quando está com amigos ou com o seu par?
10. Com que frequência você quando vai a um bar ou restaurante permanece regularmente olhando ou enviando fotos ou mensagens pelo WhatsApp?
11. Com que frequência você consulta o WhatsApp mesmo quando está com a família?
12. Com que frequência você participa de grupos no WhatsApp com pessoas que você não conhece na sua vida real?
13. Com que frequência você envia fotos no WhatsApp mostrando uma realidade diferente da sua vida real?
14. Com que frequência você se sente deprimido quando vê no WhatsApp que os seus amigos têm uma vida mais interessante do que a sua?
15. Com que frequência você no WhatsApp tem a sensação de estar acompanhado?
16. Com que frequência você costuma checar se alguma pessoa está on-line por meio do WhatsApp?

Resultados

Depois de ter respondido a todas as questões, some os números que selecionou para cada resposta para obter uma pontuação final. Quanto mais alta for a pontuação, maior é o nível de dependência do WhatsApp e os problemas relacionados.

A seguir, os valores referentes aos pontos obtidos na sua pontuação:

Até 2 pontos: você é um utilizador sem sinais de uso abusivo do WhatsApp e com total controle sobre a sua utilização.

3 a 12 pontos: leve. Você apresenta sinais de uma possível dependência do WhatsApp em nível leve. Começa a ter problemas ocasionais devido ao início do uso excessivo do WhatsApp em certas situações. Pode vir a apresentar impactos futuros na sua vida pessoal, social, familiar, profissional ou acadêmica por ficar utilizando o WhatsApp com maior frequência do que o recomendado. Fique atento para que o uso abusivo do WhatsApp não traga prejuízos para a sua qualidade de vida.

13 a 22 pontos: moderado. Você apresenta sinais de uma possível dependência do WhatsApp em nível moderado. Começa a ter problemas frequentes devido ao uso excessivo do WhatsApp em certas situações. Deve considerar os impactos na sua vida pessoal, social, familiar, profissional ou acadêmica por ficar utilizando o WhatsApp com maior intensidade do que o recomendado. Deve aprender a lidar com o WhatsApp de modo mais consciente.

23 a 32 pontos: grave. A utilização do WhatsApp está causando problemas significativos na sua vida pessoal, social, familiar, profissional ou acadêmica em nível grave. Deve avaliar as consequências desses impactos que podem estar causando prejuízos físicos e emocionais nas diversas áreas, comprometendo de modo significativo a sua qualidade de vida. Recomendamos procurar uma orientação por meio de ajuda profissional em centros especializados.

Referências

1. Guedes E, Nardi AE, Guimarães FMCL, Machado S, Spear King AL. Social networking, a new on-line addiction: a review of Facebook and other addiction disorders. Medical Express 2016, 3 (1): M 160101. DOI: 10.5935/MedicalExpress.2016.01.01.
2. Guedes E, Sancassiani F, Carta MG, Campos C, Machado S, Spear King AL, Nardi AE. Internet Addiction and Excessive Social Networks Use: What About Facebook? Clinical Practice & Epidemiology in Mental Health, 2016,12,43-48. DOI: 10.2174/1745017901612010043.

3. Wikipedia, thefreeencyclopediaWhatsApp. Disponível em https://pt.wikipedia.org/wiki/WhatsApp consulta em 23/06/2021.
4. Bauman Z. Modernidade Líquida. Rio de Janeiro: Jorge Zahar, 2001.
5. Associação Americana de Psiquiatria DSM-V-TR. Manual Diagnóstico e Estatístico de Transtornos Mentais. 5a edição, Artes Médicas, Porto Alegre, 2014.
6. King ALS, Valença AM, Silva AC, Sancassiani F, Machado S, Nardi AE. "Nomophobia": Impact of Cell Phone Use Interfering with Symptoms and Emotions of Individuals with Panic Disorder Compared with a Control Group Clinical Practice & Epidemiology in Mental Health, 2014, 10, 28-35. DOI: 10.2174/1745017901410010028.
7. Gonçalves LL. Dependência Digital: tecnologias transformando pessoas, relacionamentos e organizações. Barra Livros, RJ, 2017.
8. Panorama Mobile Time/Opinion Box – Mensageria no Brasil.
9. WhatsApp Site Oficial. https://www.whatsapp.com/
10. Organização Mundial da Saúde (OMS): https://www.who.int/es/emergencies/diseases/novel-coronavirus-2019
11. Schmidt B, Crepaldi MA, Bolze DAS, Neiva-Silva L, Demenech LM. Mental health and psychological interventions during the new coronavirus pandemic (COVID-19). Scielo Brasil 2020. DOI: 10.1590/1982-0275202037e200063.
12. Consórcio de Veículos de Imprensa (CVI): G1, O Globo, Extra, O Estado de São Paulo, Folha de São Paulo, UOL e Secretarias Estaduais de Saúde.
13. Universidade Estadual do Rio de Janeiro – UERJ https://www.uerj.br/noticia/11028/
14. King ALS, Nardi AE, Cardoso A. Nomofobia - Dependência do Computador, Internet, Redes Sociais? Dependência do Telefone Celular? O Impacto das Novas Tecnologias no Cotidiano dos Indivíduos. Rio de Janeiro: Atheneu, 2015.
15. Lecrubier Y, Sheehan D, Weiller E, Amorim P, Bonora I, Sheehan K, Janavs J, Dunbar G. The Mini International Neuropsychiatric Interview (M.I.N.I.), a short diagnostic interview: Reliability and validity according to the CIDI. European Psychiatry, 1997;12:232-241.
16. Internet Addiction Test (IAT) Desenvolvido por Dr. Kimberly Young.
17. Hamilton M (1960). A Rating Scale for Depression. Journal of Neurology, Neurosurgery & Psychiatry, 23, 56-62).
18. Hamilton M. The Assessment of Anxiety States by Rating. British Journal of Medicalogy 32:50-55, 1959.
19. Spearing MK, Post RM, Leverich GS, Brandt D, Nolen W: Modification of the clinical global Impression scale for use in bipolar illness (BP): the CGI-BP. Psychiatry Research. 1997, 73: 159-171. 10.10 16/S0165-1781(97)00123-6.
20. WHOQOL (1998). Versão Breve – Qualidade de Vida – Programa de Saúde Mental da Organização Mundial de Saúde Genebra – Grupo WHOQOL – Versão em português dos Instrumentos de Avaliação de Qualidade de Vida
21. TCC: K S Young CBT-IA: the first treatment model for Internet addiction. Journal of Cognitive Psychotherapy, 2011.
22. PROPSAM – Programa de Pós-graduação em Psiquiatria e Saúde Mental do Instituto de Psiquiatria da Universidade Federal do Rio de Janeiro. Disponível em URL: https://propsam.ipub.ufrj.br/. Acesso em 07/7/2021.
23. King ALS, Nardi AE, Guedes E, Pádua MSKL (Organizadores). Livro de Escalas Delete – Detox Digital e Uso Consciente de Tecnologi@s. Editora Barra Livros, Rio de Janeiro, 2020.

Infância, adolescência, educação e a relação com as tecnologias digitais 23

Edla Zim

A Descoberta

O bem mais precioso que temos como pais ou responsáveis são nossos filhos, e quando correm riscos, protegê-los é quase instintivo, não importa os perigos que surjam durante a batalha. Foi exatamente nesse cenário de preocupações e angústias que nos deparamos com a dependência tecnológica em nosso lar. O processo torna-se ainda mais penoso quando começamos a supor que somos os únicos culpados. A ajuda terapêutica nos abriu caminho para tentar entender o cenário e ainda nos aprofundar nesse fenômeno da era digital. Foi preciso entender o contexto e a nova estrutura cultural, em uma onda impossível de segurar que se aproximava e afetava todos nós. Era hora de surfar a onda, literalmente.

Com pais nascidos das gerações *baby boomers,* também conhecidos como "fazedores de filhos" (nascidos entre 1946 e 1964) e filhos da geração *millennials* (nascidos entre 1981 e 1994) ou geração Y como também é classificada (nascidos entre 1990 e 1995 quando foi implantada a internet no Brasil) vimos nossa casa transformar-se em um laboratório. Nossas experiências iniciaram em 1990, cuja tendência cultural de proteção dos filhos tornava-se mais evidente, diferentemente de meus avós, que tiveram mais de dez filhos, e que a luta pela subsistência era o fator de maior preocupação na família. As evidências da dependência tecnológica de nosso filho durante sua adolescência aumentavam, na mesma proporção que aumentava nossa preocupação com os impactos em sua saúde física e psicológica. Durante essa fase, o impacto e prejuízos sociais eram pouco caracterizados. Focada e imersa no raro material que encontrava, busquei na interação com outras mães, na psicologia e na própria internet, profissionais que pudessem me ajudar. Eu precisava entender o processo de transformação em duas situações que me achava diretamente responsável: a primeira, na educação de meus filhos e a segunda e não menos importante, na análise comportamental dos jovens com quem trabalhava no programa de capacitação de uma empresa multinacional. Hoje, dedico-me à literatura infantojuvenil em escolas de ensino infantil e fundamental, talvez inspirada pelo contexto vivido e para contribuir de forma mais ativa na redução do uso de eletrônicos durante a leitura. Contudo, não podemos ver a escola[1] apenas como instituição formal, responsável pela educação de jovens e crianças, é preciso pensá-la, como local de trocas simbólicas e educativas articuladas com o imaginário social, encaminhando para novas formas de organizacionalidade. Diante dos processos de inovação pelos quais passam todos os segmentos da sociedade, é de se esperar que a escola, também, esteja preparada para atuar nesse cenário de transformações. Isso ficou ainda mais evidente com o desafio enfrentado, agora, nos anos de 2020 e 2021, com a necessidade das aulas remotas devido à pandemia do novo coronavírus. Foi o momento de unir o conhecimento cotidiano, o conhecimento científico e as novas tecnologias da educação. O educador reinventou-se, transformou-se em um facilitador da aprendizagem, mediou conhecimento e informações por meio da tecnologia e inovação trazidas para a área da educação.

Vantagens e riscos educacionais

Na área da educação, a tecnologia[1] não resume-se apenas à implementação dos aparelhos tecnológicos e sim uma verdadeira revolução dos modos de circulação e produção do saber. Dentro desse processo e acesso do saber coletivo, advindo da internet, foi possível acompanhar a mudança na estima dos alunos, uma vez que se viram em condições de igualdade de acesso ao conhecimento. Percebendo que é capaz de lidar com a tecnologia, de aprender e, ainda, de construir conhecimento, a criança aumenta a autoestima e sua expectativa a partir da valorização. A internet nesse parâmetro, se mostrou e se mostra uma grande aliada nos resultados escolares. Vale ressaltar, entretanto, que a Sociedade Brasileira de Pediatria[2] não recomenda que crianças com menos de dois anos de idade sejam expostas ao uso das telas desses dispositivos como entretenimento, de dois a cinco anos, no máximo uma hora e maiores de cinco podendo utilizar até duas horas diariamente, sempre com a supervisão de um adulto. O grande problema de acreditar que a criança de cinco anos utilizará apenas o tempo recomendado possa ser real. Se não tiver alguém com essa criança, é evidente que o tempo se prolongará acima do que é recomendado. A criança dificilmente discerne sobre o tempo, ela quer mais.

Em muitos aspectos, essas telas[3] vão enriquecer a infância: eles vão assistir a vídeos, jogar, interagir com pessoas de maneiras que seus ancestrais consideravam coisa de ficção científica. Mas há uma boa chance de que o privem de sua infância. As interações sociais são diluídas, há mais espaço para transmitir a informação mais "mastigada" e menos ensejo para a imaginação e a exploração. O tempo que as crianças passam com telas na infância, influenciará como vão interagir com o mundo pelo resto da vida. Os tablets, por exemplo, facilitam bastante o trabalho dos pais. Constituem uma fonte de entretenimento e distração que se renova a todo instante e são verdadeiros fenômenos para pais cansados. Para a família que vem tentando mediar essa situação, é importante falar que é tudo muito incipiente,[4] e não podemos dizer ao certo onde esse comportamento poderá nos levar no futuro próximo. Mas uma coisa é certa: as crianças estão muito mais vulneráveis e susceptíveis que os adultos a desenvolverem dependência de certos padrões de comportamento, uma vez que seus caminhos neurais e cognitivos estão em formação. O Brasil, já ocupou o ranking no maior tempo gasto a partir das conexões domésticas. O que isso implica para as famílias brasileiras? A saúde física e mental vem sendo prejudicada por meio de uma série de sintomas apresentados diante do uso abusivo dos dispositivos eletrônicos. Segundo pesquisas, em apenas oito minutos nas redes sociais ou no uso dos videogames, o cérebro recebe dopamina e a sensação se torna cada vez melhor e mais viciante. Pesquisadores constataram, no entanto, que após duas semanas de uso das redes sociais aumenta de forma expressiva o nível de infelicidade.

O perigo na palma da mão

Os smartphones[4] alteraram completamente nossas vidas. O uso desses aparelhos é tão cheio de possibilidades, que de uma hora para outra, simplesmente caímos para dentro e morar dentro dele, às vezes, é tentador. A gente se perde no tempo e aí mora o perigo: nosso tempo é finito. O que eu vivi com meus jovens, ao longo desses 20 anos, poderia dividir facilmente em jovens A/C e D/C ou seja, antes e depois do celular.

Existe uma predominância desses aparelhos entre adolescentes que os ajuda a manterem-se interconectados mesmo à distância por meio de mensagens, fotos engraçadas com os filtros preferidos e contando constantemente o que estão fazendo, mas isso pode causar efeitos em vários aspectos da vida. Os centennials[5] parecem felizes na superfície, mas no fundo, a realidade não é tão divertida. O que estamos presenciando é uma grave crise juvenil de saúde mental, tanto que o novo termo FOMO (*fear of missing out*) ou seja, medo de estar perdendo alguma coisa importante, mostra o quão perigoso pode ser, pelo fato de frequentemente se sentirem excluídos. Como pais e responsáveis não podemos assentir que nossas crianças e adolescentes cresçam condicionando seu estado de ânimo, sua felicidade ao número de seguidores, de curtidas nas redes sociais e aprovações de seus amigos virtuais, especialmente as meninas, no que refere-se ao padrão de beleza. Devemos considerar que no passado éramos influenciados por pessoas próximas de nós e creditar essa aprovação tão severa aos amigos virtuais e *influencers* (influenciadores digitais) é muito perigoso. Fadi Haddad,[5] psiquiatra no Bellevue Hospital, em Nova Iorque, relatou o seguinte à revista Time: "Toda semana alguma garota chega ao nosso pronto-socorro após ser prejudicada por algum boato ou ter um incidente nas mídias sociais.

Quase sempre essas meninas se cortam de propósito. Continuou ainda dizendo que uma mãe descobriu que sua filha se automutilava, tinha dezessete contas no Facebook, então encerrou prontamente. "Mas que isso adianta?" questionou Haddad. "A garota pode abrir mais dezoito".

O Transtorno Dismórfico Corporal[2] é um distúrbio da mente em que a pessoa costuma ter visões distorcidas da realidade relativas ao próprio corpo. Muitas vezes a pessoa que sofre desse mal entra em um conflito pois não vê seu corpo da forma que realmente é (p. ex., a pessoa é magra e se vê gorda), e essa cobrança torna-se ainda maior com a exigência dos padrões atuais de beleza. Os filtros cada vez mais utilizados, especialmente, pelas meninas jovens ou mulheres são exemplos dessa fuga da realidade.

Jean M. Twenge[5] afirma em seu livro que os *centennials* estão deixando de sair com seus amigos e que uma hora a menos sem esse convívio representa prejuízos para formar habilidades sociais, administrar relacionamentos e estar em contato com as próprias emoções. Conclui por meio de pesquisas apresentadas que os *centennials* estão menos sociais que os *millennials*, o pessoal da geração X e os *boomers*. A tendência, portanto, é que essa interação diminua ainda mais com a geração i ou geração *iGen* (de internet, iPhone, iPad, nascidos entre 1995 e 2007). Após análise de seu gráfico sobre risco relativo de ser infeliz, do seu livro *iGen*, a autora Jean M. Twenge[5] aconselha os adolescentes e jovens deixarem o celular de lado, afastando-se das telas para interagirem mais socialmente e serem mais felizes a partir desses momentos.

O papel da família

Hara Estrof Marano[5] em seu livro A Nation of Wimps, Psychology Today (Uma nação de chorões, psicologia hoje), argumenta que o excesso de proteção e cuidado parental torna as crianças vulneráveis porque elas não aprendem a resolver problemas sozinhas. "Vejam bem o estrago causado por essa infância toda controlada, sem joelhos ralados e a ocasional nota vermelha em história"! escreve ela. "As crianças precisam aprender que, às vezes, é preciso se sentir mal. O ser humano aprende por meio da experiência, especialmente por meio de experiências ruins". Geralmente as pessoas superam medos confrontando-os e não se escondendo deles. Um exemplo é a vigilância facilitada por meio dos aplicativos rastreadores nos telefones. Com eles, sabemos onde nossos filhos estão. No papel de pais vejo que muitas vezes facilitamos as coisas e acabamos criando um mundo de muita diversão e pouca responsabilidade.

No trabalho com os adolescentes percebi que à medida que ficavam mais ligados na internet e nas redes sociais ficavam menos interessados pelos estudos e pela primeira experiência no trabalho. O número de jovens à procura de vagas e em entrevistas diminuía cada vez mais e o que se via, muitas vezes, eram jovens apoiados e motivados muito mais pelos pais. Temos uma tendência a evitar que nossos filhos saiam da zona de conforto, tentando, às vezes, conquistar as coisas por eles. Com pais prestativos na direção, por exemplo, os jovens seguem menos propensos a saírem sozinhos e mais seguros com suas caronas. Estão cada vez menos interessados em dirigir. Para gerações anteriores, habilitação era sinônimo de conquista. Aqui paira uma dúvida que divido com vocês: os pais acreditam que os filhos ainda não estão preparados para lidar com tamanha responsabilidade ou o filho percebe a vantagem de permanecer sob a responsabilidade dos pais? Em meu trabalho vejo estampada a preocupação dos pais com relação ao amadurecimento de seus filhos. Na escola, os relatos de professores com quem costumo trabalhar refere-se também a falta de compromisso inclusive na entrega das atividades. A grande preocupação dos pais e professores nesse momento que editamos este livro é a nova onda de regressão que se espalha por meio de canais do YouTube onde alguns jovens se expõem na internet usando a idade que escolhem regredir, independentemente de sua idade cronológica, fazendo uso de acessórios como chupetas e fraldas.

Na teoria, o objetivo das redes sociais é a conexão, onde os jovens sentem-se cercados de amigos e menos sozinhos, mas na prática sabemos que isso não acontece. O *bullying* sempre foi um fator de risco iminente para suicídio na adolescência e o *cyberbullying*, que nada mais é do que a intimidação por meio de um dispositivo eletrônico é ainda pior e por isso, deve ser considerada. Hoje, os intimidadores se encontram a quilômetros de distância encobertos por perfis e usuários falsos. Mesmo que a intimidação não induza ao suicídio, ela gera infelicidade e depressão. Toda a vida dos adolescentes está concentrada on-line e essa exposição torna-os susceptíveis ao *cyberbullying*. A rejeição traz consequências nefastas para as pessoas, aumentando-lhes a agressividade e tirando-lhes as esperanças. Naturalmente, há muitas causas que levam a depressão e ao suicídio e tecnologia em excesso evidentemente não é a única.

Esse movimento nos tem mostrado como os smartphones mais perto das crianças e adolescentes torna-se tão tentador. Durante as atividades com alunos do 6º e 7º ano, no início do ano letivo, na modalidade híbrida, percebi que aqueles que estavam com o celular ao alcance dos olhos possuíam mais dificuldade de concentração do que os jovens que optaram em guardar o celular. Já, minha percepção entre os alunos do 6º ao 9º ano foi no enfraquecimento na tomada de decisões, embora nas questões tecnológicas estejam muito à frente de seus professores. Alguns adolescentes se mostram resistentes e desconcentrados em atividades que exijam dedicação à pesquisa. Relatam inclusive falta de concentração por conta da leitura que muitas vezes é feita em formato de escâner. Segundo eles, não se aprofundam na leitura porque na forma digital, são muitas informações para serem escolhidas, situação complicada para uma geração que tem muita pressa.

Um estudo de 2016, da Dscout[4] concluiu que, entre toques, cliques e dígitos, o número médio de vezes que interagimos com o celular chega a 2.617 vezes ao dia. A mesma pesquisa afirma que usuários mais obsessivos chegam a realizar 5.427 interações por dia e convenhamos, é muita coisa. A Common Sense Media, uma ONG focada em ajudar crianças, pais, professores e legisladores a fazer bom uso da mídia e tecnologia, fez uma enquete com 1.240 entrevistados e o resultado foi que 50% dos adolescentes se achavam viciados em seus celulares. Para o pesquisador Samuel Veissiere, da Universidade McGill, no Canadá, o vício não é tecnológico, mas social. O ser humano é viciado em interação social, a conexão é apenas a forma de atingir nosso desejo.

Caso prático

Enquanto escrevo este capítulo, acabo de assistir um relato desolado de uma mãe, cujo filho adolescente cometeu suicídio após receber inúmeros comentários ofensivos por conta de um vídeo que postou na rede social muito utilizada hoje, entre os jovens. A mãe pede vigília e que os pais fiquem alertas com os filhos, pois segundo ela "a internet está doente". Se a internet está doente, como afirma essa mãe, temos que empreender tempo dialogando e fortalecendo nossos jovens para os desafios diários. Cuidar da mente é essencial para a conquista dessa vida saudável e desde cedo já devemos focar nessas questões fortalecendo a empatia, o conceito de felicidade e o autoconhecimento.

A vigília e o diálogo nos ajudaram muito na identificação e na recuperação da dependência de nosso filho aos 21 anos (hoje ele tem 30, mas a crise foi aos 21). Temos que aprender a distinguir o que é uso abusivo, frequente e ocasional, para buscar ajuda dos especialistas, caso seja necessário. No caso de nosso filho conseguimos identificar e acompanhar alguns problemas de saúde e de comportamento como: olho seco, dores na coluna cervical, dores nas articulações, especialmente em seu caso, portador de nanismo acondroplásico, obesidade, náuseas digitais, alteração do apetite e especialmente do sono. O sono e a saúde mental me preocupavam ainda mais. Tinha apreensão que sua dependência pudesse ser por conta da deficiência e sua apatia por conta das noites mal dormidas. Percebia que quanto mais tempo ele ficava no celular, no videogame e na TV, mais problemas com insônia ocorriam. A falta de sono pode ter consequências graves, principalmente a perda cognitiva, suscetibilidade a doenças, além da depressão e ansiedade. Já não bastassem os problemas de saúde, surgiam ainda os problemas relacionados ao comportamento, já bastante alterados.

A relação entre nós ficou conflituosa e muitas discussões se seguiam na esperança de vê-lo longe das telas. Por fim, durante um período, ninguém dormia sem antes discutir ou jogar uma última partida. Durante esses 3 anos, debruçada sobre os livros, escutando depoimentos e vivendo meu dia a dia com crianças, jovens e adolescentes, percebo que cada vez mais a dependência se caracteriza entre nós, inclusive entre os adultos. Não existe mais idade e classe social, estamos todos no mesmo barco e devemos manter o controle quanto a frequência e intensidade do uso.

Em abril de 2019, e se tratando de um assunto extremamente importante para a família, decidimos viajar para São Paulo: eu e meu filho. Lá, participamos do seminário sobre Dependência Tecnológica – da Diversão ao Adoecimento, promovido pelo Grupo de Dependência Tecnológica do Programa Integrado dos Transtornos do Impulso (PRO-AMITI) do Instituto de Psiquiatria do Hospital das Clínicas da Faculdade de Medicina da Universidade de São Paulo – IPq-HCFMUSP. Algumas reflexões nos tocaram profundamente e meu filho, que estava entre os cinco mil melhores do mundo, deletou o jogo Final Fantasy Brave Exvius do seu celular quando retornou para nossa cidade. Sem o jogo, houve o retorno para a terapia e aos poucos para o convívio da família. Cada passo era conquistado.

Embora eu acredite que seu tempo continua sendo desperdiçado em frente às telas, o tempo que era destinado ao jogo, hoje destina-se para leitura e outros afazeres. Trabalha, estuda e interage diferentemente do que ocorria, há dois anos. Uma verdadeira vitória que foi festejada por todos, especialmente, pela irmã. Penso que a chave é a moderação, não necessariamente a retirada total dos dispositivos eletrônicos da vida dos jovens e adolescentes. Além da moderação, o diálogo é ainda a melhor saída para que nossos filhos estejam seguros, pois estamos tratando de algo delicado e perigoso. Sejamos exemplos e estímulo ao aprendizado e não ao vício.

Segundo pesquisa realizada[6] o uso do videogame aumenta a agressividade, a irritabilidade, estimula a violência, diminuindo também a tolerância à frustração. O resultado dessa pesquisa me faz lembrar a fala de Adam Alter quando ele cita em seu livro Irresistível[3] que "é mais fácil encontrar o equilíbrio ideal do começo do que corrigir padrões insalubres". Hoje, percebo mais do que nunca que a prevenção está em nosso ambiente. Que tenhamos isso sempre em mente: precisamos reelaborar o nosso lar, o ambiente que vivemos com nossos filhos, criando um espaço que os livre ao máximo das tentações, e para isso, temos que ter em mente que estratégias utilizar para enfrentar essa aspereza do mundo moderno.

Referências

1. Moraes HJP. A Descoberta e a Vivência do Virtual: Experiências Infantis. Florianópolis: DIOESC, 2012.
2. Fogaça I. O Vício do Século: como o celular e as redes sociais podem estar destruindo sua vida e seu futuro, sem que você perceba! 1ª ed., Tubarão: UAW, 2020.
3. Alter, Adam. Irresistível: por que você é viciado em tecnologia e como lidar com ela. 1ª ed., Rio de Janeiro: Objetiva, 2018.
4. Hermann R, Ilustrações André Dahmer. Celular, doce lar. Rio de Janeiro: Sextante, 2018.
5. Twenge JM. IGen: por que as crianças superconectadas de hoje estão crescendo menos rebeldes, mais tolerantes, menos felizes e completamente despreparadas para a idade adulta. 1a ed., São Paulo: nVersos, 2018.
6. Abreu CN, Eisenstein E, Estefenon SGB. (Orgs) Vivendo Esse Mundo Digital: Impactos na saúde, na educação e nos comportamentos sociais. Porto Alegre: Artmed, 2013.

24 Tratamento da dependência patológica digital com a terapia cognitivo-comportamental

Anna Lucia Spear King
Luisa Sabino Cunha
Suêrda Maria Paiva de Sousa

Antes de abordarmos o tratamento da dependência patológica digital com terapia cognitivo-comportamental é importante sabermos o que é a terapia cognitivo-comportamental (TCC) e como ela surgiu.

A terapia cognitiva foi fundada no início dos anos 1960, por Aaron Beck,[1] neurologista e psiquiatra norte-americano, que propôs, em um primeiro momento, um modelo cognitivo para a depressão, sendo evoluído para a compreensão e tratamento de outros transtornos.

A terapia cognitivo-comportamental (TCC)[2] é uma forma de psicoterapia que se baseia no conhecimento empírico da psicologia, é um tipo de psicoterapia que abrange métodos específicos referentes à maneira como cada pessoa vê, pensa e sente determinada situação.[2] A TCC tem como objetivo principal ensinar o indivíduo a lidar com as emoções por meio de habilidades cognitivas de pensamento e comportamentais, permitindo com que situações novas e difíceis sejam enfrentadas de maneira construtiva. Assim, crenças, cognições distorcidas, comportamentos e hábitos que estão na origem dos problemas e que levam a emoções e sintomas negativos, têm a possibilidade de serem ressignificadas de modo que as questões disfuncionais sejam entendidas sob um novo ponto de vista positivo, encontrando novas possibilidades de pensamento que possibilitam uma melhor adaptação à realidade social.

A TCC se destina ao tratamento de diferentes tipos de transtornos mentais, como a depressão, ansiedade, compulsões, fobias, traumas, dependências (álcool, drogas, tecnológica), transtornos alimentares, dentre outros.[3]

As técnicas da TCC atuam quando os pensamentos do paciente são, em sua maioria, negativos. Esses pensamentos acabam desencadeando uma série de fatores emocionais e físicos que interferem em diversos segmentos da vida do sujeito.

A maneira como interpretamos uma situação pode ter influência direta na maneira como cada indivíduo sente e se comporta diante de determinada situação. Os pacientes nomofóbicos, por exemplo, apresentam com bastante frequência pensamentos distorcidos, inclusive ênfase em pensamentos catastróficos, quando lidam com a possibilidade real ou imaginária de ficarem por um determinado período sem acesso aos seus aparelhos digitais.[4]

Diante dessas situações, a TCC é indicada em virtude de possuir técnicas específicas que têm o objetivo de possibilitar ao sujeito um novo entendimento das situações de origem e assim obter a remissão dos sintomas.[2] E quais seriam essas técnicas da TCC? As técnicas da TCC que serão apresentadas a seguir são aquelas que demonstraram cientificamente ter maior eficácia na prática da psicologia clínica. Essas técnicas procuram focar na modificação de pensamentos e comportamentos por meio da aprendizagem de novas maneiras de pensar e agir de maneira adaptada.

Dentre essas técnicas da TCC se encontra a Psicoeducação[4], que é uma forma de aprendizagem capaz de proporcionar ao indivíduo pensamentos, ideias e reflexões sobre si e sobre o mundo e permitir mudanças de pensamentos e de comportamentos a fim de que os participantes se tornem sujeitos de sua própria história.[4] Nessa fase o terapeuta explica ao paciente do que se trata o transtorno em questão, toma ciência de suas queixas e dados, busca compreender as questões trazidas, investiga as crenças distorcidas, pensamentos negativos, sintomas emergentes, expectativas em relação ao tratamento e esclarece as condições necessárias para o desenvolvimento do trabalho psicoterapêutico. E ainda, as possíveis causas fisiológicas do problema para então pressupor o diagnóstico.[6]

Outra técnica utilizada pela TCC é a exposição interoceptiva, que faz com que o sujeito entre em contato com as próprias sensações. Nessa técnica são propostos exercícios de provocação de respostas fisiológicas, como alterações da respiração, tontura, taquicardia, tensão muscular, entre outros, similares aos sintomas que surgem nas crises de ansiedade. O objetivo é diminuir a ansiedade em relação aos sintomas ou desfazer a associação entre indicadores fisiológicos e as reações de pânico.[6]

A reestruturação cognitiva,[6] outra técnica da TCC, visa interromper o ciclo de interpretações distorcidas que é um importante foco de ansiedade. A técnica tem início com a identificação de pensamentos automáticos que geram ansiedade. Sendo assim, para reestruturar os pensamentos distorcidos, geralmente negativos, é importante identificar e entender a preocupação no momento em que se sente desconfortável ou apreensivo. O trabalho tem como foco a modificação dos pensamentos considerados disfuncionais, reestruturando-os sob uma nova ótica mais racional, objetivando perceber a realidade de forma mais objetiva e funcional, e alterando os sentimentos negativos e comportamentos contraproducentes.

Técnicas de Relaxamento e Respiração também são muito utilizadas no tratamento de vários transtornos mentais como a ansiedade, que é uma resposta de proteção presente em quase todas as situações de estresse.[6] A respiração e o relaxamento corporal são aspectos básicos para aprender a gerir os aspectos fisiológicos das reações emocionais.[5] Na respiração procuramos propor que o sujeito inspire e expire profunda e repetidas vezes, utilizando o diafragma para restabelecer o compasso da respiração e consequentemente restabelecer a calma. O relaxamento é um processo psicofisiológico que busca desfazer tensões físicas, mentais e emocionais, consiste em aprender a relaxar os músculos do corpo todo parte por parte. Em alguns casos as tensões podem ser originadas de pensamentos e emoções omitidas e reprimidas e de forma imperceptível. Existem inúmeros exercícios de relaxamento que costumam se aliar aos exercícios de respiração para se obter melhores resultados.[6]

A técnica da "Exposição ao Vivo" é uma das principais do tratamento com TCC e deve ser realizada nas etapas finais, pois, consiste em expor o indivíduo, repetidamente (de forma pessoal ou imaginária) a situação temida, aquela que o levou a procurar o tratamento e que é a causa do seu estresse e sintomas. No início o sujeito se imagina na situação temida e busca relaxar e reduzir a ansiedade usando exercícios que aprendeu. Após essa fase, com menos sintomas disfuncionais e entendendo como lidar com eles e com suas reações fisiológicas, o indivíduo progride sendo capaz de alcançar as fases subsequentes até que consiga reviver eventos traumáticos passados, tornando possível a reestruturação da experiência negativa primária e dos seus pensamentos debilitantes. Essa técnica de Exposição ao Vivo é muito indicada no tratamento das fobias.[6]

Dependência patológica digital e não patológica

Ao falarmos sobre dependência, torna-se fundamental demarcar que o processo que envolve o desenvolvimento de qualquer uma delas é multifatorial, tendo influência direta de mecanismos neurobiológicos e de contextos sociais e individuais de cada sujeito.

Na literatura, de acordo com Abreu[7], é comum encontrarmos a dependência relacionada tanto a substâncias psicoativas, quanto a fatores comportamentais, como compras, jogos de azar, tecnologia.

A dependência tecnológica,[4] seja em relação a jogos, internet ou às redes sociais, é um fenômeno que vem sendo observado há alguns anos e pode estar relacionada a transtornos mentais como ansiedade, depressão, compulsão, entre outros que costumam potencializar o uso da mesma.

De acordo com Enck[8], o uso do celular, por exemplo, muitas vezes é uma fuga à depressão, ansiedade ou fobias sociais. O isolamento social e os sintomas comuns em quadros ansiosos, como taquicardia, sudorese e irritabilidade são comuns nos quadros de dependência tecnológica. No entanto, principalmente pelo fato da sociedade estar imersa no mundo tecnológico, as linhas entre uso patológico ou não se tornam tênues.

Segundo King,[4] a dependência patológica do telefone celular ou outras tecnologias pode ser comparada a outras dependências (álcool e drogas). Quando você é dependente de algo, seu cérebro basicamente está informando que precisa de certas substâncias neurotransmissoras, particularmente a dopamina e a serotonina, para se "sentir bem". O cérebro aprende rapidamente que ficar dependente de algumas atividades como jogos, compras on-line, sexo, outras, vão liberar essas substâncias químicas. Se você é um dependente de tecnologias, então a atividade de jogar, comprar, acessar sites de sexo, torna-se necessária para estimular a liberação da dopamina e serotonina para que você se sinta bem. Essa prática frequente acaba se apresentando como uma conduta compulsiva e acaba levando a perda de controle. É importante ressaltar que o problema não é, necessariamente, da tecnologia em si, mas da utilização que se faz a partir dela. A maneira como interpretamos uma situação pode influenciar diretamente na maneira como vamos nos sentir ou nos comportar diante das situações. Os pacientes nomofóbicos (dependentes patológicos de tecnologias) apresentam, com grande frequência, pensamentos distorcidos, em especial pensamentos catastróficos, quando lidam com a possibilidade real ou imaginária de ficarem por um tempo sem acesso aos seus dispositivos tecnológicos. Nesse momento podem surgir sintomas e os mais comuns são: angústia, ansiedade, nervosismo, entre outros, devido a impossibilidade de estarem conectados.

Quando a dependência das tecnologias ocorre de forma "normal", que é aquela que todos nós temos por dependermos das mesmas por lazer ou trabalho, é possível ter inúmeros benefícios e usá-las de modo consciente para o crescimento profissional, pessoal, relacionamentos sociais, entre outros.

De acordo com King,[4] mesmo o uso sendo diário e por muitas horas, não configura uma dependência patológica. A dependência, quando patológica, pode promover o surgimento de sintomas depressivos, ansiosos, bem como a potencialização ou manutenção de transtornos já existentes, fazendo com que o indivíduo apresente prejuízos significativos em áreas importantes de sua vida.

A literatura[3] tem considerado eficaz para o tratamento da dependência patológica digital (Nomofobia) a união da TCC com o uso de medicamentos, quando necessários, direcionados para o transtorno de origem (ansiedade, compulsão, depressão, outros) que costumam potencializar o uso da tecnologia. Nesses casos, a tecnologia serve para atender as necessidades individuais de cada um, como se fosse um canal de catarse e representação para escoar sintomas latentes ou contidos advindos do quadro original do sujeito e aliviar seus sintomas. Dessa maneira, pode ficar claro para os olhos experientes de um profissional da área da saúde o reconhecimento de características relativas à personalidade do sujeito por trás das postagens na internet. Podemos ver pessoas, por exemplo, nas redes sociais com baixa autoestima que necessitam receber inúmeras "curtidas" para se sentirem mais confiantes, pessoas depressivas, carentes, solitárias, ansiosas, egocêntricas, entre outras, ao prestarmos atenção nos seus conteúdos e comentários.

A TCC também apresenta bons resultados nos tratamentos de outros transtornos mentais, como: transtornos de ansiedade, transtorno bipolar, transtorno de déficit de atenção e hiperatividade, transtorno dismórfico corporal, transtorno obsessivo-compulsivo, transtorno de jogo patológico e jogo patológico digital.

E como será o futuro da terapia cognitivo-comportamental na era digital? Como serão as novas técnicas? E as novas abordagens de atendimentos on-line?

Em meio ao cenário social amplamente povoado pelo fenômeno da tecnologia, não é de se admirar que a psicoterapia, tendo como sua base o relacionamento humano, também esteja sendo afetada por essa nova forma de se relacionar.

Ainda são poucos os estudos sobre as diferenças qualitativas das alianças terapêuticas estabelecidas nos tratamentos de forma virtual em comparação com as realizadas convencionalmente, face a face. Porém, diversas pesquisas demonstram[6] que a avaliação dos indivíduos frente à aliança terapêutica nos tratamentos que fazem uso de aplicações tecnológicas é positiva.

No entanto, ainda não é muito claro se o estabelecimento da terapia, de forma virtual, causa diferença no resultado clínico final.[9] Poucos estudos avaliaram-na como fator preditivo de resultados e de adesão nessa nova modalidade alternativa de tratamento.

Existe uma grande quantidade de evidências que demonstram a eficácia das intervenções psicológicas baseados em tecnologias de comunicação, como a internet, para problemas e distúrbios psicológicos e de saúde.[10] O uso de plataformas de atendimento, realidade virtual e aplicativos podem ser citados como exemplos de tecnologias aplicadas ao campo da saúde mental.

Referências

1. Beck JS. Terapia Cognitivo-Comportamental: Teoria e Prática. Porto Alegre: ArtMed, 2013.
2. King ALS, Valença AM, Silva ACO, Melo-Neto VL, Freire RC, Nardi AE et al. Efficacy of specific model of Cognitive-behavioral therapy among panic disorder patients with agoraphobia: a randomized clinical trial. São Paulo Medical Journal; 129: 325-334, 2011.
3. Associação Americana de Psiquiatria. Manual diagnóstico e estatístico de transtornos mentais: DSM-V-TR. 5. ed. Porto Alegre: Artes Médicas, 2014.
4. King ALS, Nardi AE, Cardoso A. Nomofobia - Dependência do Computador, Internet, Redes Sociais? Dependência do Telefone Celular? O Impacto das Novas Tecnologias no Cotidiano dos Indivíduos. Rio de Janeiro: Atheneu, 2015.
5. Terapia cognitiva comportamental: o que é? Disponível em: https://br.psicologia-online.com/terapia-cognitiva-comportamental-o-que-e-e-que-tecnicas-usa-204.html. Acesso em 07/08/2021.
6. Gonçalves LL, King AL, Nardi AE. Novos Humanos 2030. Como será a humanidade em 2030 convivendo com as tecnologias digitais? Rio de Janeiro: Barra Livros, 2019.

7. Abreu C et al. *Dependência de Internet e de jogos eletrônicos: uma revisão*. In: Rev. Bras. Psiquiatria, 30(2): 156-67, 2008.
8. Erick S. Dependência tecnológica pode estar associada a outros transtornos. In: Jornal da USP, 2017. Disponível em <https://jornal.usp.br/atualidades/dependencia-tecnologica-pode--estar-associada-a-outros-transtornos/> Acessado em 07 Jul 2021.
9. Singulane BAR, Sartes LMA. Aliança Terapêutica nas Terapias Cognitivo-Comportamentais por Videoconferência. Psicologia: Ciência e Profissão Jul/Set. 2017;37(3):784-798. (2016).
10. Berger T, Lopes RT. Self-guided internet-based psychological interventions: An interview with Dr. Thomas Berger. Revista Brasileira de Terapias Cognitivas 12(1), pp.57-61, 2016.

Tratamento da dependência tecnológica 25

Hercules Hideki Makio
Valfrido Leão de Melo Neto
André Barciela Veras

Avanços tecnológicos como a internet e os smartphones nos trazem benefícios como conduzir uma pesquisa, nos comunicar, planejar viagens, fazer negócios, tornando-se parte de nossas vidas cotidianas pessoais e profissionais.[1] Devido ao seu caráter utilitário, o uso problemático ou aditivo dessas novas tecnologias, pode facilmente ser mascarado e sintomas de dependência tecnológica podem passar despercebidos em entrevistas clínicas iniciais.[1]

A literatura indica que há muitas sobreposições entre as adicções comportamentais e as relacionadas ao uso de substâncias, ainda que algumas diferenças sejam observadas. Em ambos os casos, ocorrem estímulos prazerosos, que levam à produção da sensação de bem-estar e consequentemente despertam nosso desejo de repetir tais sensações.[1]

O termo *addictio* em latim era usado no direito romano para designar aqueles que eram "escravizados" por seus credores, por terem contraído dívidas, em geral devido a perdas com apostas em jogos de azar.[2] Combinado ao beber excessivo e sexo ilícito, o comportamento de apostar fazia parte da *trifecta of vice* ou trio de vício que levava o povo Romano a esquecer suas obrigações com a família e o Estado.[2] Assim, era julgado como algo vergonhoso ou criminoso. Importante notar aqui que desde muito cedo nas sociedades ocidentais, observara-se uma relação entre os comportamentos aditivos, fosse ele o transtorno pelo jogo ou a compulsão sexual com o abuso de substâncias, como o álcool.[2]

Nos últimos anos, o padrão de realização e os valores acerca dos jogos de azar mudaram drasticamente. Tornaram-se mais socialmente aceitáveis, facilmente acessíveis e disponíveis e, além disso, inovações tecnológicas revolucionaram a indústria dos jogos de azar, com apostas on-line pelo smartphone, apostas esportivas de fantasia, entre outras modalidades.[3]

Entretanto, apenas recentemente, o grupo de estudos do Manual Diagnóstico e Estatístico de Transtornos Mentais (DSM), da Associação Americana de Psiquiatria (APA), motivado pela crescente literatura sobre o tema, decidiu incluir o termo "adicções comportamentais" à sua quinta edição de classificação oficial (DSM-5).[3]

Adicções comportamentais

As adicções comportamentais são compreendidas em uma perspectiva biopsicossocial, e seu principal achado é o fracasso do indivíduo em resistir a impulsos ou tentações que em excesso levam a prejuízos na vida da pessoa. Os principais elementos envolvidos nesse fracasso dizem respeito a: 1- saliência (as atividades se tornam altamente valorizadas pelo indivíduo sendo prioridades em relação a outras atividades), 2- modificação do humor (o engajamento no comportamento leva a uma redução de um estado depressivo ou a um aumento de bem-estar, euforia), 3- tolerância (necessidade de aumento na quantidade do comportamento aditivo para se atingir um nível desejado de modificação do humor), 4- sintomas de abstinência (sentimentos ou sintomas físicos desagradáveis quando da interrupção da atividade ou redução de sua quantidade), 5- conflitos (com pessoas ou outras atividades devido ao comportamento aditivo) e 6- recaída (uma taxa relativamente alta de retorno ao comportamento aditivo inicial).[3]

Extrapolando o conhecimento sobre transtorno por uso de substâncias aos comportamentos aditivos, é de se esperar que a dependência tecnológica provoque mudanças na estrutura e funcionamento neuronal que tendem a acentuar comportamentos compulsivos dirigidos ao uso dessas tecnologias, ao passo que diminui a capacidade para conter seu uso, provocando prejuízos significativos em diversas áreas da vida dos indivíduos.[4] O espectro dos transtornos aditivos relacionados ou não a substâncias compartilham aspectos de motivação, processamento do sistema de recompensa e tomada de decisão que podem servir como marcadores para prevenção ou tratamento.[4]

De modo geral, parece claro que comportamentos como apostar em jogos de azar, usar internet, jogar videogame, alimentar-se, comprar e ter relações sexuais, podem representar comportamentos aditivos, pois estão relacionados à ativação do sistema de recompensa.[4] Várias evidências têm demonstrado uma sobreposição tanto na expressão clínica (p. ex., *craving*, tolerância e sintomas de abstinência) como também de comorbidades, perfil neurobiológico, herdabilidade e tratamento, entre esses comportamentos e dependência ou transtornos relacionados com o uso de substâncias.[4]

Neurobiologia da adicção

O sistema de recompensa (como é conhecido o sistema mesolímbico-mesocortical), envolve estruturas como, a área tegmental ventral (ATV), o núcleo *accumbens*, o hipotálamo, a amígdala e o córtex pré-frontal.[4] Ele é responsável pela promoção de comportamentos ligados à manutenção da vida e da espécie, ou seja, alimentação e sexo. Pode ser ativado por estímulos como comida, sexo, álcool e drogas e comportamentos de risco, bem como pela incerteza presente no ato de apostar. Tais comportamentos associam-se à liberação de dopamina pelos neurônios da ATV em regiões estriatais, promovendo a sensação de prazer e alívio de emoções negativas.[4]

O sistema dopaminérgico está implicado no processamento do aprendizado, da motivação, da saliência e de recompensas (incluindo sua antecipação). Assim como em indivíduos com transtorno por uso de substâncias, pessoas com dependência de internet apresentam disponibilidade reduzida de receptores D2/D3 no *striatum*.[4] Esse mesmo achado é também encontrado em humanos e ratos obesos.[4] Contudo, o sistema dopaminérgico não é o único envolvido com os comportamentos aditivos.

A disfunção do sistema serotoninérgico, o qual está relacionado com emoções, motivação, tomadas de decisão, controle e inibição comportamental, também parece participar da fisiopatologia dos comportamentos aditivos, mediando a disfunção da inibição comportamental e a impulsividade.[4] Ainda, os efeitos positivos de substâncias antagonistas opioides (como a naltrexona e o nalmefene) e resultados de eficácia em pequenos estudos envolvendo substâncias glutamatérgicas como a N-acetilcisteína, denunciam a participação desses sistemas, na fisiopatologia e tratamento de comportamentos aditivos.[4]

Adicção e tecnologia

De modo didático, os comportamentos aditivos (entre eles, a dependência tecnológica) representam um padrão de dependência que inclui alguns componentes definidores como: 1- comportamento de busca pela experiência, a despeito das consequências negativas envolvidas nessa busca, 2- redução do autocontrole sobre o comportamento de busca, 3- engajamento compulsivo nesse comportamento e 4- um estado de urgência ou "*craving*" anterior à busca repetida da experiência.[4]

Apesar de as perturbações relacionadas às tecnologias ainda não serem tão bem estabelecidas ou, por vezes, questionadas se são importantes o suficiente para serem classificadas como um transtorno mental; cada vez mais pacientes estão em busca de profissionais de saúde para tratar algum problema relacionado a esse tipo de dependência e centros psiquiátricos especializados no tema existem em diversos países.[5]

Dentre os problemas relacionados à dependência tecnológica podemos citar o vício em internet, o uso problemático de smartphones e o transtorno do jogo pela internet; oficialmente, somente o transtorno do jogo pela internet está incluso no DSM-5.[6-8] Ele foi incluído na Sessão de Condições para Estudos Posteriores. Entre os critérios diagnósticos propostos incluem-se características semelhantes às que marcam os transtornos relacionados por uso de substâncias, como: preocupação com o uso, sintomas de abstinência, tolerância, fracasso na tentativa de controlar o comportamento aditivo, perda de interesse por outros passatempos, problemas familiares, profissionais ou educacionais associados ao transtorno além de uso desses jogos para evitar ou aliviar um humor negativo.[9] Ainda assim, é questionado se os critérios propostos permitem realmente identificar um comportamento patológico em relação aos jogos eletrônicos ou se geraria uma patologização excessiva de um comportamento normal.[10]

Evidências sugerem que a dependência de internet e a dependência de jogos eletrônicos tendem a ser entidades distintas, pois, essa última, está muito mais relacionada a piores desfechos, maior influência na funcionalidade do indivíduo e maior comportamento compulsivo, além de alterações semelhantes à dependência de substâncias psicoativas como alterações de humor e desenvolvimento de tolerância.[5,6] Em muitos casos, ocorrem comorbidades associadas, as mais comuns são o transtorno depressivo e o transtorno de déficit de atenção e hiperatividade (TDAH).[6,11]

Os estudos sobre o tratamento medicamentoso e não medicamentoso dos comportamentos aditivos como o uso excessivo da tecnologia têm ganhado interesse no meio científico nos últimos anos.[5] Os tratamentos para comportamentos aditivos são divididos em três fases: a primeira fase, desintoxicação, objetiva manter abstinência reduzindo sintomas de retirada como ansiedade, irritabilidade e instabilidade emocional. A segunda fase, recuperação, ressalta a motivação para evitar recaída, aprendizado de estratégias para lidar com os episódios de fissura e o desenvolvimento de novos comportamentos saudáveis para substituir o comportamento de dependência. A terceira fase, a de prevenção, enfatiza manter abstinência no longo prazo.[4]

Intervenções medicamentosas

As medicações mais pesquisadas para o tratamento da dependência tecnológica, principalmente em relação à dependência de jogos eletrônicos, transtorno comumente de maior gravidade dentre os citados, são os psicotrópicos já utilizados, de longa data, para transtornos depressivos e TDAH, como a bupropiona e o metilfenidato; no entanto, até o momento, nenhuma medicação foi oficialmente aprovada para essa condição.[5,6,10]

O metilfenidato, quando utilizado por 8 a 12 semanas, parece apresentar um efeito benéfico na redução da dependência, principalmente quando existe a comorbidade entre esse transtorno e o TDAH, ocorrência muito frequente.[6,8,12]

Outro estudo realizado com o metilfenidato e a atomoxetina, sendo dois grupos, cada um recebendo tratamento com uma das medicações, realizado por Park et al. (2016), considerando a grande prevalência de TDAH associado ao transtorno, revelou, após 12 semanas de tratamento, melhora da gravidade tanto do TDAH quanto da dependência de jogo eletrônico em ambos os grupos.[13]

A bupropiona, segundo a literatura, possui um bom potencial terapêutico nesse tipo de transtorno, estudos indicam que o uso por, aproximadamente, 6 a 12 semanas resulta em melhora sintomática, em redução do tempo de jogo, melhora da atenção, redução da impulsividade e do padrão de abuso, com possível diminuição da gravidade da dependência.[6,10,14,15]

Segundo um estudo realizado por Atmaca Murad (2007), foi relatado um caso de melhora sintomática, em um paciente jovem, do uso abusivo de internet após uso de citalopram associado à quetiapina por um período de 4 a 8 semanas.[16]

Existem, ainda, estudos com o escitalopram, utilizado durante 6 semanas, indicando um efeito benéfico na redução dos sintomas da dependência de jogos eletrônicos; no entanto, a bupropiona, em comparação, parece ser mais eficaz devido seu mecanismo duplo de ação em noradrenalina e em dopamina.[17]

Além das medicações supracitadas, não há evidências específicas para o tratamento da dependência de jogos eletrônicos com outros medicamentos comumente utilizados para outros tipos de dependência; no entanto, existem alguns estudos demonstrando benefício com o uso da naltrexona, um antagonista de receptor opioide, para outros transtornos relacionados à internet, como o transtorno de jogo patológico on-line e o vício em pornografia on-line.[10] Apesar de serem entidades distintas, os transtornos relacionados à internet compartilham muitos fatores em comum relacionados ao vício e à compulsão; assim, também pode ser uma medicação com potencial para pesquisas futuras.[10]

O tratamento das comorbidades psiquiátricas também é um elemento fundamental na terapêutica, pois, o manejo adequado dessas, auxilia no bom prognóstico da dependência tecnológica.[6] Apesar de não existirem evidências tão robustas sobre a psicofarmacologia, há em geral duas abordagens possíveis de serem realizadas: a primeira seria realizar o manejo medicamentoso de acordo com a sintomatologia do paciente, ou seja, utilizar medicações já aprovadas para outras formas de dependências, realizando o tratamento, por exemplo, da impulsividade e de obsessões e compulsões. A segunda, tem o objetivo de focar o tratamento nas principais comorbidades psiquiátricas objetivando melhorar indiretamente, também, os sintomas da dependência tecnológica.[10] Dessa maneira, segundo essa lógica, seria possível a utilização de medicações bem estabelecidas e já bastante utilizadas em outros transtornos mentais como estabilizadores de humor (lítio e anticonvulsivantes), além de naltrexona, drogas glutamatérgicas, entre outras.[10]

Psicoterapias

Semelhante ao conhecimento sobre as intervenções medicamentosas, ainda se sabe relativamente pouco sobre a real eficácia das diversas abordagens psicoterápicas na dependência tecnológica, mas trata-se de um campo de pesquisa em expansão e de grande relevância internacional.[18] A literatura existente revela um grande potencial de que a terapia cognitivo-comportamental (TCC) possa ser a abordagem de primeira linha nessa classe de transtorno.[10,18]

Dentro da TCC existem diversas abordagens possíveis sendo pesquisadas, como estratégias de *mindfulness*, focada no controle do desejo ou, ainda, abordagens específicas para jogos.[8] A dependência tecnológica parece gerar uma diminuição do controle sobre a cognição que resultaria em uma inibição do processo de tomada de decisões, facilitando a ação de manter-se jogando jogos eletrônicos de forma danosa; com relação a esse processo, a abordagem de TCC proporcionaria uma melhora nessas cognições mal adaptativas, facilitando a tomada de decisões, a melhora do comportamento e o melhor gerenciamento de fatores pessoais e situacionais relacionados à dependência tecnológica.[18,19]

Os pacientes com transtornos relacionados à tecnologia comumente apresentam pensamentos catastróficos e distorcidos quando estão diante da ideia da falta de acesso à tecnologia. A TCC tem o potencial de ensinar o paciente a identificar e reestruturar seus pensamentos, permitindo amenizar o sofrimento e tornando-o mais funcional em relação a suas atitudes.[20]

Os estudos sobre TCC demonstram que pacientes submetidos à psicoterapia durante 6 a 8 semanas demonstraram redução no tempo de tela, além de melhora nos sintomas do transtorno de jogo pela internet.[8] Além disso, há resultados demonstrando manutenção da melhora mesmo após 3 meses de seguimento pós-terapia.[8]

Segundo Kim *et al.* (2012), a associação entre TCC e bupropiona mostrou-se superior na redução dos sintomas quando comparada ao tratamento isolado pelo antidepressivo.[21] Além da TCC presencial convencional, Park *et al.* (2016), comparou sessões de psicoterapia presenciais com abordagens mais breves de forma on-line e encontrou efetividade na redução dos sintomas do transtorno de jogo pela internet em ambas as terapêuticas.[22]

Outra vantagem relevante da TCC é a facilidade e a efetividade em abordar as diversas possíveis comorbidades psiquiátricas que podem estar presentes, como TDAH, transtornos depressivos, transtornos do sono, transtornos de ansiedade, dentre outros.[18]

Assim como na TCC, segundo a literatura, a terapia em família com foco em psicoeducação sobre o uso nocivo da tecnologia, comunicação entre os parentes, manejo, planos de carreira, resolução de conflitos, mudanças e expectativas também mostrou redução significativa na gravidade da dependência tecnológica.[5,23,24]

Com relação à psicanálise e outras abordagens psicoterapêuticas, não existem evidências significativas em relação ao tratamento da dependência tecnológica.

Outros tratamentos

Existem, ainda, outras intervenções psicossociais que podem fazer parte do plano terapêutico, como aconselhamento focado em motivação, além de intervenções familiares.[6] A combinação de TCC, elementos motivacionais e uma abordagem focada no núcleo familiar, com o objetivo de reduzir os conflitos parentais e melhorar a convivência entre a família, pode contribuir para a melhora dos sintomas e até na prevenção do transtorno.[6]

Outras ferramentas possíveis seriam a autoavaliação e a criação de uma consciência quanto ao tempo de uso de internet ou de seu próprio smartphone, além de sites de autoajuda baseados em princípios motivacionais e a criação de um diário com o registro das atividades, tais recursos também mostraram redução nos sintomas de dependência tecnológica.[5]

Segundo um estudo de Lee *et al.* (2018) realizado com 15 jogadores de games on-line, o tratamento com 12 sessões de estimulação transcraniana por corrente contínua durante 4 semanas, foi eficaz na redução no tempo de tela e na intensidade dos sintomas de dependência de jogo eletrônico.[25]

Perspectivas futuras

Diversas modalidades de tratamento para a dependência tecnológica estão sendo avaliadas, incluindo tratamento medicamentoso, terapêuticas baseadas na família e na comunicação, estratégias motivacionais, grupos de autoajuda, TCC, dentre diversas outras; é um campo de pesquisa novo, porém promissor.[5,6,10] Novos estudos sobre a eficácia das medicações são fundamentais, além de outras questões como a relação entre a dependência tecnológica e outras comorbidades psiquiátricas, as consequências do transtorno ao longo do tempo e sobre a própria sintomatologia.[8] Essa patologia possui uma prevalência significativa entre adolescentes e adultos jovens; dessa maneira, pesquisadores podem utilizar-se das evidências de outros transtornos bem estabelecidas já existentes para esse público, como TDAH, transtornos depressivos, transtornos ansiosos, transtornos de controle de impulso, dependência de substâncias, para o desenvolvimento de mais dados acerca da dependência de tecnologia.[26]

Apesar de as pesquisas robustas ainda serem escassas, a literatura sobre o tema cresceu muito nos últimos anos, sendo potencializada com a publicação do DSM-5; dessa maneira, espera-se que o aumento exponencial de pesquisas na área continue, porém com um refinamento nas questões metodológicas e na qualidade dos estudos.[8]

Outro fator a ser considerado é que grande parte das evidências existentes é de países asiáticos; portanto, podem existir diferenças culturais significativas, inviabilizando a generalização dos dados.[8] Assim, há a necessidade de maiores pesquisas realizadas para a realidade cultural ocidental e brasileira.[8]

Conclusão

Apesar de ser um tema em franca expansão e com grande potencial na pesquisa científica, as evidências em relação à dependência tecnológica são relativamente fracas, todos os tratamentos ainda são considerados experimentais, pois, em muitos estudos, há limitações metodológicas, incluindo, por exemplo, amostras pequenas e ausência de grupo controle.[5]

Assim, novos estudos sobre o tratamento, com aprimoramento da metodologia, são fundamentais para a construção de protocolos de abordagens terapêuticas eficazes. No entanto, além do tratamento, dados sobre epidemiologia, etiologia, desfechos e fatores de risco em relação à dependência eletrônica também são escassos e pobres, necessitando de maiores pesquisas.[5]

Referências

1. Young K. The Evolution of Internet Addiction Disorder. In: Montag C, Reuter M, editores. Internet Addiction: Neuroscientific Approaches and Therapeutical Interventions. Switzerland: Springer International Publishing; 2015. p. 3-20.
2. Rosenthal RJ, Faris SB. The etymology and early history of 'addiction'. Addiction Research & Theory. [Internet]. 2019 [citado em 2022, janeiro, 26]; 27:5, 437-49. doi: 10.1080/16066359.2018.1543412.
3. Derevensky JL, Hayman V, Gilbeau L. Behavioral Addictions: Excessive Gambling, Gaming, Internet, and Smartphone Use Among Children and Adolescents. Pediatr Clin North Am. 2019 Dec 66(6): 1163-82. doi: 10.1016/j.pcl.2019.08.008.
4. Yau YHC, Potenza MN. Gambling Disorder and Other Behavioral Addictions: Recognition and Treatment. Harv Rev Psychiatry. 2015; 23(2): 134-46. doi: 10.1097/HRP.0000000000000051
5. Zajac K, et al. Treatments for Internet gaming disorder and Internet addiction: A systematic review. Psychology of Addictive Behaviors. 2017; 31(8): 979.
6. Jorgenson AG, Hsiao RC, Yen C. Internet addiction and other behavioral addictions. Child and Adolescent Psychiatric Clinics. 2016; 25(3): 509-20.
7. Sohn SY, et al. Prevalence of problematic smartphone usage and associated mental health outcomes amongst children and young people: a systematic review, meta-analysis and GRADE of the evidence. BMC psychiatry. 2019; 19(1): 1-10.
8. Zajac K, Ginley MK, Chang R. Treatments of internet gaming disorder: a systematic review of the evidence. Expert review of neurotherapeutics. 2020; 20(1): 85-93.
9. American Psychiatric Association. Diagnostic and Statistical Manual of Mental Disorders, Fifth Edition (DSM-V). Arlington, VA: American Psychiatric Association, 2013.
10. Dell´Osso B, et al. Managing problematic usage of the internet and related disorders in an era of diagnostic transition: an updated review. CP & EMH. 2021; 17: 61.
11. Kuss DJ, Griffiths MD. Internet gaming addiction: A systematic review of empirical research. International journal of mental health and addiction. 2012; 10(2): 278-96.
12. Han DH, et al. The effect of methylphenidate on Internet video game play in children with attention-deficit/hyperactivity disorder. Comprehensive psychiatry. 2009; 50(3): 251-6.
13. Park JH, et al. Effectiveness of atomoxetine and methylphenidate for problematic on-line gaming in adolescents with attention deficit hyperactivity disorder. Human Psychopharmacology: Clinical and Experimental. 2016; 31(6): 427-32.
14. Han DH, Hwang JW, Renshaw PF. Bupropion sustained release treatment decreases craving for video games and cue-induced brain activity in patients with Internet video game addiction. Experimental and Clinical Psychopharmacology. 2011; 18(4): 297-304.
15. Bae S, et al. Bupropion shows different effects on brain functional connectivity in patients with internet-based gambling disorder and internet gaming disorder. Frontiers in psychiatry. 2018; 9: 130.
16. Atmaca M. A case of problematic internet use successfully treated with an SSRI-antipsychotic combination. Progress in neuro-psychopharmacology & biological psychiatry. 2007; 31(4): 961-2.

17. Song J, et al. Comparative study of the effects of bupropion and escitalopram on Internet gaming disorder. Psychiatry and clinical neurosciences. 2016; 70(11): 527-35.
18. Stevens MWR, et al. Cognitive–behavioral therapy for Internet gaming disorder: A systematic review and meta-analysis. Clinical psychology & psychotherapy. 2019; 26(2):191-203.
19. Young KS, Brand M. Merging theoretical models and therapy approaches in the context of Internet gaming disorder: A personal perspective. Frontiers in psychology. 2017; 8:1853.
20. King ALS, Nardi AE, Cardoso A. Nomofobia – Dependência do computador, internet, redes sociais? Dependência do telefone celular? O impacto das novas tecnologias no cotidiano dos indivíduos. Aspectos: clínico, cognitivo-comportamental, social e ambiente. 1. Ed. São Paulo, Rio de Janeiro, Belo Horizonte, 2014.
21. Kim SM, et al. Combined cognitive behavioral therapy and bupropion for the treatment of problematic on-line game play in adolescents with major depressive disorder. Computers in human behavior. 2012; 28(5): 1954-9.
22. Park SY, et al. The effects of a virtual reality treatment program for on-line gaming addiction. Computer methods and programs in biomedicine. 2016; 129: 99-108.
23. Liu Q, et al. Multi-family group therapy for adolescent Internet addiction: Exploring the underlying mechanisms. Addictive Behaviors. 2015; 42:1-8.
24. Zhong X, et al. The effect of a family-based intervention model on Internet-addicted Chinese adolescents. Social Behavior and Personality: an international journal. 2011; 39(8): 1021-34.
25. Lee SH, et al. Transcranial direct current stimulation for on-line gamers: A prospective single-arm feasibility study. Journal of behavioral addictions. 2018; 7(4): 1166-70.
26. Haagsma MC, Pieterse ME, Peters O. The prevalence of problematic video gamers in the Netherlands. Cyberpsychology, Behavior, and Social Networking. 2012; 15(3): 162-8.

Como as famílias podem lidar no dia a dia com um de seus membros dependente patológico de alguma tecnologia

26

Anna Lucia Spear King
Luisa Sabino Cunha

Panorama tecnológico-digital e dinâmica das relações

Desde o seu nascimento, como membro de um determinado grupo sociocultural, o ser humano passa a operar sobre todo material concreto e abstrato a que tem acesso, vivenciando um conjunto de experiências que possibilitam o aprendizado, processo fundamental para a garantia do desenvolvimento das características psicológicas especificamente humanas e culturalmente organizadas.[1]

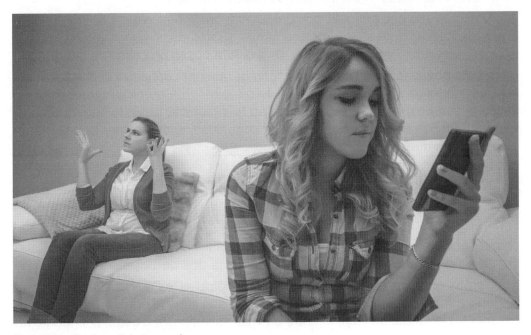

Fonte: https://br.depositphotos.com/

A família, entendida como um conjunto de relações caracterizadas por influência recíproca, direta, intensa e duradoura entre seus membros, com laços consanguíneos ou não, constitui um dos principais ambientes de socialização humana. Essa instituição, em seus diferentes modos de existir, representa um sistema social responsável pela transmissão de valores, crenças, ideias e significados que estão presentes nas sociedades, além de atuar como mediadora dos padrões, modelos e influências culturais recebidas pelo indivíduo.[2]

Além de exercer um impacto significativo e uma forte influência no comportamento humano, a família se apresenta como uma das primeiras matrizes de aprendizagem e construção de bases afetivas e cognitivas, com significados e dinâmicas próprias, que geram modelos de relação interpessoal e de construção individual e coletiva, viabilizando a formação de repertórios comportamentais – funcionais ou disfuncionais – que serão utilizados ao longo da vida.

No contexto de vida atual, a utilização de novas tecnologias tem promovido uma modificação no universo humano. O desenvolvimento tecnológico acelerou especialmente depois da globalização, adquirindo grande importância não só para os indivíduos, mas também para as sociedades em geral.

Esse contínuo avanço tecnológico modifica a todo o momento os aspectos econômicos, sociais e o próprio estilo de vida dos indivíduos na sociedade.[3]

Com o desenvolvimento da tecnologia digital, os indivíduos passaram a ser inseridos no contexto on-line. O livre acesso aos veículos comunicacionais determinou a proximidade entre as diferentes comunidades, o conhecimento de novas realidades e a construção de novas relações.

O uso da internet, por meio do computador ou de outros dispositivos, influenciou significativamente as relações humanas, sobretudo no que se refere à comunicação, servindo como mediadora e facilitadora desse processo de interação.[3]

Essas novas formas de comunicação geram um conhecimento – adquirido por intermédio das nossas relações com o meio – que propiciam uma naturalização dessa nova forma de comunicação tecnológica, fazendo com que ocorram adaptações estruturais – em níveis cognitivos, sociais e relacionais – que comportem a mesma.

Relações familiares e uso da tecnologia

Os laços afetivos formados dentro da família, particularmente entre figuras parentais e filhos, podem ser aspectos desencadeadores de um desenvolvimento saudável e de padrões de interação positivos que possibilitam o ajustamento do indivíduo aos diferentes ambientes de que participa.

Porém, com a chegada e domínio da tecnologia, "os novos humanos"[4] têm se deparado e adaptado às novas formas de coexistência oriundas das mudanças nas sociedades, do conflito entre os valores antigos e o estabelecimento de novas relações mediadas na família.[3]

A apropriação das novas tecnologias digitais acontece cada vez mais rápida no cotidiano, correspondendo aos desejos, motivações e interesses, principalmente dos jovens, impactando nas relações familiares e nas vinculações afetivas, refletindo na saúde e funcionamento dos indivíduos e da família.

Aproximamo-nos de qualquer ente, em qualquer lugar, a poucos cliques do mouse ou do smartphone. Marshall McLuhan,[5] ao discorrer sobre as tecnologias digitais do futuro, apontava que as mesmas seriam como extensão do sistema sensorial humano. Hoje em dia, temos a internet como uma teia nervosa que conecta a todos e que nos faz interagir.

Entretanto, muitos estudos[4,6] têm retratado que essa mesma facilidade, alinhada ao uso abusivo ou patológico, traz consigo efeitos colaterais nas relações afetivas e prejuízos funcionais no campo social, cognitivo, laboral. A rapidez e o excesso de informações, de ferramentas tecnológicas, aliados à rotina sobrecarregada, facilitam para que as relações entre as pessoas aconteçam com mais velocidade e com menos qualidade e compromisso de continuidade.

Sendo os momentos de relações pessoais, incluindo conversas informais, abraços, confidências, trocas afetivas vividas no dia a dia, cada vez mais raros, têm sido inevitável e cada vez mais comum, por exemplo, relatos que reportem, dentro de uma mesma casa, que membros da mesma família desconheçam gostos pessoais ou que tenham ciência de acontecimentos importantes do dia a dia relativo ao outro devido ao uso particular da tecnologia.

Alguns pontos que serão destacados sobre alterações nas dinâmicas familiares e sociais já se apresentam como fenômenos facilmente observados.

Um dos principais pontos vivenciados pelos novos humanos[4] é a substituição de interações pessoais pelas interações mediadas por meios digitais. Compartilhar experiências, expressar emoções, realizar exercícios físicos, brincadeiras tradicionais ou passeios ao ar livre são exemplos de atividades realizadas no mundo real que vêm sendo substituídas por atividades no mundo virtual, mediadas por intermédio de dispositivos digitais.

O diálogo direto e pessoal tem perdido espaço em muitas famílias para as facilidades que a tecnologia traz para o cotidiano, as quais são cada vez mais presentes, acessíveis e utilizadas. A tecnologia, que aproxima as pessoas de pontos distintos do mundo com mais rapidez, também parece ter apartado as relações interpessoais com a mesma velocidade.[3]

Essa nova forma de relação virtualizada compromete significativamente a cumplicidade e o diálogo familiar, encobrindo possíveis dificuldades de relacionamento, principalmente entre pais, filhos e casais.

Além do diálogo, a capacidade de compartilhar, de falar sobre si e de ouvir, ações que se estabelecem a partir do contato com o outro, podem vir a sofrer cada vez mais impactos significativos, iniciando seus efeitos negativos dentro da família.[6]

Com o avanço das tecnologias surge, também, uma nova relação, a de competitividade, sendo essa primordial para o progresso e desenvolvimento nos planos econômico, filosófico e social. Todavia, por outro lado, a competitividade exige certo grau de exclusão, fazendo com que os indivíduos tornem-se seres mais isolados, focados em si e individualizados.[7]

A sociedade estimula as condutas de sucesso e a busca do prazer a qualquer custo, causando cada vez mais competitividade e individualismo. Como agravante, temos o processo de culpabilização, que faz com que o indivíduo seja o único responsável por seus sucessos e fracassos, o que poderia ser chamado de individualização do ser social.[7]

Por meio dessa perspectiva, no âmbito das relações familiares, podemos observar esses processos sendo reproduzidos. A ampla utilização da tecnologia tem prejudicado a relação entre responsáveis e filhos que, embora estejam presentes no mesmo ambiente familiar, acabam tornando-se ausentes na vida um do outro, reforçando o individualismo, uma vez que o diálogo virtual tem sido mais comum que o diálogo direto.

Formas cotidianas para lidar com a dependência tecnológica

O uso de dispositivos digitais na sociedade moderna, exposto ao longo do capítulo, tem sido um dos principais responsáveis por diferentes mudanças comportamentais. Estudos mostraram[3,4,12] que o uso abusivo desses recursos pode causar dependência patológica digital (Nomofobia) e uma bateria de sintomas relacionados à ansiedade, depressão e estresse que costumam causar prejuízos em diversos contextos, dentre eles o familiar. Porém, a culpa pelos danos não é somente da tecnologia em si, mas sim de quem a utiliza e como o faz.

Como indivíduos, torna-se cada vez mais necessário estabelecer limites para o uso sadio, determinar a frequência de utilização e dar início a uma educação digital.[8] No caso das gerações mais jovens, adolescentes e crianças, é importante que essas ações sejam feitas com maior atenção por parte de seus responsáveis, além do contínuo monitoramento dos conteúdos que são consumidos na internet por meio dos dispositivos.[8]

Os exemplos oferecidos pelos responsáveis, por meio da maneira que permitem e fazem uso dos dispositivos digitais, figuram como um dos aspectos principais para o aumento dos ganhos ao invés de prejuízos adquiridos pelo uso da tecnologia nos membros do sistema familiar. Contudo, a falta de conhecimento dos responsáveis, no que diz respeito à educação digital,[8] reduz a sua capacidade de intervenção.

A educação digital[8] é muito importante nos tempos atuais e de responsabilidade do adulto que deve orientar e cuidar das atividades diárias dos jovens que envolvam o uso de tecnologias, limitando o tempo de uso e planejando tudo o que esse for fazer digitalmente.

Os adultos devem estar atentos ao que os menores de idade vão acessar, com quem estão conversando, que sites estão buscando e tudo mais, afinal, a internet é uma porta aberta para o mundo e não adianta trancar a porta de casa ao sair e deixar o jovem lá dentro com uma porta aberta para a rua. Desse modo, crianças e adolescentes que costumam entrar na internet sem supervisão ficam expostos a terem contatos com estranhos, vão ter acesso à pornografia, vulneráveis à pedofilia, a golpistas e a sofrer *cyberbullying* que é o *bullying* onde os agressores utilizam a mídia eletrônica para insultar, assustar, assediar ou intimidar suas vítimas.

Geralmente, o perfil das pessoas com tendência à dependência tecnológica são aquelas que apresentam baixa autoestima, baixa autossuficiência, insegurança, aquelas que tem problemas com autoimagem e habilidades sociais ruins.[12]

Quando uma criança, adolescente ou adulto começar a apresentar prejuízos no seu funcionamento ou desempenho pessoal, social, familiar, acadêmico ou profissional, como, por exemplo, deixar de entregar um trabalho, repetir de ano, não querer ficar com a família para ficar na internet, privilegiar a vida virtual ao invés da vida real, ficar sedentário, ficar irritado quando alguém tenta limitar o tempo de uso da tecnologia, ficar recluso no quarto para jogar, começar a prejudicar sua higiene, não querer tomar banho para não perder o jogo, entre outros, é importante reforçar a atenção pois esses são sinais da dependência patológica digital (Nomofobia).[12]

Ao perceberem os primeiros sinais de dependência tecnológica recomendamos que seja procurada orientação e tratamento com profissionais da área da saúde em centros especializados como o Laboratório Delete – Detox Digital e Uso Consciente de Tecnologias do Instituto de Psiquiatria (IPUB) da Universidade Federal do Rio de Janeiro (UFRJ).[9]

A literatura[10] demonstra que o acompanhamento psicológico com terapia cognitivo-comportamental e o uso de medicação, se necessário, são eficazes no tratamento da dependência patológica digital e têm-se observado bons resultados.

O importante é estarmos atentos às mudanças de comportamento percebidas relativas à interatividade das tecnologias com os indivíduos no cotidiano. Sendo assim, seremos capazes de detectar as reações devidas e indevidas e tomar as providências necessárias de modo eficiente, a fim de prevenir ou amenizar os prejuízos em todos os aspectos. A educação digital e o bom senso deverão servir de medida para determinar as condutas adequadas de uso consciente das tecnologias.[11]

O limite entre o uso saudável e o uso abusivo das tecnologias é muito tênue e requer conhecimento, educação e conscientização para que possamos evitar as consequências negativas e aproveitar todos os benefícios que elas podem nos oferecer. Não devemos ser contra o uso de tecnologias, mas saber usá-las com sabedoria no dia a dia.[11]

Referências

1. Vygotsky Lev. A formação social da mente. São Paulo: Martins Fontes, 1984.
2. Carter B, Mcgoldrick M. As mudanças no ciclo de vida familiar: uma estrutura para a terapia familiar. In: As mudanças no ciclo de vida familiar: uma estrutura para a terapia familiar. 2. ed. Porto Alegre: Artmed, 1995.
3. Gonçalves LL. Dependência Digital: tecnologias transformando pessoas, relacionamentos e organizações. Rio de Janeiro, Brasil: Editora Barra Livros, 2017.
4. Gonçalves LL, King ALS, Nardi AE (Orgs.). Novos Humanos 2030: Como será a humanidade em 2030 convivendo com as tecnologias digitais? 1ª ed., Rio de Janeiro: Editora Barra Livros, 2019.
5. McLuhan HM. Understanding media: the extensions of man. New York: The New American Library, 1964.
6. Libânio JB. Influência da tecnologia na família, 2010.
7. Guareschi P. Pressupostos psicossociais da exclusão: competitividade e culpabilização. In: SAWAIA.B. As artimanhas da exclusão: análise psicossocial e ética da desigualdade social. 2.ed. Petrópolis: Vozes, 2001.
8. King ALS, Guedes E, Nardi AE. Etiqueta Digital. Porto Alegre: Educabooks, 2017.
9. Laboratório Delete – Detox Digital e Uso Consciente de Tecnologias. Instituto de Psiquiatria (IPUB) da Universidade Federal do Rio de Janeiro (UFRJ). Avenida Vencesláu Brás, 71. Botafogo, Rio de Janeiro, Brasil.
10. Terapia cognitiva comportamental: o que é? Disponível em: https://br.psicologia-online.com/terapia-cognitiva-comportamental-o-que-e-e-que-tecnicas-usa-204.html.Acesso em 25/08/2021.
11. Abreu CN, Góes D, Lemos I (Orgs.). Como lidar com a dependência tecnológica – Guia Prático para pacientes, familiares e educadores. São Paulo: Editora Hogrefe, 2019.
12. King ALS, Nardi AE, Cardoso A. (Orgs.) Nomofobia – Dependência do computador, internet, redes sociais? Dependência de telefone celular? O impacto das novas tecnologias interferindo no comportamento humano. Rio de janeiro: Editora Atheneu, 2015.

27 Detox digital – um desafio para amigos, família e sociedade, visando promover o uso inteligente das tecnologias digitais

Cristiano Nabuco de Abreu

Não é de hoje que as "novas tecnologias" são intimamente relacionadas ao desenrolar histórico de cada época e, independentemente do momento em que foram criadas, impactam no funcionamento da ordem social e dos costumes vigentes. Assim ocorreu, por exemplo, junto à criação da prensa por Gutenberg[1] em 1439-1440. A partir de símbolos gráficos que eram esculpidos e moldados em chumbo, quando presos em uma barra de madeira, imprimiam-se papéis com tinta feita à base de óleo de linhaça. Assim, tal invenção, não é de hoje, vem sendo celebrada desde o século XVI, como a "máquina impressora" que revolucionou toda uma época.

E dessa maneira, uma série de outras descobertas e criações (como o barco, a lâmpada, a máquina a vapor etc.), sucessivamente, vieram deixando seu rastro ao longo do desenvolvimento da humanidade. Entretanto, como tudo, sempre existe um "outro lado da moeda", isso é, atrás de grandes possibilidades envolvidas nessas inovações, sempre existirão problemas subjacentes que são em decorrência dessas mesmas criações. No que tange a invenção de Gutenberg, por exemplo, os eclesiásticos, na ocasião, temiam que a imprensa estimulasse a população leiga a estudar textos religiosos por conta própria em vez de acatar o que lhes dissessem as autoridades religiosas da época. Preocupação legítima, pois, no século XVI, na Itália, sapateiros, tintureiros, pedreiros e donas de casa, reivindicavam o direito de interpretar as escrituras sagradas, o que criou problemas significativos ao clero.[1]

Parece inevitável, assim, que nas atividades humanas, todas as soluções de um problema, cedo ou tarde, acabem gerando outras adversidades em decorrência dessas mesmas invenções, ou seja, em toda a inovação sempre coexistirão aspectos positivos e negativos, isso é, um lado criativo e um destrutivo (em oposição à inovação) também denominado de "denovação".[2]

E, finalmente, até chegarmos aos dias de hoje, como não seria diferente, a chegada da internet causou impactos profundos na vida moderna, principalmente, por meio da presença constante das telas digitais, favorecendo-nos e abrindo um sem-número de possibilidades de melhoria e de qualidade de vida. No caso dessa invenção, seria seguro dizer, inclusive, que a mudança e os impactos causados tenham sido ainda mais radicais e absolutos. Antropólogos comparam a descoberta da rede mundial (www) à descoberta do fogo, ocorrida há 2 milhões de anos, tamanha a dimensão e repercussão causadas na ordem social, política e econômica.

No que diz respeito à web, à medida que o tempo foi passando, uma série de "denovações" tecnológicas começaram a tomar assento, fazendo com que as visões iniciais de encantamento e deslumbre fossem substituídas, progressivamente, pelo medo e pela preocupação com um uso imoderado (tais questões são mais aprofundadas em outros capítulos deste livro, favor consultar).

Nesse material, assim, dentre as várias possibilidades de adotarmos um "detox digital" em resposta aos eventuais prejuízos, nos debruçaremos, especificamente, sobre as ações tomadas pelo poder público brasileiro com vistas a alertar a população leiga a respeito dos riscos envolvidos, quando o assunto é o contato descontrolado com a web, suas plataformas e suas consequências para a saúde humana.

Entendemos que fazer esse recorte específico levará o leitor a um contato mais aprofundado com todas as recomendações elaboradas por especialistas e que, em função da limitação de laudas, não permitiria ao/a leitor(a) obter uma visão mais elaborada e estruturada das melhores recomendações a serem adotadas.

Detox digital

Nos corredores universitários e jurídicos, costuma-se dizer que, nem sempre, as ações corretas de proteção e de alerta ao cidadão ocorrem simultâneas ou consecutivas às descobertas e ao desenvolvimento de certos produtos ou criações. Por exemplo, a indústria do tabaco, levou nada menos do que 150 anos para poder ("finalmente") ter estampado nos maços de cigarros, mensagens relativas à cautela e prudência que o usuário deve adotar no trato com o referido produto. Nesse sentido, imaginando que a rede mundial (www) teve sua ampla disseminação por volta da década de 1990, dessa vez, ainda que estejamos "mais adiantados", essa rapidez não traz, nem de longe, qualquer alívio ao autor deste material e aos demais especialistas, quando o assunto é o risco envolvido no uso das telas.

Assim sendo, o "Detox Digital Brasil" foi instituído oficialmente, no Brasil, em 2019, por meio de uma parceria celebrada entre os profissionais e acadêmicos de algumas universidades, sendo capitaneado pelo Departamento de Desafios Sociais no Âmbito Familiar, da Secretaria Nacional da Família, do Ministério da Mulher, da Família e dos Direitos Humanos, do Governo Federal. Para tal, uma série de ações foram tomadas com o objetivo de levar informações de qualidade e conscientizar a população leiga a respeito dos riscos envolvidos pelo uso irracional e pouco consciente da internet. Palestras, encontros, cartilhas, vídeos (pílulas), material de divulgação, ações pontuais junto ao público, programas de educação a distância, dentre outros, foram criados, tendo em vista ampliar as recomendações de um uso saudável em todo o território nacional. Para responder ao propósito deste capítulo, vamos fazer um recorte e apresentar algumas dessas iniciativas.

Na sequência, compartilhamos parte do conteúdo do Programa Reconecte, a saber:

"A inteligência artificial, com seus algoritmos, permeia a grande maioria dos aplicativos, antecipando nossas escolhas e direcionando eficazmente grande parte de nossas ações de vida. Assim, cada vez mais, aumentamos nossa relação e nossa experiência com a vida digital e, deslumbrados pelas infinitas benesses que ela nos traz, auxiliamos na criação das novas engrenagens que constituem o inédito desenvolvimento tecnológico deste século.

Entretanto, têm-se percebido os efeitos colaterais do manejo imoderado dessas novas tecnologias, acarretando diversos prejuízos às relações familiares e humanas em geral, além de malefícios à saúde física e mental das pessoas das mais diversas idades.

Foi com o objetivo de enfrentar esse desafio que surgiu o Programa Reconecte,[3] que visa fortalecer os vínculos familiares por meio do uso inteligente das novas tecnologias, fornecendo acesso mais amplo ao conhecimento científico às famílias e à população em geral, a respeito do uso de recursos tecnológicos de maneira adequada, abordando aspectos sociais, educacionais e de saúde física e psíquica, visando assim à aquisição de uma maior consciência sobre as consequências do uso tecnológico.

O programa propõe uma série de projetos em diversos eixos, com o fim de promover ações que vão desde a educação nos diversos aspectos da dignidade humana, até ações que visam a uma reeducação tecnológica, fortalecendo relações sociais reais, em especial à Família, promovendo assim um uso dos recursos tecnológicos de maneira inteligente.

Problema

O uso imoderado de tecnologia tem interferido negativamente nas relações familiares.

Objetivo geral

Estruturar, a partir do Governo Federal, uma série de projetos, com o objetivo de fornecer acesso mais amplo ao conhecimento científico às famílias e à população em geral, a respeito do uso de recursos tecnológicos de maneira inteligente, abordando aspectos sociais, educacionais, e de saúde física e psíquica, visando assim à aquisição de uma maior consciência sobre consequências do uso tecnológico.

Os objetivos específicos do Programa Reconecte

- Informar a respeito das novas práticas e das novas tendências virtuais do comportamento humano.
- Esclarecer a respeito do uso inadequado da tecnologia, assim como seus efeitos a curto, médio e longo prazo para a saúde mental.
- Informar sobre mecanismos de alerta, controle e regulação comportamental na família e sociedade.
- Abordar questões do apoio dos recursos tecnológicos em questões de educação e entretenimento saudável.
- Capacitar pais, professores, profissionais de saúde e a sociedade como um todo, a respeito das melhores maneiras de utilização da tecnologia.
- Fomentar o uso dos recursos tecnológicos sob a ótica de uma responsabilidade social.
- Informar sobre os perigos da internet, apontando mecanismos de proteção de uso.
- Fomentar a tomada de consciência e uma melhor percepção da importância da família como o elemento gerador e protetor da saúde mental individual e social, por meio da regulação e da supervisão parental".[3]

Conclusões

Conforme o leitor pôde perceber, as ações resumidamente descritas acima são, muito provavelmente, inéditas no mundo, pois se desconhece até então algum outro país que esteja realizando ações em grande escala nas mesmas direções, ou seja, promover o uso inteligente e racional das tecnologias digitais. Espero que este material, assim como o conteúdo descrito em todo este livro, sirva de alerta para a população e que, mais cedo do que nunca, possamos seguir em direção aos dias de mais esperança e de maior consciência quando o assunto for o uso saudável da internet por crianças, jovens e adultos. Quem dera possamos celebrar, em breve, mais inovações do que denovações digitais.

> Para consulta ao amplo material disponível pelo Governo Federal às famílias, escolas e sociedade como um todo, acesse:
> gov.br/reconecte

Que tal: vamos usar as novas tecnologias de maneira mais inteligente? Fica aqui o nosso convite.

Referências

1. Burke, P (2002). Problemas causados por Gutenberg: a explosão da informação nos primórdios da Europa moderna. Textos, Estud. av. 16 (44), https://doi.org/10.1590/S0103-40142002000100010.
2. T. Hägerstrand (1988). Some unexplored problems in the modeling of culture transfer and transformation, in P.J. Hugill & D.B. Dickson (eds.), The transfer and transformation of ideas and material culture, pp. 217-232.
3. Programa Reconecte do Ministério da Mulher, da Família e dos Direitos Humanos do Governo Federal – gov.br/reconecte acessado em 11 de outubro de 2021.

---

*Informações adicionais a respeito de outras bibliografias, cartilhas, artigos para leigos, orientações gratuitas ao público e demais ações de prevenção, podem ser obtidas, também, junto ao website (www.dependenciadeinternet.com.br) do Grupo de Dependências Tecnológicas do PRO-AMITI do Instituto de Psiquiatria do Hospital das Clínicas da Faculdade de Medicina da Universidade de São Paulo – IPq-HCFMUSP.

28 Educação digital e uso consciente de tecnologias. Orientações e recomendações para o uso adequado de tecnologias no cotidiano

Anna Lucia Spear King
Eduardo Guedes da Conceição

O objetivo deste capítulo sobre educação digital[1] e uso consciente de tecnologias é a apresentação de conteúdos práticos sobre como usar, de modo adequado, os aparelhos tecnológicos (computador, telefone celular, tablet, entre outros) no dia a dia, aprendendo a colher os benefícios e se prevenindo dos prejuízos relacionados com o uso excessivo.[1] Pode parecer que sabemos como fazer, mas o que temos visto são inúmeras pessoas, em todos os lugares e a qualquer hora, usando tecnologias de forma inconveniente, indevida e em locais inapropriados. O que mais vemos hoje em dia são pessoas utilizando tecnologias sem a menor cerimônia em cinemas, teatros, salas de espera, transportes públicos, ou outros, desrespeitando a privacidade do próximo. Vemos pessoas sem consideração e respeito com seu semelhante utilizando tecnologias em locais onde não poderiam ser usadas como em velórios, igrejas, templos, entre outros locais não recomendados.[1]

Devemos saber nos comportar em sociedade ao usar uma tecnologia e educar os jovens da mesma maneira, desde cedo, para que sejam capazes de crescer seguindo um bom exemplo de educação. Ninguém é obrigado a ficar em um ambiente coletivo ouvindo conversas e discussões alheias, vídeos e músicas altas ou com gosto duvidoso advindas de outros aparelhos. E, muitas vezes, esses sons se mesclam devido a vários cidadãos, mal-educados, ficarem usando seus dispositivos dessa maneira indevida em locais que são comuns a todos. Então, procure um lugar reservado para utilizar sua tecnologia de modo consciente e privado, e lembre-se sempre que o seu direito acaba quando começa o do outro. Sendo assim, todos poderemos conviver de forma harmoniosa e em paz no cotidiano.

As regras de educação digital[1] são de utilidade pública, uma vez que pretendem preservar a privacidade e o direito de todos os cidadãos na convivência diária. A formação de usuários digitais conscientes pode contribuir para a prevenção de uma possível dependência tecnológica[2] futura, além de transmitir conceitos de boas maneiras e respeito ao próximo.

A finalidade deste capítulo sobre educação digital e uso consciente de tecnologias é transmitir conhecimentos que possam ser úteis a toda a população e instituições de ensino relativos à prevenção, redução de danos e melhora da qualidade de vida. Saber usar aparelhos do mundo digital de modo consciente, além de ser saudável e trazer benefícios próprios, também nos capacita a passar adiante o conhecimento adquirido para todos aqueles que convivem ou dependem de nós.

Dicas para o uso consciente de tecnologias

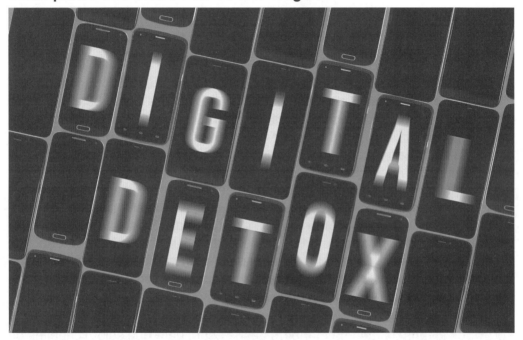

Fonte: https://create.vista.com

Use o bom senso para que o uso das tecnologias não se torne abuso no cotidiano.[3] Reflita sobre seus hábitos e práticas ao usar dispositivos do mundo digital (computador, telefone celular, tablet, entre outros.) para perceber se não está interferindo na vida do outro.

Fique atento às consequências físicas[4] (privação de sono, dores na coluna, problemas de visão, entre outras) e psicológicas (depressão, angústia, ansiedade, entre outras) devido ao uso excessivo das tecnologias no cotidiano. Caso perceba alguma alteração procure orientação em centros especializados com um profissional da área da saúde.

Dose o uso de tecnologias no dia a dia.[5] Verifique se seu desempenho pessoal, social, familiar, acadêmico ou profissional estão sendo prejudicados de alguma forma pelo uso excessivo das mesmas.

Avalie o que você quer conseguir com suas postagens e hábitos praticados no mundo virtual, veja se é mesmo necessário ficar postando *selfies* e "conteúdos" diversos várias vezes todos os dias. Essa prática pode acabar sendo estressante para você, não te fazer bem emocionalmente e desvirtuar a realidade fazendo você acreditar que as redes sociais tem mais importância do que a vida real. Nas redes sociais, não importa quem você é, o que você faz ou o que você tem. As redes sociais são territórios idealizados onde as pessoas se apresentam como querem ser vistas e não como são na realidade. A "sociedade" virtual é narcisista e serve para alimentar o ego das pessoas e aumentar a autoestima. Por isso, você não deve acreditar em tudo o que é postado para não se sentir inferiorizado achando que a vida dos outros é perfeita e melhor que a sua.

Não troque atividades, compromissos ou encontros ao ar livre para ficar conectado às tecnologias.

Reflita sobre seus hábitos cotidianos e faça diferente. Aprenda etiqueta digital[1] para usar as tecnologias em sociedade e não ser considerado um "mal-educado" digital ou inconveniente.

Privilegie a vida social real ao invés das redes sociais virtuais. Escolha relacionamentos e amizades presenciais ao invés de apenas os virtuais. Nunca ignore quem está com você. Muitas vezes precisamos realmente utilizar o celular para uma finalidade específica como consultar um endereço no mapa, buscar informações do trânsito ou encontrar um determinado restaurante. Se você estiver ao lado de outra pessoa e for realmente necessário realizar essa consulta, peça licença e explique o que você pretende fazer, como "me desculpe, é que estou esperando uma ligação importante" ou "quero compartilhar nossa foto, o que acha?".

Pense na ergonomia digital[4] ao usar tecnologias. Preste atenção às posturas corporais ao usar desktop, laptop, smartphones, entre outras. E ainda, verifique se os mobiliários respectivos usados com cada um desses dispositivos estão de acordo com a sua altura e peso.

Evite problemas de visão por passar horas olhando fixamente para telas (luz, cor e brilho).[4] Pisque mais vezes para lubrificar os olhos e faça exercícios com os mesmos para relaxar a musculatura ocular.

Pratique exercícios físicos regularmente (de preferência ao ar livre).[4] Crie pequenos intervalos durante o uso diário das tecnologias fazendo exercícios de alongamento, relaxamento e respiração.

Não abale o seu humor com publicações virtuais.[1] Não acredite em tudo o que é postado e cuidado com o que você publica na internet. Pense sempre antes de postar e avalie as consequências.

Valorize suas relações pessoais, sociais, familiares e profissionais.[1] Não troque essas relações no dia a dia para ficar utilizando as tecnologias. Evite usar as tecnologias na companhia de outras pessoas. Privilegie sempre quem estiver com você, seu parceiro (a), seus amigos e família.

Reflita sobre os aspectos éticos, sobre sua educação digital e seu comportamento nas redes sociais.[1] Determine limites pessoais para usar as tecnologias e se prevenir de danos futuros. O limite entre o uso e o abuso das tecnologias é muito tênue.

Alguns pais ficam na dúvida se devem utilizar tablet ou celular como fonte de distração para seus filhos.[3] Muitas vezes, os adultos costumam deixar que as crianças usem tecnologias para que se distraiam e não os atrapalhem em algumas situações. O problema da criança usar tecnologias não é o uso em si, mas, é preciso observar se o dispositivo, nesses casos, está servindo como forma de transferência da responsabilidade da educação pelos próprios pais ou ainda, substituindo a possibilidade de contato com outras crianças. Preferencialmente é fundamental que crianças brinquem com crianças presencialmente para que possam desenvolver habilidades cognitivas e motoras. Existem aspectos fundamentais na interação entre crianças que jamais serão substituídos por nenhuma máquina como a construção de valores de cooperação, solidariedade, e respeito mútuo.

Definitivamente, precisamos nos educar quanto ao uso consciente de tecnologias e usá-las a nosso favor. O problema não é a tecnologia em si, mas o uso que fazemos dela. A direção das escolas, corpo docente-pedagógico e a família têm papel fundamental neste contexto. É preciso promover e ampliar o debate sobre a melhor maneira de se usar tecnologias no cotidiano.

Internet e celular não podem ser tratados como brinquedos.[3] A internet é como se fosse uma estrada no mundo digital, o celular e o computador seriam os veículos para trafegar nessa avenida, sem fronteiras internacionais ou culturais. É fundamental orientar e supervisionar crianças e adolescentes para usarem as tecnologias de forma consciente e segura.

Não troque atividades fora de casa para ficar conectado ou acessando redes sociais, prefira o contato real em detrimento do virtual e respeite a presença das pessoas que estiverem com você evitando responder mensagens ou telefonemas quando estiver com elas.[1]

Conserve limpo o ambiente e os seus aparelhos tecnológicos. Evite a contaminação por bactérias que se encontram presentes nos mesmos.

Cuide do lixo eletrônico (E-Lixo) que você está produzindo, descarte esse tipo de lixo em locais apropriados para esse fim.[1] Pense no meio ambiente, recicle seus aparelhos fora de uso e evite a troca frequente sem necessidade.

Entenda que a dependência digital[2] não está associada diretamente ao tempo dedicado aos seus dispositivos eletrônicos e nem a quantidade de horas que você usa, mas sim, refere-se à perda de controle. Nem todo uso abusivo pode ser considerado uma dependência, mas toda dependência está associada a um uso abusivo. Quando o uso de tecnologias começar a trazer prejuízos nas áreas pessoal, profissional, social, acadêmica ou familiar é hora de procurar orientação e tratamento.[5]

O Facebook, WhatsApp e outras redes sociais ajudam a reencontrar velhos amigos e manter contato com pessoas distantes. Entretanto, quando mal utilizados, podem alterar a percepção de tempo e espaço, e podem gerar ansiedade[6] e depressão,[6] entre outros.

Observem que é comum o relato de pessoas tímidas que só conseguem fazer amizades com mais facilidade nas redes sociais.[7] Até aí tudo bem. O problema começa quando o tímido, por não conseguir se expor nas relações presenciais, que seriam extremamente causadoras de estresse, começa a querer se relacionar apenas por intermédio das redes sociais virtuais. Nesses casos, estaria usando a tela do computador como "escudo de proteção" entre ele e a outra pessoa com a finalidade de se sentir mais protegido, diferente do nervosismo que sentiria se a encontrasse presencialmente. Essa conduta pode acabar aumentando seu isolamento e contribuindo para a fuga da vida real.

Gastamos mais de duas horas do nosso dia acessando e-mails, dos quais pelo menos 30% são considerados improdutivos, sejam spams ou mesmo e-mails em que somos copiados ou enviamos sem necessidade. Estudos indicam que a cada e-mail respondido, recebemos duas vezes mais e-mails de volta. É necessário rever nosso padrão de utilização dos e-mails de forma mais consciente e ponderada. Avalie se o e-mail é necessário. Antes de enviar um e-mail, questione se você pode resolver o assunto por telefone ou pessoalmente, fazendo uma visita até a mesa da própria pessoa. Cultive o hábito de encontrar as pessoas pessoalmente.

Seja cauteloso na forma de cumprimento ou despedida no e-mail. Atenção com o excesso de formalidade e informalidade, especialmente no início (querido, caro etc.) e no final (beijinho, atenciosamente, abração etc.). Aqui não existe certo ou errado e sim o mais adequado para a situação e o seu nível de intimidade e abertura com os destinatários. Evite intimidades excessivas no ambiente profissional, mas ao mesmo tempo procure ser sempre simpático. Isso cria uma atmosfera positiva nos relacionamentos tornando a comunicação mais aberta e agradável.

Não use seu celular como fuga de tédio ou solidão. Em muitos momentos no dia a dia, estaremos sozinhos ou sem ter nada o que fazer, como, por exemplo, quando estiver aguardando o atendimento dentro de um consultório médico. Pode até parecer que não fazer nada é pura perda de tempo ou simplesmente você tem medo de vivenciar o vazio ou o silêncio. Entretanto, essas pausas são importantes para entrarmos em contato com nós mesmos, exercitar a reflexão, criatividade e espontaneidade. Nos momentos de aparente tédio ou solidão que repensamos velhos conceitos e evoluímos espiritualmente.

Procure não usar o telefone celular como relógio. Pode parecer uma grande besteira, mas utilizar o celular como seu relógio pode diminuir sua concentração. Muitas vezes, você decide olhar o celular apenas com a intenção de checar o horário, mas percebe aquela simples mensagem de texto e acaba gastando mais minutos do que deveria navegando em redes sociais ou rolando as mensagens que recebeu dos seus grupos. Usar um relógio no pulso poderia ajudar a manter o foco na sua atividade principal, sem desviar a atenção para outras atividades que poderia estar fazendo por impulso no seu celular.

Escolha momentos para simplesmente desconectar. Escolha alguns momentos para deixar o telefone em casa ou simplesmente desligá-lo, por exemplo, quando estiver saindo para o cinema ou para jantar fora de casa. Assim, você nem se sentirá tentado a checar o e-mail para ver as mensagens que recebeu ou poderia acabar interrompendo um momento de lazer.

Pare de fazer selfie de tudo. Muitas vezes, a tentativa de capturar o momento irá limitar sua capacidade de aproveitar a própria situação, seja em fotos de comida, em bares, restaurantes, filmagens de shows, espetáculos ou qualquer outra situação. Seja criterioso e evite fazer selfie de tudo. Além de você não desfrutar da situação, certamente esse comportamento pode atrapalhar também o momento de outras pessoas.

Nunca tire *selfies* em locais perigosos com a intenção de obter inúmeras curtidas nas redes sociais. Várias pessoas já perderam a vida por esse motivo ao caírem de precipícios, por terem sido eletrocutadas por redes de tensão ou trilhos de trem e se acidentarem ao volante por tentarem obter aquela imagem inusitada.

Pratique e esteja atento todos os dias ao uso consciente de tecnologias seguindo os conceitos de educação digital e ergonomia digital a fim de evitarem problemas físicos e emocionais em curto, médio e longo prazo.

Pense duas vezes antes de postar algo na internet

Reflita antes de publicar algo íntimo na internet,[1] sua foto ou da sua família, seu local de trabalho, endereço, informações pessoais como o colégio onde seu filho estuda, algum comentário preconceituoso, com dupla interpretação, que gere conflito ou polêmicas em uma rede social. A publicação é como uma flecha disparada, não tem volta e você pode se arrepender e ter que arcar com as consequências. Seja criterioso ao decidir por uma publicação. Reflita antes de postar se não está se expondo demais ou sua família, seu trabalho ou amigos. Avalie quem são as pessoas que terão acesso às suas fotos, se são realmente pessoas próximas a você, se conhece seus hábitos e valores ou se são apenas amigos virtuais com os quais não tem contato na vida real.[1]

Reflita antes de publicar a foto de outras pessoas em uma rede social. Nunca publique a foto de outras pessoas sem o consentimento delas. Podem gerar exposição e discussões desnecessárias. Como você não controla o que pode publicar sobre você, redefina suas políticas de privacidade para que possa aprovar as publicações ou fotos que outras pessoas quiserem postar e que você apareça. Cuidado com a exposição desnecessária. A internet é cheia de aproveitadores colhendo informações para dar golpes em pessoas desavisadas.

O número de "curtidas" nas suas postagens não deve ser indicador de felicidade. Tem muita gente com baixa autoestima que ao postar conteúdos nas redes sociais costumam ficar esperando pela quantidade de curtidas que vão receber para se sentirem mais seguras e felizes.[5] Quando não recebem as curtidas esperadas acabam deprimidas e com sentimento de depreciação. Nas redes sociais as pessoas se mostram como querem ser vistas e não como são na realidade. Não acredite em tudo o que é postado e não ache que a vida dos outros é sempre melhor que a sua. O que vemos nas redes sociais são postagens, na maioria, narcisista, supérflua e quase sempre sem nenhum aprofundamento ou reflexão. Pense nisso!

Aceitando novos amigos virtuais

Não aceite amizade nas redes sociais de quem você não conhece na vida real. Não faça novos amigos que não sejam recomendados por pessoas que conheça. Existem muitos vigaristas de plantão que entram nas redes com o objetivo de armarem golpes em proveito próprio.

Atenção ao participar de comunidades virtuais. Escolha bem as comunidades que você deseja participar, pois de alguma forma elas ficarão associadas a você e podem trazer prejuízos de imagem ou ainda questões jurídicas em casos extremos.

Jamais faça *cyberbullying*[8] na internet. Não faça com os outros o que não gostaria que fizessem com você ou com alguém das suas relações. *Bullying* são atitudes de violência física e/ou psicológica, intencionais e repetitivas, praticadas por um agressor ou grupo de agressores contra uma ou mais vítimas. O *cyberbullying* é o tipo de *bullying* em que o(s) agressor(es) utiliza(m) a mídia eletrônica para insultar, assustar, assediar ou intimidar sua(s) vítima(s). Existem casos extremos em que pessoas chegaram a tirar a própria vida por estarem recebendo ataques psicológicos e repetitivos pela internet e não conseguiram dividir com ninguém, não souberam lidar com a situação ou pedir ajuda e acabaram se suicidando.

Não crie perfil falso nas redes sociais ou você poderá responder na justiça por falsidade ideológica. Não publique ou repasse *fake news* (notícias falsas) na internet. Certifique-se da veracidade das informações que for postar. Tudo o que você compartilha, você endossa. Valide sempre a veracidade das informações. Antes de repassar o que recebeu, procure verificar se não é boato, se o conteúdo é verdadeiro e nunca passe adiante na dúvida. Se não tiver certeza do fato e mesmo assim decidir repassar, deixe claro na postagem que você não checou se a informação é verdadeira. O recomendado é não postar em casos de dúvida e checar as informações que recebe antes de replicar.

Cuidado para não publicar conteúdos de cunho racista ou preconceituoso na internet. Pense que uma simples brincadeira nesse sentido pode ofender ou magoar seu semelhante. Além de ser criminoso alguém ainda se achar no direito de tratar ou se referir a um outro ser humano com dizeres que possam agredir ou causar dor. Ninguém é melhor que ninguém, todos somos iguais e temos os mesmos direitos!

Nunca use nas redes sociais ou em outros locais da internet textos com uma linguagem inadequada. Não use palavrões ou se dirija aos outros com baixarias. Uma linguagem chula pode expor muito mais da sua pessoa do que ofender o outro. Barracos, postagens exaltadas e impensadas tendem a denegrir sua própria imagem.

Evite agir no piloto automático ao usar uma tecnologia no seu dia a dia. O uso saudável das tecnologias começa com a consciência e com o bom senso em estipular limites diários para seu uso. Por isso, ao invés de agir automaticamente pegando uma tecnologia, questione-se o porquê de fazer aquilo naquele momento: "eu preciso mesmo dar uma espiadinha no meu celular?", "estou esperando alguma mensagem de vida ou morte nesse momento?", "tenho que gastar todo meu tempo livre olhando as mensagens nas redes sociais?", "tenho que ficar atendendo as demandas do trabalho depois do horário comercial?", "tenho que ficar até tarde da noite respondendo e-mails e mensagens na internet?". Não precisamos de nada disso! Temos sim que determinar o tempo de uso de tecnologias no nosso cotidiano e dar espaço para reflexões pessoais, leitura, pessoas que nos cercam, para uma vida real ao ar livre, para a prática de atividades físicas, entre outros. Precisamos aprender a utilizar as tecnologias na dose certa, colhendo os benefícios e evitando os prejuízos físicos e emocionais que o uso excessivo das mesmas pode trazer. Crie limites pessoais e tenha disciplina para não ceder ao impulso de toda hora checar o celular ou ir para o computador. A vida real é muito melhor!

Atenção! O som alto do seu dispositivo pode incomodar o outro mesmo se você estiver com fones de ouvido.[1] O som alto do seu equipamento pode ser ouvido por outras pessoas que estiverem por perto, especialmente em lugares fechados como metrô, ônibus ou salas de espera. Além disso, escutar vídeos ou música alta com fones de ouvido é extremamente prejudicial para você e pode comprometer sua audição em médio e longo prazo. Respeite a sua saúde e a saúde das pessoas próximas.

Respeite os horários e a disponibilidade de cada pessoa

Leu e não respondeu. Muitos aplicativos sinalizam quando a mensagem foi entregue ou visualizada. Outros dispositivos te permitem nas configurações que você selecione a opção de não mostrar quando a mensagem foi lida. Às vezes a pessoa leu, mas, o sinal não aparece para você como se a mensagem tivesse sido vista. Por isso, não cobre se a pessoa leu mas não respondeu. Ela pode estar ocupada e não significa, necessariamente, que esteja te ignorando. Se for urgente, envie uma outra mensagem solicitando que entre em contato com você o mais breve possível.

Se fizer parte de um grupo virtual, procure compartilhar informações úteis ao mesmo. Respeite o objetivo de cada comunidade e evite ficar postando em excesso mensagens que não tem a ver com a proposta do grupo como: bom dia, boa tarde, boa noite, que Deus abençoe, gratidão pelo dia lindo, entre outras. Não envie mensagens de voz muito longas. Muitas vezes a pessoa não se encontra em locais apropriados para ouvir mensagens de voz. Reflita sobre o conteúdo das suas mensagens de voz. Cuidado com excessos de intimidade. Pondere sobre as críticas. Evite problemas ao sair do grupo.

Seja ético nas publicações

Caso você não seja o autor do texto que pretende postar, dê os devidos créditos.[1] Não divulgue mentiras ou informações duvidosas. Plágio é crime. Respeite a propriedade intelectual e os direitos autorais. Cuide dos direitos autorais dos autores reais da obra. Sempre mencione a fonte ou a referência dos conteúdos utilizados.

Seja ético no mundo digital e evite conteúdos ofensivos. Navegue com uma postura ética e não publique conteúdos ofensivos, difamatórios ou que possam denegrir a imagem ou ridicularizar outra pessoa. Não pratique com outras pessoas aquilo que não gostaria que fizessem com você.

Tenha uma postura responsável. Cuidado com informações confidenciais. Tenha uma atitude responsável e assuma tudo que fizer ou publicar nas redes sociais.

Publicações polêmicas. Se houver um erro no texto que publicou ou alguém que se sentiu prejudicado com alguma coisa que você postou ou escreveu, a melhor coisa é pedir desculpas e informar que vai apagar o conteúdo publicado. Você deve apagar imediatamente a postagem indevida após ter-se desculpado.

Cuide de sua reputação na internet e também da reputação dos menores de idade dos quais você é responsável.[3] A internet é como um *outdoor* que todo o mundo enxerga, seja familiares, amigos, colegas de trabalho, da faculdade, ou amigos dos seus filhos. Por isso, cuide da sua imagem e de tudo que você publica para preservar sua reputação. Evite sair em fotos segurando bebidas alcoólicas, fumando, com trajes de banho, roupas íntimas, fazendo baderna com amigos etc. Todos que entrarem no seu perfil, com finalidade pessoal ou profissional, terão acesso às suas fotos, aos seus hábitos e atitudes. Então, cuidado com a imagem que você quer passar nas redes sociais.

Se vir alguma publicação na internet relativa à Pedofilia, denuncie imediatamente. Pedofilia é crime! Não trate as redes sociais como um álbum de família onde você pode ter fotos dos seus filhinhos pequenos peladinhos ou seus filhos um pouco maiores tomando banho sem roupas. Para a família pode ser bonitinho, mas, esse tipo de foto deve ficar restrita ao seu álbum particular. Nunca postem fotos de nudez infantil nas redes sociais. Existem pessoas inescrupulosas que se aproveitam dessas imagens para fins criminosos.

Peça permissão antes de olhar o celular de outra pessoa. Quando alguém te empresta um celular, não significa que você pode simplesmente olhar as fotos, ler as mensagens de texto ou ver quem telefonou. Se a pessoa estiver olhando fotos de uma determinada situação, pergunte se você pode ver as próximas ao invés de acessá-las sem permissão. Não espere que o cônjuge saia da sala ou entre no banho para vasculhar seu celular para ver se encontra algo suspeito. É muita falta de confiança em si mesmo, além de ser total falta de respeito e consideração. As pessoas devem ter sua privacidade preservada, a confiança se estabelece nos relacionamentos por outros meios.

Faça uma limpeza nos seus contatos nas redes sociais. O número de amigos virtuais ou curtidas em sua página não é indicador de sucesso ou popularidade. Não tente fazer amigos que não conhece para que seu número de amizades aumente. O número de curtidas recebidas ou de amigos *fakes* não vai fazer de você uma pessoa melhor aos olhos dos outros.

Revise as políticas de privacidade. Garanta que suas postagens sejam divulgadas apenas para pessoas do seu círculo pessoal. Evite que detalhes da sua família ou vida pessoal sejam acessados por qualquer pessoa.

Recomendações para menores de idade ao usar tecnologias

Lembre-se sempre que os adultos são responsáveis pela vida digital dos menores de idade e também por determinarem limites de tempo e quantidade de uso.[3] Os jovens devem ter constante supervisão sobre tudo que estão fazendo na internet, com quem estão conversando, que sites estão acessando, que conteúdo estão postando, o que estão assistindo, com quem estão jogando e tudo mais. Os menores de idade não podem, em hipótese alguma, acessar a internet ou computador sem supervisão de um responsável. A internet é uma porta aberta para o mundo onde não existem apenas pessoas de bem, existem também vigaristas e aproveitadores prontos para dar golpes se aproveitando da ingenuidade das pessoas.[3]

Coloquem os dispositivos tecnológicos dos menores de idade em uma área da casa onde os adultos passem frequentemente para observar os conteúdos que estão sendo utilizados. Não deixem os jovens nos quartos, em locais privados e sem limite de tempo. Sejam rigorosos e estipulem a quantidade de uso diário da tecnologia.

Evite usar celular quando estiver com o seu filho.[3] As crianças necessitam de atenção exclusiva. Não diga para seu filho reduzir o tempo no celular ou computador se você mesmo costuma usar sem limites. As crianças aprendem com os exemplos.

Defina limites de tempo. Crie horários específicos para os jovens utilizarem videogames. Garanta um maior controle sobre o uso de tecnologias. Use a disciplina a favor de todos.

Supervisione o uso de jogos dos jovens. Não deixe o videogame acessível às crianças sem que você esteja por perto para supervisionar. O ideal é deixar o videogame guardado em um local que elas desconheçam, assim, terão que pedir autorização para utilizá-lo e isso criará uma relação com você que poderá estipular uma quantidade de tempo de uso naquele dia.

Ergonomia digital

Ergonomia digital[4] diz respeito às regras para se organizar o trabalho, equipamentos e ambiente quando do uso de tecnologias digitais. Ter um mobiliário adaptado a sua compleição física (altura e peso) e conhecer as posições adequadas do corpo para usar cada uma das tecnologias (computador, telefone celular, tablet, entre outras) pode fazer toda a diferença na sua vida.

Atenção para as posturas do seu corpo e para os movimentos repetitivos que faz toda vez que usar uma tecnologia.[4] Estudos indicam que o uso excessivo de videogames ou outros equipamentos, devido à ociosidade do indivíduo frente à tela, todos os dias e por muitas horas, pode levar à obesidade, causar hérnia de disco, lesão por esforço repetitivo, tendinite, entre outros, em função da utilização indevida ou ainda pela posição da coluna ao usar os dispositivos eletrônicos. Sente em uma posição adequada, mantenha sempre a coluna ereta e fique atento às posições de cada parte do seu corpo. Faça intervalos regulares ao usar tecnologias com pausas para alongamentos e relaxamento. Evite o sedentarismo.

Fique atento a inclinação da cabeça para ver o telefone celular que pode causar prejuízos à coluna cervical se for excessiva.[1] Quanto mais você pende a cabeça para frente, mais você sobrecarrega a coluna cervical e o pescoço.

Cuidado com as posturas corporais ao utilizar tablets, notebooks, iPads.[4] Esses são considerados os aparelhos vilões para posturas indevidas devido ao seu *Design*. O modelo criado para esses equipamentos geralmente nos "forçam" a uma posição inadequada do corpo ao interagirmos com eles. Quando estamos cansados principalmente e usamos um desses dispositivos, tendemos a deitar de costas, de lado, de bruços os colocando em lugares não recomendados pela ergonomia digital[4] e consequentemente ficamos todos "tortos". Sendo assim, na maioria das vezes, permanecemos em uma posição indevida e pouco confortável. Pense no que está fazendo de errado e tente corrigir. Atenção sempre às posturas do corpo ao usar dispositivos móveis. Caso perceba que o equipamento não está sendo utilizado em um local apropriado para lhe favorecer uma posição correta do corpo, procure colocá-lo sobre uma almofada para que não tenha que baixar o corpo ou a cabeça, procure usar um suporte (vendido em lojas) para que a posição do aparelho fique adequada e use a criatividade para manter sempre o dispositivo em um local que te permita manter a postura correta.[4]

A exposição prolongada ao monitor pode provocar: olhos irritados, fadiga ocular, perda de elasticidade do nervo óptico, sensação de peso nas pálpebras, visão embaçada, enxaqueca e secura nos olhos.[4] Recomendamos que pisque mais vezes para lubrificar os olhos.

Cuide das atividades dos menores de idade ao usarem tecnologias e acessarem a internet. Ensine aos jovens as posturas corretas e adapte os seus mobiliários a sua altura e peso.[4] Lembrem-se sempre que os adultos são os responsáveis pela vida digital dos menores de idade e em dar limites de tempo e de uso.

Desligue as tecnologias uma hora antes de dormir

Luzes apagadas. Deve-se evitar ir dormir com luzes acesas, mesmo as das telas de aparelhos eletrônicos.[1] A luz inibe a produção de melatonina, hormônio que regula o sono pelo organismo. Desconecte-se no mínimo 1 hora antes de dormir. O momento de dormir exige uma preparação prévia. Além de se alimentar de forma leve e reduzir a luz do ambiente, também é preciso cuidar dos aparelhos digitais. Silencie as notificações de mensagens, desligue o videogame, feche o e-mail e interrompa suas atividades digitais como navegar em redes sociais.[1]

Antes de dormir, deixe o celular no silencioso ou no modo avião e desabilite as notificações de mensagens.[1] Evite deixar o celular do lado da sua cama ou usá-lo como despertador. Isso vai evitar que você dê aquela espiadinha nas redes sociais ou responda às mensagens durante a madrugada ao se levantar para beber água ou para ir ao banheiro. Não leve dispositivos eletrônicos como tablet ou celular para sua cama. A cama deve ser um lugar de descanso. Não leve trabalho, estudo ou mesmo conversas virtuais com outras pessoas para sua cama. Do contrário, você estará sinalizando ao seu próprio corpo que ao deitar, ele não deve relaxar.

Evite jogar videogames à noite. Essa é uma atividade que demanda concentração e movimentos repetitivos. Além disso, você acaba ficando muito "ligado", muito tempo atento à tela e exposto à luz do equipamento, o que exige grande esforço visual. Tudo isso é contrário ao estímulo de relaxamento que você precisa buscar à noite.

Horários e exercícios. Crie uma rotina adequada ao seu dia a dia e seja fiel a ela.[4] Fazer exercícios regulares ajuda na circulação sanguínea e na produção de endorfina, favorecendo o relaxamento do próprio corpo para um sono mais favorável. Priorize atividades físicas (se possível ao ar livre) que silenciem a mente e relaxem o corpo, como alongamento, dança, natação, ioga, corrida, entre outras.

Defina um horário limite para encerrar suas atividades digitais.[9] Atualmente, mesmo sem perceber, somos invadidos por um excesso de informações e comunicação. É muito importante, definirmos um horário limite para encerrar nossas atividades, seja de comunicação escrita ou mesmo ligações de voz. Você não é obrigado a responder todas as mensagens que recebeu no mesmo dia. Sendo assim, você deve respeitar o horário das outras pessoas e evitar trocar mensagens muito tarde. Procure trabalhar on-line apenas no horário comercial.

Nunca use dispositivos digitais enquanto dirige

Nunca use aplicativos de trânsito ou outros aparelhos enquanto dirige.[1] Existem aplicativos para facilitar nosso deslocamento, como GPS (global positioning system) para otimizar as rotas de acordo com o trânsito. Entretanto, o uso irresponsável dessas funcionalidades pode colocar sua vida em risco. Não manuseie o celular ou outros dispositivos enquanto estiver dirigindo. Concentre sua atenção no trajeto, fique atento às vias, aos pedestres e mantenha as mãos no volante. Se houver um passageiro ao seu lado, peça ajuda a ele. Se não houver, coloque o dispositivo na altura dos olhos e sempre com o volume alto para que possa ouvir as instruções sem a necessidade de desviar seu olhar do trânsito. Se necessário, pare o carro em local permitido e manuseie o dispositivo antes de prosseguir.[1]

Jamais envie ou leia mensagens de texto no celular enquanto dirige. Além de ser considerado infração grave, o risco de ler ou mandar mensagens pelo celular enquanto ao volante equivale a dirigir após tomar 4 copos de cerveja. Não coloque sua vida ou de outras pessoas em perigo e evite acidentes.

Ao dirigir, silencie o celular ou coloque no modo avião. O principal motivo de acidentes de trânsito, atualmente, refere-se ao desvio de atenção por conta do telefone celular.[1] Muitas vezes, o simples barulho de recebimento de uma mensagem ou chamada telefônica já é suficiente para desviarmos a atenção do trânsito e causar um acidente em poucos segundos. Silenciar o celular ou colocar no modo avião são dicas preciosas que podem salvar sua vida e a de outras pessoas. Isso evitará aquele impulso de mexer no celular por curiosidade de ver quem está ligando ou enviando a mensagem.

Não envie mensagens de texto se você estiver fazendo outra coisa, como andando de bicicleta, caminhando ou fazendo compras.[1] Além da falta atenção, você não estará concentrado no que está fazendo, desrespeitando outras pessoas, podendo gerar acidentes ou simplesmente perdendo determinadas situações do mundo real que passarão despercebidas por estar conectado ao mundo virtual.

Assistir TV enquanto dirige. Muitos carros têm TV instalada no painel.[9] Pode ser útil aos passageiros que sentarem no banco de trás do carro, mas na prática o que acontece é que funciona como motivo de distração para o próprio condutor. O trânsito não é lugar para assistir televisão se você estiver ao volante.

Falar em viva-voz ou usar o *bluetooth* enquanto dirige.[9] Muitas condutores acreditam que falar no *bluetooth* ou em viva-voz no trânsito é como conversar com um passageiro dentro do carro, já que as mãos estão apoiadas no volante. Na verdade, é diferente. Um passageiro que está ao lado do condutor estará visualizando o percurso e fará pausas ao longo da conversa de forma natural em situações que exigirem maior atenção, como em uma curva ou sinal que esteja fechando. Uma pessoa que está falando com você pelo telefone celular não está visualizando o seu trajeto e pode mencionar coisas importantes em situações críticas que irá desviar a sua atenção do trânsito e te desconcentrar. Se for imprescindível falar ao celular, faça da maneira correta: estacione o carro em local permitido e fale no telefone antes de prosseguir.

Seja sociável no transporte público. Muitas vezes gastamos muito tempo no deslocamento da casa até o trabalho ou faculdade. Permita-se interagir com outras pessoas, observar o trajeto e o ambiente a sua volta. Guarde o celular no bolso e olhe para as pessoas que estão próximas a você. Você pode encontrar alguém que não vê há tempos no ônibus ou metrô, fazer novos amigos ou simplesmente observar cenas cotidianas que passam despercebidas enquanto estamos mergulhados em nossos aparatos digitais. O mundo virtual não substitui o mundo real.

Se você for um carona no carro. Se alguém te ofereceu uma carona, certamente quer desfrutar um pouco mais da sua companhia.[1] Não seja mal-educado e retribua a gentileza dessa pessoa. Não troque o mundo real pelo mundo virtual e priorize a interação e a companhia do outro. Ao vivo é sempre muito melhor. Desconecte-se do virtual para conectar no real.

Mantenha a higiene dos seus dispositivos eletrônicos

Garanta a higienização frequente do seu aparelho celular, entre outros dispositivos.[5] Seu aparelho passa por diferentes lugares e pelas mãos e bocas de diferentes pessoas. Cientistas alertam sobre os riscos da falta de limpeza do aparelho celular que tem cerca de dez vezes mais bactérias do que a sola de um sapato ou o dobro de bactérias existentes em um banheiro. Não coloque seu telefone celular em cima da mesa de refeições e utilize um pano e produtos específicos para limpar regularmente a tela do seu aparelho.

Ler ou enviar mensagens durante as refeições.[1] Usar o celular ou outros dispositivos eletrônicos na mesa de refeições é desrespeito com as pessoas que dedicaram tempo para você. Investir nosso tempo com familiares e amigos é o maior presente que podemos oferecer. Respeite as pessoas que estão do seu lado, valorize o momento presente e privilegie as relações ao vivo.

Realizar ligações durante as refeições. Nutricionistas[10] alertam para os problemas de digestão nas refeições que são feitas de forma rápida. É importante mastigar a comida, sentir o gosto e o cheiro, sincronizando as devidas pausas e respiração. O momento da sua refeição, seja no café da manhã, almoço ou jantar, deve ser considerado sagrado por você, ainda que esteja sozinho. Se você estiver esperando alguma chamada e for mesmo inevitável atendê-la, explique que você está no meio da sua refeição e peça gentilmente para telefonar depois. Se necessário, silencie seu celular durante a refeição. Crie uma atmosfera favorável para você. Não leve celular, tablet e outros dispositivos eletrônicos para o momento das refeições dentro ou fora de casa. É hora de desconectar-se dos problemas para recarregar as baterias e concentrar sua atenção no presente.

Uso de tecnologias no trabalho

No trabalho, evite a opção "vibrar" no seu aparelho. Prefira o modo silencioso. Um celular ao vibrar no bolso da calça ou em cima da mesa também produz som e pode atrapalhar o andamento de uma determinada atividade, como a concentração em uma reunião ou em sala de aula.[11]

Atenção ao volume do toque do celular para não perturbar o colega na mesa ao lado.[11] Cuidado ao escolher o toque do seu celular, talvez seja uma música ou som de gosto duvidoso na opinião do outro e pode destoar no ambiente. Evite navegar em redes sociais ou postar mensagens durante o horário de trabalho.

Retire o celular de cima da mesa. Atualmente, somos invadidos por inúmeras mensagens que muitas vezes não desejamos receber naquele momento, sejam notificações de redes sociais ou mensagens de grupos dos quais fazemos parte. É importante usar a disciplina a seu favor. Um celular em cima de qualquer mesa dificulta a atenção e foco no que você está fazendo naquele momento, prejudicando sua concentração e produtividade nas tarefas de casa, do trabalho ou do estudo.

Não fotografe seus colegas sem autorização e também não fotografe documentos ou o ambiente da empresa onde trabalha sem autorização.

Desabilite as notificações da tela inicial. Respeite a sua privacidade e a de outras pessoas. Evite situações constrangedoras, se suas mensagens aparecem na tela inicial, todos que estiverem por perto terão acesso e poderão ler as mensagens que você receber.

Evite puxar o celular no meio de uma reunião.[1] Se alguém marcou uma reunião sobre determinado assunto e você foi convocado, é porque de algum modo, sua participação é importante. Guarde o celular nesse momento e contenha o hábito de dar uma espiadinha em suas mensagens. Não aja como se estivesse em um filme de cinema mudo. Respeite a pessoa que está falando no momento e otimize o tempo de todos. Muitas vezes, uma reunião dura o dobro do tempo por falta de foco e concentração dos participantes. Nada justifica a falta de educação de puxar o celular no meio de uma reunião ou de um encontro de pessoas. Se for mesmo inevitável olhar, peça licença e saia da sala. Certamente, você irá refletir se precisa mesmo fazer isso e será reconhecido pelos demais como exemplo de boa educação.[1]

Nudes ou fotos íntimas. Cuidado com o que você posta nas redes sociais!

Não poste ou envie *nudes* ou fotos íntimas pela internet. Preserve sua intimidade. Imagens falam mais do que palavras. Ainda assim, se quiser fazê-lo, evite mandar imagens íntimas que mostrem seu rosto. A partir do momento que suas fotos são encaminhadas para outra pessoa ou grupo (ainda que sejam pessoas das suas relações afetivas ou muito próximas), você perde o controle sobre onde poderão ser publicadas. Por isso, se forem fotos íntimas, evite mostrar seu rosto. Isso te preserva de uma exposição futura caso a foto seja replicada na internet mesmo sem o seu conhecimento.

Não mantenha imagens comprometedoras no celular. Não identifique o local onde está ou detalhes do próprio ambiente em que se encontra.[1] Evite publicar detalhes que possam te identificar (camisa com logotipo da empresa em que trabalha, ou com o escudo da escola aonde estuda ou em frente a placa com o nome da rua onde mora etc.). Os vigaristas de plantão da internet utilizam desses recursos para arquitetar seus golpes e conhecer bem suas vítimas.

Conclusão

As tecnologias não param de evoluir e de interagir constantemente com os indivíduos. Por isso, consideramos fundamental não perder de vista todos os benéficos, assim como, os efeitos nocivos provenientes dessa relação.[5] O telefone celular, os computadores, a internet, os tablets e todos os dispositivos modernos de comunicação, são utilíssimos e estão no gosto popular. O importante é procurarmos manter uma relação saudável e comedida com todos esses aparatos tecnológicos no cotidiano, procurando evitar consequências danosas e usufruindo com sabedoria de tudo de bom que podem nos proporcionar.[5]

Todos os dias devemos ficar atentos aos nossos hábitos e comportamentos ao usarmos as tecnologias. Várias consequências físicas poderão surgir em função do seu uso excessivo, diário e por muitas horas, como: privação do sono, dores no corpo, sintomas em geral ou problemas de visão. E ainda, emocionais como: ansiedade, desconforto, irritabilidade, entre outros.

Preste atenção se o uso diário e por muitas horas de tecnologias no seu dia já está causando prejuízos em alguma área da sua vida pessoal, social, familiar, acadêmica ou profissional.[5] Se estiver, recomendamos que procure orientação ou tratamento com profissionais da saúde em centros especializados.[12]

A maioria das pessoas usa as tecnologias praticamente todos os dias, e temos que concordar que elas nos trazem prazer, nos seduzem com sons, cores e luzes e são praticamente impossíveis de serem evitadas devido às demandas sociais, familiares e profissionais. Mas, como tudo em excesso, costuma virar problema, com elas não poderia ser diferente. Divirta-se e aproveite

Capítulo 28

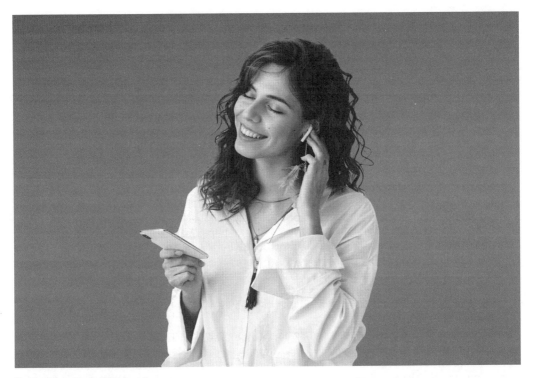
Fonte: https://br.freepik.com/

as tecnologias, mas, aprenda a fazer o uso consciente das mesmas.[12] Procure dar limites de tempo, respeitar o horário comercial de trabalho, observar se não estão atrapalhando seu sono e se você não está deixando de lado outras atividades ou pessoas para se manter conectado.

Precisamos estabelecer os limites para uso do computador, internet, redes sociais, telefone celular, entre outras tecnologias no cotidiano para evitarmos danos à saúde física ou mental. Esse limite não é uma norma geral a ser seguida, nem um padrão estabelecido por nenhuma instituição governamental. E sim, o limite dado pelo bom senso, aquele que nós mesmos estabelecemos para a nossa saúde e que nos proporcione equilíbrio e qualidade de vida.

Com relação aos menores de idade, cabe aos adultos impor os limites de tempo e finalidade de uso. Contudo, a falta de formação dos responsáveis ou educadores em relação ao uso consciente de tecnologias pode reduzir sua capacidade de intervenção.

Aproveitamos para lembrar que a utilização indiscriminada de tecnologias sem medir as consequências do lixo eletrônico (E-Lixo) gerado, também pode ser considerada um abuso e causar danos irreversíveis ao homem e ao meio ambiente. O entendimento correto dos comportamentos, atitudes e consequências do uso e abuso das tecnologias é que servirão de parâmetros para desenvolvermos bons hábitos no cotidiano.

Referências

1. King ALS, Guedes E, Nardi AE. Etiqueta Digital. Porto Alegre: Educabooks, 2017.
2. Gonçalves LL. Dependência Digital: tecnologias transformando pessoas, relacionamentos e organizações. Rio de janeiro: Editora Barra Livros, 2017.
3. King ALS, Guedes E, Nardi AE. Cartilha Digital. Editora EducaBooks, Porto Alegre, 2017.
4. King ALS, Guedes E, Pádua MK, Nardi AE. Ergonomia Digital. Porto Alegre: Educabooks, 2018.
5. King ALS, Nardi AE, Cardoso A (Organizadores). Nomofobia - Dependência do computador, internet, redes sociais? Dependência do telefone celular? O impacto das novas tecnologias interferindo no comportamento humano. Editora Atheneu, Rio de Janeiro, 2015.
6. American Psychiatry Association. Diagnostic and statistical manual for mental disorders 5ª ed, text. Rev. Washington: American Psychiatry Association, 2014.
7. King ALS, Valença AM, Silva ACO, Baczynski T, Carvalho MR, Nardi AE. Nomophobia: Dependency on virtual environments or social phobia? Computer in Human Behavior, 2013.
8. Cyberbullying. Caso Megan Meier. Disponível em: https://www.trabalhosfeitos.com/ensaios/Cyberbullying-o-Caso-Da-Menina-Megan/165639.html. Acesso em 10/01/2022.
9. Gonçalves LL, King ALS. In: Gonçalves, L.L; King, A.L.S.; Nardi, A.E. (Orgs) Novos Humanos 2030: Como será a humanidade em 2030 convivendo com as tecnologias digitais? 1ª ed., Rio de Janeiro: Editora Barra Livros, 2019.
10. Nutricionista Myriam Garson. Disponível em https://www.facebook.com/myriamnutricionista. Acesso 11/01/2022.
11. Gonçalves, L.L. Convivendo (bem) com a Dependência Digital. 1ª ed., Rio de Janeiro: Editora Barra Livros, 2018.
12. PROPSAM – Programa de Pós-graduação em Psiquiatria e Saúde Mental do Instituto de Psiquiatria da Universidade Federal do Rio de Janeiro. Laboratório Delete-Detox Digital e Uso Consciente de Tecnologias. Disponível em URL: https://propsam.ipub.ufrj.br/. Acesso em 11/01/2022.

Índice remissivo

A

Ação, 60
Adicção(ões)
  e tecnologia, 219
  comportamentais, 218
Adolescência, 203
Alerta aos pais e responsáveis, 156
Analfabetos digitais, 146, 147
Ansiedade, 6, 15
Aplicativos, 142, 143
  para a ansiedade e depressão, 164
  para a melhora de sintomas de ansiedade, 166
  para ajuda a pacientes com transtornos de ansiedade e depressão, 163
Atenção plena, 165
Autonomia, 119
Avaliação inicial do usuário de substâncias de abuso, 58

B

Bupropiona, 221

C

Cartilha digital, 179

Cibercondria, 7
Comércio eletrônico, 122, 145
Comportamento
  compulsivo, 6
  humano, 74
    em transformação, 37
  sexual nos jovens, 135
Compra de comida, 144
Comunicação digital, 111
Conflitos, 6
Consequências funcionais do transtorno do jogo, 153
Consultas on-line, 188
Contemplação, 60
Conteúdo ilegal, 105
Critérios
  da CID-10
    para uso dependente, 58
    para uso problemático/nocivo de substância, 58
  diagnósticos para jogo patológico DSM-V, 152
Cyberbullying, 207, 245

D

Departamentos de trânsito, 145

Dependência(s), 57
  de jogo patológico digital, 93
  de pornografia na internet, 135
  de substâncias de abuso, 57
  de tecnologias, 7
  digital, 69
  normal digital, 70
  patológica, 24
    digital, 69, 72, 75, 94, 95
      com terapia cognitivo-comportamental, 211
      e não patológica, 213
    tecnológica, 230
Depressão, 6
Desintoxicação, 64
Desligue as tecnologias, 250
Determinação, 60
Detox digital, 233, 234
Direção e dispositivos digitais, 251
Distorções do pensamento, 152

E

Educação, 203
  digital, 178, 181, 230, 239
Ensino a distância, 122
Entretenimento, 144
Era digital, 35, 36, 41
Ergonomia digital, 47, 51, 180, 249
Escitalopram, 221
Estágios motivacionais, 60
Estresse, 6
  e tecnologia, 112
Etapa de desintoxicação, 64
Ética no mundo digital, ٢٤٧
Exposição interoceptiva, 212

F

Família, 206, 228
Farmácias, 145
Fase
  de seguimento, 63
  inicial ou de aquisição, 63

  intermediária ou manutenção, 63
Fobias, 16
Formas cotidianas para lidar com a dependência tecnológica, 230
Fotos íntimas, 254
Futuro
  da comunicação, 113
  das relações por intermédio da comunicação digital, 109

G

Geração MMM, 4

H

Higienização dos dispositivos eletrônicos, 252
Hipocondria digital, 7

I

Ideologia no ambiente digital, 112
Impactos no comportamento humano, 74
Imposição
  do uso de tecnologias digitais, 141
  dos serviços por aplicativos, 144
Infância, 203
Instituições financeiras, 144
Inteligência Artificial, 38
Intensificação do uso digital, 123
Interatividade, 1
Intervenções medicamentosas, 220
IPads, 51
Isolamento, 5
  social, 38, 121, 175

J

Jogo
  patológico, 149
  recreativo, 154

L

Leis digitais, 106
Lixo eletrônico, 4

M

Manutenção, 60
Massificação do uso de aplicativos, 141
Medicina digital, 187
Medo, 15
Menores de idade, 51, 180, 183
Metáfora do porco-espinho, 170
Metilfenidato, 220
Migração digital, 109
Mindfulness, 165
Mudanças do comportamento sexual nos jovens, 135

N

Necessidade de aprovação, 115
Neurobiologia da adicção, 218
Nomofobia, 1, 3, 14, 18, 36, 72
   histórico e conceitos, 9
   sinais da presença da, 25
   sintomas da, 25
   teoria específica para a, 26
   tipos de pessoas desenvolvem a, 23
   transtorno atual, 23
   tratamento, 20, 27
Notebooks, 51
Nova era digital, 35
Novas tecnologias, 113
   influenciam o nosso comportamento, 110
Novos amigos virtuais, 245
Novos humanos, 38
Nudes, 254

P

Pandemia da COVID-19, 119, 121
Panorama tecnológico-digital e dinâmica das relações, 227
Períodos de crise e isolamento, 119
Pessoas sem recursos para acesso, 147
Pornografia, 135
Postura e mobiliários adequados, 49
Pré-contemplação, 60
Prejuízos, 5, 44
   à coluna cervical, 50
Previdência social, 145
Problemas de visão, 51
Profissionais de saúde, 189
Programa Reconecte, 236
Psicoeducação, 212
Psicoterapia, 85, 221
Publicação, 244

R

Recaída, 60
Recomendações para menores de idade ao usar tecnologias, 248
Redes sociais, 41, 115, 122
Reestruturação cognitiva, 212
Relação(ões)
   familiares, 228
   profissional-paciente, 187
Relacionamentos conjugais, parentais, de consumo e outros, 123
Respeito aos horários e disponibilidade, 246
Restaurantes, 144
Riscos educacionais, 204

S

Sentimento de solidão na contemporaneidade, 169
Serviços por aplicativos, 144
Símbolos de linguagem, 111
Sinais
   da presença da nomofobia, 25
   da prontidão para a mudança, 61
Sinalizadores físicos, 59
Síndrome
   de abstinência, 64
   de visão de computador, 51, 181
Sintomas
   da nomofobia, 25
   /sinais sinalizadores, 59
Solidão, 121
Substâncias psicoativas, 116
Supermercados, 145

T

Tablets, 51
Técnica(s)
  da "Exposição ao Vivo", 213
  de Relaxamento e Respiração, 213
Tecnologia digital, 39, 41, 141
  na educação no contexto pandêmico, 175
  no alcance das metas, 130
  no trabalho, 253
  para a prática de exercícios físicos, 126
  para a promoção da saúde dos idosos, 97
Teleconsulta, 188
Terapia cognitivo-comportamental, 155, 164
Teste de identificação sobre o TUS (AUDIT), 60
Tipos de pessoas desenvolvem a Nomofobia, 23
Trabalho em *home office*, 122
Transformação digital, 35
  irreversível, 113
Transporte por aplicativos, 145
Transtorno(s)
  de ansiedade
    e depressão, 163
    generalizada, 84, 85
    social ou fobia social, 81
      e dependência patológica do computador, 81
  de comportamento sexual compulsivo, 137
  de fobia social, 155
  depressivo, 87
  dismórfico corporal, 88, 206
    relacionado com o uso de tecnologias, 91
  do jogo patológico digital, 91, 94, 149, 150
    comorbidades, 152
    diagnóstico e tratamento, 156
    fatores de risco e prognóstico, 153
  do pânico, 78
    e dependência patológica do telefone celular, 80
  mentais associados com a dependência patológica digital, 77
  obsessivo-compulsivo, 85
Tratamento(s)
  da dependência tecnológica, 217
  para nomofobia, medos e fobias, 20
Treino cognitivo digital, 98, 99

U

Uso
  consciente de tecnologias, 239, 240
    e redução do hábito do jogo digital, 157
    na prática de exercícios físicos, 125
  problemático do álcool, 62

V

Vantagens e riscos educacionais, 204
Vício em pornografia, 136, 137
Vida digital dos menores de idade, 180, 183

W

WhatsApp, 193, 194

Este livro foi impresso nas oficinas gráficas da Editora Vozes Ltda.,
Rua Frei Luís, 100 – Petrópolis, RJ.